U0694533

行古今名医临证金鉴

痞满呕吐卷

单书健 ◎ 编著

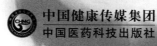

中国健康传媒集团
中国医药科技出版社

内 容 提 要

古今名医之临床实践经验，乃中医学术精华之最重要部分。本书选取了古今名医对痞满呕吐的临床经验、医案、医论之精华，旨在为临床中医诊治痞满呕吐提供借鉴。全书内容丰富，资料翔实，具有极高的临床应用价值和文献参考价值，以帮助读者开阔视野，增进学识。

图书在版编目（CIP）数据

重订古今名医临证金鉴．痞满呕吐卷／单书健编著．— 北京：中国医药科技出版社，2017.8

ISBN 978-7-5067-9305-6

Ⅰ．①重…　Ⅱ．①单…　Ⅲ．①脾胃不和—中医临床—经验—中国

Ⅳ．① R249.1

中国版本图书馆 CIP 数据核字（2017）第 100511 号

美术编辑　陈君杞
版式设计　也 在

出版	**中国健康传媒集团** | 中国医药科技出版社
地址	北京市海淀区文慧园北路甲 22 号
邮编	100082
电话	发行：010－62227427　邮购：010－62236938
网址	www.cmstp.com
规格	710×1000mm $\frac{1}{16}$
印张	22
字数	248 千字
版次	2017 年 8 月第 1 版
印次	2023 年 3 月第 2 次印刷
印刷	三河市百盛印装有限公司
经销	全国各地新华书店
书号	ISBN 978-7-5067-9305-6
定价	45.00 元

获取新书信息、投稿、为图书纠错，请扫码联系我们。

困惑与抉择

——代前言

单书健

从 1979 年当编辑起，我就开始并一直在思考中医学术该如何发展？总是处于被证明、被廓清、被拷问的中医学，在现代科学如此昌明的境遇下，还能不能独立发展？该以什么形态发展？

一、科学主义——中医西化百年之困

（一）浑沌之死

百年中医的历史，就是一部中医西化的历史……

百年来西医快速崛起，中医快速萎缩，临床范围窄化，临床阵地缩小，信仰人群迁移，有真才实学、经验丰富的中医寥若晨星……

科研指导思想的偏差。全部采用西医的思路、方法、评价标准。科研成果大部分脱离了中医药学的最基本特点，以药为主，医药背离，皮之不存，毛将焉附？

中医教育亦不尽人意。学生无法建立起中医的思维方式，不能掌握中医学的精髓，不能用中医的思维方式去认识疾病，这是中医教育亟待解决的问题。中医学术后继乏人，绝非危言耸听，而是严酷的现实。

傅景华先生认为，科学主义首先将科学等同于绝对真理，把近代以来形成的科学体系奉为不可动摇的真理，那么一切理论与实践都要符合"科学"，并必须接受"科学"的验证。一个明显错误的观念，却变成不可抗衡的共识。事实上，这种认识一旦确立，中医已是死路一条。再用笼罩在现代科学光环之下的西医来检验中医则是顺理成章。"用现代科学方法研究中医，实现中医现代化"的方针应运而生，并通过行政手段，使之成为中医事业发展的惟一途径。中医走上了科学化、现代化、实证化、实验化、分析化、还原化、客观化、标准化、规范化、定量化的艰巨而漫长的征程，中医被验证、被曲解、被改造、被消化的命运已经注定。在"现代化"的迷途上，历尽艰辛而长途跋涉，费尽心机地寻找中医概念范畴和理论的"物质基础"与"科学内涵"，最高奢望不过是为了求人承认自己也有符合西医的"科学"成分。努力去其与西医学不相容的"糟粕"，取其西医学能够接受的"精华"，直至完全化入西医，以彻底消亡而告终。

中国科学院自然科学史研究所研究员宋正海先生认为科学是人类社会结构中的一个基本要素。从古至今，任何民族和国家，均存在科学这个要素，所不同的只是体系有类型不同、水平有高低之分。并非如科学主义者所认为的，只有西方体系的近代科学才算是"科学"。[1]

近代科学为西方科学体系所独霸，它的科学观、方法论所形成的科学主义，无限度发展，逐渐在全球形成强势文化，取得了话语权，致使各国民族的科学和文化越来越被扼杀乃至被完全取代。近百年来以科学主义评价中医科学性、以西医规范中医，正促使中医走上一条消亡之路。要真正振兴中医，首先要彻底批判科学主义，让中医先从束缚中走出来。

《庄子·应帝王》中浑沌之死十分深刻，发人深省……

南海之帝为儵，北海之帝为忽，中央之帝为浑沌。儵与忽时相与遇于浑沌之地，浑沌待之甚善。儵与忽谋报浑沌之德，曰："人皆有七

---

[1] 宋正海. 要振兴中医首先要彻底批判科学主义. 中国中医药报社. 哲眼看中医. 北京科学技术出版社，2005，71-78.

窍以视听食息，此独无有，尝试凿之。"日凿一窍，七日浑沌死。

《经典释文》："倏忽取神速之名，浑沌以合和为貌。"成玄英疏："夫运四肢以滞境，凿七窍以染尘，乖浑沌之至淳，顺有无之取舍，是以不终天年，中途夭折。""浑沌"象征本真的生命世界，他的一切原本如此，自然而然，无假安排，无须人为地给定它以任何秩序条理。道的根源性在于浑沌。在浩渺的时空中按人的模式去凿破天然，以分析去破毁混融，在自然主义的宇宙观看来，乃是对道的整体性和生命的整体性的斫丧。把自己的价值观强加给中医学，加给多样性的生命世界，中医西化无疑是重演"浑沌"的悲剧！

（二）中医是不为狭义科学见容的复杂性科学

2015 年 10 月 5 日，中国科学家屠呦呦凭发现青蒿素的治疟作用而获得 2015 年诺贝尔生理学与医学奖，这是中国科学家获得的第一个科学类诺贝尔奖。2011 年，屠呦呦获得拉斯克奖（Lasker Award）时曾表示，青蒿素的发现，是团队共同努力的成果，这也是中医走向世界的荣誉。

围绕屠呦呦的获奖，关于中医科学性的争论再次喧嚣一时。然而不管如何争议，中医跨越几千年历史为中华民族乃至全世界的生存做出了不可磨灭的贡献。

朱清时院士认为中医药是科学，是复杂性科学。只是当前流行的狭义的"科学"还不接受。

发源于西方的现代主流科学总是把复杂事物分解为基本组成单元来研究（即以还原论为基础）；以中医为代表的中国传统科学总是把复杂事物看作整体来研究，他们认为，若把事件简化成最基本的单元，就要把许多重要信息都去除掉，如单元之间的连接和组合方式等等，这样做就把复杂事物变样了。

朱清时院士指出，解剖学发现不了经络和气，气实际上是大量细胞和器官相互配合和集体组装形成的一种态势。这种态势正如战争中兵家的部署，士兵组织好了，战斗力就会大增，这种增量就是气。或者像放在山顶上蓄势待下的石头。总之，是一个复杂系统各个部分之间的关系、组装方式决定了它能产生巨大的作用。

英国《自然》杂志主编坎贝尔博士就世界科技发展趋势发表看法说：目前对生命科学的研究仍然局限在局部细节上，尚没有从整个生命系统角度去研究，未来对生命科学的研究应当上升到一个整体的、系统的高度，因为生命是一个整体。

著有《东方科学文化的复兴》的姜岩博士曾著文指出：混沌理论推动了复杂科学的诞生。而复杂科学的问世彻底动摇了还原论——能用还原论近似描述的仅仅是我们世界的很小的一部分。哥德尔不完备性定理断言，不仅仅是数学的全部，甚至任何一个系统，都不可能用类似哥德尔使用的能算术化的数学和逻辑公理系统加以概括。哥德尔的结果是对内涵公理化一个致命的打击。

著名生物学家、生命科学哲学家迈尔强调科学的多元性。他认为，由于近代物理学的进步，"仿佛世界上并没有活生生的有机世界。因此，必须建立一种新的哲学，这种哲学主要的任务是摆脱物理主义的影响"。他指出生物学中还原是徒劳的、没有意义的……生物学领域重要的不是本质而是个体。

诺贝尔奖获得者、杰出现代科学家普利高津说过："物理学正处于结束现实世界简单性信念的阶段，人们应当在各个单元的相互作用中了解整体，要了解在相当长的时间内，在宏观的尺度上组成整体的小单元怎样表现出一致的运动。"而这些观念与中医的学术思想更为接近。美国物理学家卡普拉把现代物理学与中国传统思想作了对比，认为两者在许多地方极其一致。哈肯提出"协同学和中国古代思想在整体性观念上有深刻的联系"，他创立协同学是受到中医等东方思维的启发。以中国古代整体论思想为基础的中医将大大促进医学和科学的发展。

（三）哲学家的洞见

曾深入研究过中医的哲学家刘长林先生指出，当前困扰中医学的不是中医药学术本身，而是哲学。一些流行的认识论观念必须突破、更新，这样才能树立正确的科学观，破除对西方和现代科学的迷信，正确理解中医学的科学价值，划清中医与西医的界限，此乃发展中医学的关键。

刘先生认为：科学多元的客观依据是宇宙的无限性，宇宙和任一具体事物都具有无限多的方面和层面……任何认识方法都是对世界的一种选择，都是主客体的一种特殊的耦合关系。你的方法选择认识这一方面，就不能同时认识那一方面；你建立的耦合关系进入这一层面，就不能同时进入那一层面，因为世界是由各种对立互补的方面、层面所组成的。这就形成了不同的认识方法，而认识方法的不同，导致了认识的结果也就不同，所获规律的形态也不一样，从而形成不同的科学模型，但却都是对这一事物的正确认识。于是形成形态各异的科学体系，这就是科学的多元性。[1]

恩格斯说：一切存在的基本形式是空间和时间。孟庆云先生认为，《内经》的思想主旨是从时间结构的不同内容阐发有机论人体观，提出了关于阴阳始终、藏象经络、四时气化、诊法治则等学说中时间要素的生命特征，具有独特的科学价值。

刘先生指出：西方科学体系以空间为主。空间性实，其特性在于广延和并列。空间可以分割，可以占有。空间关系的特点是相互排斥，突显差别。对空间的深入认识以分解为条件。在空间中，人与物

---

[1] 刘长林. 关于中国象科学的思考——兼谈中医学的认识论实质. 杭州师范大学学报（社会科学版），2009，31（2）：4-11.

是不平等的，人居主位，对物持征服和主宰的态度。因此，主体与客体采取对立的形式……以空间为本位，就会着重研究事物的有形实体和物质构成，这与主客对立的认识方式是统一的。认识空间性质主要靠分析、抽象和有控制条件的实验。抽象的前提是在思维中将对象定格、与周围环境分割开，然后找出具有本质意义的共性。在控制的条件下做实验研究，是在有限的空间范围内（如实验室），在实际中将对象与周围环境分割开，然后寻找被分离出来的不同要素之间的规律性联系。

刘先生还认为：东方科学体系以时间为主。时间性虚，其特性在于持续和变异。时间不能分割，不能占有，只能共享。在时间里，人与人、人与万物是平等、共进的关系。主体与客体采取相融的方式……从时间的角度认识事物，着眼在自然的原本的整体，表现为现象和自然的流行。向宇宙彻底开放的状态，在"因""顺"对象的自然存在和流行中，寻找其本质和规律。用老子的话说，就是"道法自然"，这是总的原则。

"现象联系的本质是'气'，气是万物自然生化的根源。现象层面的规律体现为气的运动，通过气来实现。中医学研究的是现象层面的规律，在认识过程中，严格保持人和万物的自然整体状态，坚持整体决定和产生部分，部分受整体统摄，因而要从整体看部分，而不是从部分看整体。西医学研究的是现象背后的实体层面，把对象看作是合成的整体，因而认为部分决定整体，整体可以用部分来说明，故主要采取还原论的方法。"

"现象表达的是事物的波动性，是各种功能、信息的联系。现象论强调的是事物的运动变易，即时间方面。庄子说：'与物委蛇，而同其波。'（《庄子·庚桑楚》）'同其波'，就是因顺现象的自然流变，去发现并遵循其时间规律。所以中医学研究的是整体。而西医学以实体为支撑事物存在的本质，将生命活动归结为静态的物质形体元素，故西医学研究的是'粒子'的整体。"

"中医学认为：'器者，生化之宇。'（《素问·六微旨大论篇》）而生化之道，以气为本。'气始而生化，气散而有形，气布而蕃育，气终而象变，其致一也。'（《素问·五常政大论篇》）可见，中医学以无形的人体为主要对象，着意关注的是气化，把人看作是气的整体。而西医学则以有形的人体为对象，研究器官、细胞和分子对生命的意义，把人看作是实体的整体。"

刘先生进而指出：时间与空间是共存关系，不是因果关系。人无论依靠何种手段都不可能将时空两个方面同时准确测定，也不可能从其中的一个方面过渡到另一方面。量子力学的不确定性原理告诉我们，微观粒子的波动特性的关系也是这样。它们既相互补充，又相互排斥。

部分决定整体和整体决定部分，这两个反向的关系和过程同时存在。但是，观测前者时就看不清后者，观测后者时又看不清前者，所以我们只能肯定二者必定相互衔接，畅然联通，但却永远不能弄清其如何衔接，如何联通。这是认识的盲区，是认识不可逾越的局限。要承认这类盲区的存在，因为世界上有些不可分割的事物只是共存关系，而没有因果联系。

刘先生从哲学的高度对中西医把握客观事物认识论原理，燃犀烛微，深刻剖析，充满了哲学家的洞见，觉闻清钟，发人深省。

李约瑟曾经指出：中西医结合在技术层面是可以探讨的，理论层面是不可能的。刘长林先生也认为：人的自然整体（中医）与合成的整体（西医），这两个层面之间尽管没有因果联系，但却有某种程度的概率性的对应关系。寻求这种对应关系，有利于临床。我们永远做不到将两者真正沟通，就是说，无论用中医研究西医，还是用西医研究中医，永远不可能从一方走到另一方。

早在 20 世纪 80 年代，傅景华先生就形成了中医过程论思想。傅先生认为：中医不仅包括对有形世界的认识，而且具有对自然和生命本源以及发生演化过程的认识。中医的认识领域主要在生命过程与枢机，而不仅是人体结构与功能，中医是"天地人和通、神气形和通"的大道。傅先生认为中医五脏属于五行序列，分别代表五类最基本的生命活动方式。《素问·灵兰秘典论篇》喻以君主、相傅、将军、仓廪、作强之官，形象地反映出五类生命运动方式的特征。在生命信息的运行机制中，心、肺、肝、脾、肾恰似驱动、传递、反馈、演化、发生机制一样，立足于生命的动态过程，而非实体器官。针对实体层面探求中医脏腑经络实质已走入死胡同，傅景华先生以"中医过程论"诠释中医实质，空谷足音，振聋发聩，惜了无唱和。笔者曾多次和傅景华讨论，好像那时他并不知道怀特海的过程哲学，只是基于对《周易》等典籍中过程思想的理解，能提出如此深刻的见解，笔者十分敬佩他深邃的洞见。十几年后，怀特海的过程哲学已在中国传播，渐至大行其道了。

怀特海明确地说过，他的过程哲学与东方思想更加接近！而不是更接近于西方哲学。杨富斌教授指出，怀特海过程哲学的"生成"和"过程"思想，与中国哲学关于生成和变易的思想相接近。

怀特海的有机体概念，通常是指无限"绵延"（持续）的宇宙运动过程的某一点上包含了与其他点上的事物的相互关系，因而获得自身的具体现实规定性的事物。意在取代以牛顿物理学绝对时空观为基础的机械唯物论宇宙观中的"物质"或"实在"观，即宇宙观问题。在他看来，传统的机械论宇宙观中所说的"物质"或"实在"实际上都是处于过程之中的存在物或实有（entity），都是与其他存在物相互作用、相互影响、相互依赖的，并在此过程中获得自身的规定性，不是单纯的、永恒的、具有绝对意义的东西，而是具有过程性、可变性和相对性的复杂有机体；认识过程中的主体和客体也是同一运动（认识）过程中彼此相关、相互渗透和相互依赖的两个有机体，因而并没有完全自主、自足的"主体"，也没有绝对不受主体影响的、具有绝对意义的客体，因此对于主体与客体的关系，也应当从二者的相互作用、相互影响和相互渗透及其与周围的关系等方面来考察。而中国古代哲学追求超现象的本质、超感觉的概念、超个体性的普遍性（同一性）为哲学的最高任务。在中国哲学家看来，天地人相通，自然与社会相通，阴阳相通相合。《黄帝内经》通过揭示自然变化对人体生理的影响，自然变化与疾病、自然环境与治疗的关系，认为"人与天地相参也，与日月相应也。"（《灵枢·岁露论》）怀特海的有机体思想与中国哲学的天人合一确有相通之处。

（四）医学不是纯粹的科学

除了极少数的哲学家、科学家认为中医是科学，而中医不是科学几乎成为世人之共识。但医学哲学家同样拷问：西医学是科学吗？

西医学之父威廉姆·奥斯勒说，"医疗行为是植根于科学的一种艺术"，进而他解释道，"如果人和人都一样，那医学或许能成为一门科学，而不是艺术。"

1981 年 6 月密苏里大学哲学系的罗纳尔德·穆森在《医学与哲学》（The Journal of Medicine and Philosophy）发表了 25 页的长文"为什么医学不可能是一门科学"，医学圈里为之哗然，因为文章发表在暑月，因此常常被称为"暑月暴动"。依照穆森的观点，"医学是科学"缺乏有说服力的论证；从历史和哲学上可以论证医学"不是""不应该是"也"不可能是"（单一的、纯粹的）科学。在愿景、职业价值、终极关怀、职业目的与职业精神上，医学与科学之间是有冲突的；医学一旦成为科学，就会必然遮蔽偏离医学的职业愿景、价值、终极关怀、目的与精神。科学的基本目的是获得新知，以便理解这个世界和这个世界中的事物，医学的目的是通过预防或治疗疾病来增进人们的健康；科学的标准是获得真理，医学的标准是获得健康和疗效；科学的价值旨向为有知、有理（客观、实验、实证、还原）、有用、有利（效益最大化）；医学的价值旨向为有用、有理、有德、有情、有根、有灵，寻求科学性、人文性、社会性的统一。针对人的医学诉求和服务，科学存在严重的"缺损配置"。

穆森的结论是：尽管医学（知识）大部分是科学的，但它并不是、也不可能成为一门科学。

范瑞平先生指出，不能完全按照当代科学性与科学化的指标、方法与价值来衡量医学，裁判中西医之争，在当代科学万能和科学至上的意识形态中，技术乌托邦的期盼遮蔽了医学的独立价值，穆森的文章力矫时弊。

医学的原本是人学，这是众所周知的事实，其性质必须遵循人的属性而定。穆森和拥护者所做的，其实是站在我们所处的时代——医学有离科技更近、离人性更远，离具体更近、离整体更远的趋势——发出的"重拾医学人性"的呼吁。

我们还用为中医是不是科学而捶胸顿足地大声疾呼吗？

二、理论－实践脱节与"文字之医"

理论－实践脱节，即书本上的知识（包括教科书知识），并不能完全指导临床实践，这是中医学术发展未能解决的首要问题。形成理论－实践脱节的因素比较复杂，笔者认为欲分析解决这一问题，必须研究中医学术发展的历史，尤其是正确剖析文人治医对中医学术的影响。

迨医巫分野后，随着文人治医的不断增多，中医人员的素质不断提高，因为大量儒医的出现，极大地提高了医生的基础文化水平。文人治医，繁荣了中医学，增进了学术争鸣，促进了学术发展。通医文人增加，对医学发展的直接作用是形成了以整理编次医学文献为主的学派。由于儒家济世利天下的人生观，促使各阶层高度重视医籍的校勘整理、编撰刊行，使之广为流传。

文人治医对中医学术的消极影响约有以下诸端：

（一）尊经崇古阻碍了中医学的创新发展

两汉后，在儒生墨客中逐渐形成以研究经学、弘扬经书和从经探讨古代圣贤思想规范的风气，后人称之为"经学风气"。

儒家"信而好古""述而不作"一直成为医学写作的指导思想，这种牢固的趋同心理，削磨、遏制了医家的进取和创新。尊经泥古带给医坛的是万马齐喑，见解深邃的医家亦不敢自标新见，极大地禁锢了人们的思想，导致了医学新思想的难以产生及产生后易受抑压，也导致了人们沿用陈旧的形式来容纳与之并不相称的新内容，从而限制了新内容的进一步发展，极大地延缓了中医学的发展。

（二）侈谈玄理，无谓争辩

一些医学家受理学方法影响，以思辨为主要方法，过分强调理性作用，心外无物，盲目夸大了尽心明性在医学研究中的地位，对医学事实进行随意的演绎推理，以至于在各家学说中掺杂了大量的主观臆测、似是而非的内容（宋代以前文献尚重实效，宋代以后则多矜夸偏颇、侈谈玄理、思辨攻讦之作）。

无谓争辩中的医家，所运用的思辨玄学的方法，使某些医学概念外延无限拓宽，无限循环，反而使内涵减少和贫乏，事实上思辨只是把人引入凝固的空洞理论之中。这种理论似乎能解释一切，实际上却一切都解释不清。它以自然哲学的普遍性和涵容性左右逢源，一切临床经验都可以成为它的诠注和衍化，阻碍和束缚了人们对问题继续深入的研究。理论僵化，学术惰于创新，通过思辨玄学方法构建的某些理论，不但没有激起后来医家的创新心理，反而把人们拉离临床实践的土壤。命门之争，玄而又玄，六味、八味何以包治百病？

（三）无病呻吟，附庸风雅的因袭之作

"立言"的观念在文人中根深蒂固，一些稍涉医籍的文人，也常附庸风雅，编撰方书，有的仅是零星经验，有的只是道听途说，因袭之作，俯拾皆是。

（四）重文献，轻实践

受经学的影响，中医学的研究方法大抵停留在医书的重新修订、编次、整理、汇纂，呈现出"滚雪球"的势态。文献虽多，而少科学含量。从传统意义上看，尚有可取之处，但在时间上付出的代价是沉重的，因为这样的思想延缓了中医学的发展。

伤寒系统，有人统计注释《伤寒》不下千余家，主要是编次、注释，但大都停留在理论上的发挥和争鸣，甚或在如何恢复仲景全书原貌等问题上大做文章，进而争论诋毁不休，站在临床角度上深入研究者太少了。马继兴先生对《伤寒论》版本的研究，证明"重订错简"几百年形成的流派竟属子虚乌有。

整个中医研究体系中重经典文献，轻临床实践是十分明显的。

一些医家先儒而后医，或弃仕途而业医，他们系统研究中医时多已年逾不惑，还要从事著述，真正从事临床的时间并不多，其著作之实践价值仍需推敲。

苏东坡曾荐圣散子方。某年大疫，苏轼用圣散子方而获效，逾时永嘉又逢大疫，又告知民众用圣散子方，而贻误病情者甚伙。陈无择《三因方》云：此药实治寒疫，因东坡作序，天下通行。辛未年，永嘉瘟疫，被害者不可胜数。盖当东坡时寒疫流行，其药偶中而便谓与三建散同类。一切不问，似太不近人情。夫寒疫亦自能发狂，盖阴能发燥，阳能发厥，物极则反，理之常然，不可不知。今录以备寒疫治疗用者，宜审究寒温二疫，无使偏奏也。

《冷庐医话》记载了苏东坡孟浪服药自误：士大夫不知医，遇疾每为庸工所误。又有喜谈医事，孟浪服药以自误。如苏文忠公事可愧叹焉……

文人治医，其写作素养，在其学问成就上起到举足轻重的作用。而不是其在临床上有多少真知灼见。在中医学发展史上占有重要地位的医学著作并非都是经验丰富的临床大家所为。

《温病条辨》全面总结了叶天士的卫气营血理论，成为温病学术发展的里程碑，至今仍有人奉为必读之经典著作。其实吴鞠通著《温病条辨》时，从事临床只有六年，还不能说是经验宏富的临床家。《温病条辨》确系演绎《临证指南》之作，对其纰谬，前哲今贤之驳辨批评，多为灼见。研究吴鞠通学术思想，必须研究其晚年之作《医医病书》及其晚年医案。因《温病条辨》成书于1798年，吴氏40岁，而《医医病书》成于道光辛卯（1831）年，吴氏时已73岁。仔细研究即可发现风格为之大变，如倡三元气候不同医要随时变化，斥用药轻描淡写，倡治温重用石膏，从主张扶正祛邪，到主张祛除邪气，从重养阴到重扶阳……

《证治准绳》全书总结了明代以前中医临床成就，临床医生多奉为圭臬，至今仍有十分重要的学术价值。但是王肯堂并不是职业医生、临床家。肯堂少因母病而读岐黄家言，曾起其妹于垂死，并为邻里治病。后为其父严戒，乃不复究。万历十七年进士，选翰林院庶吉士，三年后受翰林院检讨，后引疾归。家居十四年，僻居读书。丙午补南行人司副，迁南膳部郎，壬子转福建参政……独好著书，于经传多所发明，凡阴阳五行、历象……术数，无不造其精微。著《尚书要旨》《论语义府》《律例笺释》《郁冈斋笔尘》，雅工书法，又为藏书大家。曾辑《郁冈斋帖》数十卷，手自钩拓，为一时刻石冠。

林珮琴之《类证治裁》于叶天士内科心法多有总结，实为内科之集大成者，为不可不读之书，但林氏在自序中讲得清清楚楚：本不业医。

目尽数千年，学识渊博，两次应诏入京的徐灵胎，亦非以医为业，如《洄溪医案》多次提及：非行道之人。

王三尊曾提出"文字之医"的概念（《医权初编》上卷论石室秘录第二十八）：

夫《石室秘录》一书，乃从《医贯》中化出。观其专于补肾、补脾、疏肝，即《医贯》之好用地黄汤、补中益气汤、枳术丸、逍遥散之意也。彼则补脾肾而不杂，此又好脾肾兼补者也……此乃读书多而临证少，所谓文字之医是也。惟恐世人不信，枉以神道设教。吾惧其十中必杀人之二三也。何则？病之虚者，虽十中七八，而实者岂无二三，彼只有补无泻，虚者自可取效，实者即可立毙……医贵切中病情，最忌迂远牵扯。凡病毕竟直取者多，隔治者少，彼皆用隔治而弃直取，是以伐卫致楚为奇策，而仗义执言为无谋也……何舍近而求远，尚奇而弃正哉。予业医之初，亦执补正则邪去之理，与隔治玄妙之法，每多不应。后改为直治病本，但使无虚虚实实之误，标本缓急之差，则效如桴鼓矣……是书论理甚微，辨症辨脉则甚疏，是又不及《医贯》矣……终为纸上谈兵。

"文字之医"实际的临床实践比较少，偶而幸中，不足为凭。某些疾病属于自限性疾病，即使不治疗也会向愈康复。偶然取效，即以偏概全，实不足为法。

"文字之医"为数不少，他们的著作影响并左右着中医学术。

笔者认为理论与实践脱节，正是文人治医对中医学术负性影响的集中体现。

必须指出，古代医学文献临床实用价值的研究是十分艰巨的工作。笔者虽引用王三尊之论，却认为《石室秘录》《辨证录》诸书，独到之处颇多，同样对非以医为业的医家，如王肯堂、徐灵胎、林珮琴等之著作，亦推崇备至，以为不可不读。

三、辨病下的辨证论治

笔者师从洪哲明先生临诊时，先生已近八旬。尝见其恒用某方治某一病，而非分型辨治。小儿腹泻概以"治中散"（理中丸方以苍术易白术）治之，其效甚捷；产后缺乳概用双解散送服马钱子；疝气每用《金匮》蜘蛛散。辨病还是辨证？

中医是先辨病再辨证，即辨证居于第二层次。《伤寒论》"辨太阳病脉证并治""辨阳明病脉症论治"……已甚明了。后世注家妄以己意，曲加发挥，才演绎出林林总总的"六经辨证"，已背离仲师原旨。

1985 年，有一次拜谒张琪先生，以中医是辨病下的辨证论治为题就教，张老十分高兴地给我讲了一个多小时：同为中焦湿热，淋病、黄疸、湿温有何不同，先生毫分缕析，剀切详明。张老十分肯定中医是辨病下的辨证论治。

徐灵胎《兰台轨范》序：欲治病者，必先识病之名，能识病名，而后求其病之由生，知其所由生，又当辨其生之因各不同，而病状所由异，然后考其治之之法。一病必有主方，一方必有主药。或病名同而病因异，或病因同而病症异，则又各有主方，各有主药，千变万化之中，实有一定不移之法。

中医临床流派以经典杂病派为主流，张石顽、徐灵胎、尤在泾为其代表人物，《张氏医通》为其代表作。张石顽倡"一病有一病之祖方"，显系以辨病为纲领。细读《金匮要略》，自可发现仲景是努力建立辨病体系的，一如《伤寒论》。

外感热病中温病学派，临证每抓住疫疠之气外犯，热毒鸱盛这一基本病因病机，以祛邪为不易大法，一治到底，同样是以辨病为主导的。

《伤寒论》是由"三阴三阳"辨"病"与"八纲"辨"证"的两级构成诊断的。如"太阳病，桂枝证"（34条）、"太阳病……表证仍在"（128条）。首先是通过辨病，从整体上获得对该病的病性、病势、病位、发展变化规律以及转归预后等方面的全面了解，从而把握贯穿该病过程的始终，并明确其发生、发展的基本矛盾，然后才有可能对各个发展阶段和不同条件（如治疗、宿疾等）影响下所表现出来的症候现象做出正确的分析和估价，得出符合该阶段病理变化性质（即该阶段的主要矛盾）的"证"诊断，从而防止和克服单纯辨证的盲目性。只有首先明确"少阴病"的诊断，了解贯穿于少阴病整个发展过程中的主要矛盾是"心肾功能低下，水火阴阳俱不足"，才有可能在其"得之两三日"仅仅出现口燥咽干的情况下判断为"邪热亢盛，真阴被灼"，果断地用大承气汤急下存阴。正确的辨证分析，必须以明确的"病"诊断为前提，没有这个前提就难以对证候的表现意义做出应有的估价，势必影响辨证的准确性。

辨"病"诊断的意义在于揭示不同疾病的本质，掌握各病总体矛盾的特殊性；辨"证"诊断的意义在于认识每一疾病在不同阶段、不同条件下矛盾的个性和各病在一定时期内的共性矛盾，做到因时、因地、因人制宜。首先，辨病是准确诊断的基础和前提；结合辨证，则是对疾病认识的深入和补充。二者相辅相成，缺一不可。

"六经辨证"的说法之所以是错误的，就在于把仲景当时已经区分出的六个不同外感病种，看成了一种病的六个阶段，即所谓的太阳病是表证阶段，阳明病是里证阶段，少阳病是半表半里阶段等。这种认识混淆和抹杀了"病"与"证"概念区别，既与原文事实相违背，又与临床实际不相符合。按照这种说法去解释原文，就难免捉襟见肘，矛盾百出。"六经辨证"说认为太阳病即是表证，全不顾太阳病还有蓄血、蓄水的里证；认为阳明病是里证，却无视阳明病还有麻黄汤证和桂枝汤证。既为阳明病下了"里证"定义，却又有"阳明病兼表证"之说。试问阳明病既为里证，何以又能兼表证，则阳明病为里证之说又何以成立？

张正昭先生指出："六经辨证"说无端地给三阴三阳的名称加上一个"经"字，无形中把"三阴三阳"这六个抽象概念所包括的诸多含义变成了单一的经络含义，使人误认为"三阴三阳"病就是六条经络之病，违背了《伤寒论》以"三阴三阳"病名的原义。可见，把"三阴三阳"病说成"六经病"固属不妥，而称其为"六经证"就更是错误的了。

李心机先生鉴于《伤寒论》研究史上"注不破经，疏不破注"的顽固"误读传统"，就鲜明地指出"让伤寒论自己诠释自己"。

四、亚健康不是"未病"是"已病"

近年来，较多的中医学者把亚健康与中医治未病、欲病等同起来，亚健康不是中医的未病，机械的对应、简单的比附，不仅仅犯了逻辑上的错误，于全面继承中医学术精华并发扬光大十分不利。

（一）中医"未病"不能等同于亚健康

《素问·四气调神大论篇》："圣人不治已病，治未病，不治已乱，治未乱，此之谓也。夫病已成而后药之，乱已成而后治之，譬犹渴而穿井，斗而铸锥，不亦晚乎。"体现了治未病是中医对摄生保健的指导思想，强壮身体，防于未病之先。

"未病"是个体尚未患病，应注意未病先防。中医的"未病"和"已病"，是相对概念，健康属于未病，疾病属于已病。

《难经·七十七难》："上工治未病，中工治已病者，何谓也？然所谓治未病者，见肝之病，则知肝当传之与脾，故先实其脾气，无令得受肝之邪，故曰治未病焉。"此时，未病是以已病之脏腑为前提，以已病脏腑之转变趋向为依据，务先安未受邪之地。

《灵枢·官能》中有"正邪之中人也微，先见于色，不知于其身。"指出病邪初袭机体，首先见体表某部位颜色的变化，而身体并未感到任何不适，然机体的气血阴阳已出现失衡，仅表现一些细微病前征象的状态便为未病状态。由健康到出现机体症状，发生疾病，并非是卒然出现的，而是逐渐形成，由量变到质变的过程。

《灵枢·顺逆》也指出，"上工刺其未生者也；其次，刺其未盛者也……上工治未病，不治已病，此之谓也"。

《素问·八正神明论篇》："上工救其萌芽，必先见三部九候之气，尽调不败而救之，故曰上工。下工救其已成，救其已败。"显示早期诊断，把握时机，早期治疗，既病防变之意。

唐孙思邈的《千金方》中有"古之医者，上医治未病之病，中医治欲病之病，下医治已病之病"的论述，明确地将疾病分为"未病""欲病""已病"三个层次。未病指机体已有或无病理信息，未有任何临床表现的状态或不能明确诊断的一种状态，是病象未充分显露的隐潜阶段。

中医的治未病是一种原则和指导思想，既包涵未病先防的养生防病、预防保健思想，也包涵既病防变、早期治疗、控制病情的临床治疗原则。

亚健康无论如何都是有明显身体不适而又不能符合（西医的）某种疾病诊断标准的状态，把未病和亚健康等同起来，是毫无道理的。

（二）亚健康是中医的已病

作为"中间状态"的亚健康，应包括三条：首先，没有生物学意义上的疾病（尚未发现躯体构造方面的异常）及明确的精神心理障碍（属"疾病"）；其次，它涉及躯体上的不适（如虚弱、疲劳等非特异性的，尚无可明确躯体异常、却偏离健康的症状或体验，但还够不上西医的"疾病"）；再次，还可涉及精神心理上的不适（够不上精神医学诊断上的"障碍"），以及社会生存上的适应不良。以亚健康状态常见的头痛、头晕、失眠等为例，均已构成中医"病"的诊断。多数亚健康个体，其体内的病机已启动，已经出现了阴阳偏盛偏衰，或气血亏损，或气血瘀滞，或有某些病理性产物积聚等病机变化。

"亚健康状态"指机体正气不足或邪气侵犯时机体已具备疾病的一些病理条件或过程，已有一些或部分病症（证）存在，但是未具备西医学疾病的诊断标准。我们不能采取把中医的"病"的概念与西医"疾病"的概念等同起来的思考和研究方式。

笔者认为全部中医的"病"只要还不具备西医学疾病诊断的证据，均属亚健康范畴。

中医生存和发展有一最关键的因素，就是临床范围日益窄化，中医文化基础日渐式微，信仰人群的迁移，观念的转变，后继乏人。很多研究都表明，人群中健康状态占10%，疾病状态占15%，75%属于亚健康状态。西医还没有明确的方法和药物治疗亚健康。中医学在亚健康状态方面的潜在优势，不仅可拓展中医学术新的生存空间，而且必将促进整个世界医学的进化与发展，从而为全人类的健康做出新的贡献。

闫希军先生所著《大健康观》中提出了大健康医学模式。在大健康医学模式中，中医被赋予十分重要的地位，而拥有了更加广阔的空间。中医理论与系统生物学及大数据方法契合，并将与系统生物学和生态医学等领域取得的成果相互交通，水乳交融，这是未来西方医学和中医学发展必然的走向。

五、正本清源，重建中医范式

范式是某一科学共同体在某一专业或学科中所具有的共同信念，这种信念规定了它们的共同的基本观点、基本理论和基本方法，为它们提供了共同的理论模式和解决问题的框架，从而成为该学科的一种共同的传统，并为该学科的发展规定了共同的方向。

库恩认为"范式"是成熟科学的标志，由于"范式"的存在，科学家们一方面可以在特定领域里进行更有效率的研究，从而使他们的研究更加深入；而另一方面，"范式"也意味着该领域里"更严格的规定"，"如果有谁不肯或不能同它协调起来，就会陷于孤立，或者依附到别的集团那里去"。因此，同一范式内部，研究者拥有相同的世界观、研究方法、理论、仪器和交流方法，但在不同"范式"之间却是不可通约的。不同"范式"下的研究者对同一领域的看法就像是两个世界那样完全不同。这也是造成"一条定律对一组科学家甚至不能说明，而对另一组科学家有时好像直观那样显而易见"的原因。

李致重等学者从具体研究对象、研究方法及基础理论等方面论述了中西医范式的不可通约性。而且，中、西医关系的特殊之处还在于，它们不只是同一领域的两个不同"学派"，更是基于两种完全不同的文化而发展起来的，这也使得二者之间的不可通约性表现得尤其明显和强烈。正是由于这种不可通约性导致了中西医之争。屈于特定历史条件下"科学主义"的强势地位，中医最终被迫部分接受了西医"范式"。"范式丢失"是近现代中医举步维艰、发展停滞、甚至后退的根本原因。

任何一门科学的重大发展，都表现在基本概念的更新和范式的变革上……变革范式，是现时代中医理论发展的必经之路。

如何正本清源，重建范式？

正本清源是中医范式或重建的基础，这是一项十分艰巨浩大的工程。正本首先是建立传统范式。必须从经典著作入手，梳理还原，删汰芜杂，尽呈精华。

（一）解释学·语言能力与重建

东汉许慎在《说文解字·叙》中说："盖文字者，经艺之本，王政之始，前人所以垂后，后人所以识古。故曰：本立而道生。"给予中国古典解释学以崇高的地位。

解释学把生命哲学、现象学、存在主义分析哲学、语言哲学、心理学、符号学等理论融合在一起，强调语言的本体论地位，认为我们所能认识的世界只能是语言的世界，人与世界的关系的本质是语言的关系，不仅把解释当作人文科学的方法论基础，而且是哲学的普遍方法。

狭义解释学特指现代西方哲学领域中的解释学理论，它经过狄尔泰、海德格尔、伽达默尔、利科、哈贝马斯等思想巨匠在理论上的构建和推动，形成了哲学释义学；广义解释学则不限于西方哲学领域，一切关于文本的说明、注解、解读、校勘、训诂、修订、引申及阐释的工作都属于解释活动，都要依靠相应的解释方法和解释理论来完成，因而都可以称作解释学。中医书籍中只有少部分是经典原著，而其余大部分都属于关于经典原著的解释性著作。

从当代解释学观点看，任何现代理论或现代文化都发轫于传统，传统文化的生命力则在于不断的解释和再解释之中。传统文化和现代文化并不是对立的，而是统一的，确切地说，是对立统一。人类文化是一条河流，它从传统走来，向未来走去，亦如黑格尔所说，离开其源头愈远，它就膨胀得愈大。

拉法格相信：《老子》在其产生之初，在它的著者与当时的读者之间存在着一种共识，这种共识便是《老子》的初始意义,《老子》著者传达的是它，当时的读者从中读懂的也是它。那么，这种共识又是从何而来的呢？拉法格认为：处于同一时代同一环境中的人可能会在词义的联想、语言结构的使用、社会问题的关注上具有共同之处，所以他们之间能够彼此理解。拉法格采用语言学家乔姆斯基的"语言能力"一词来指代这种基于共有的语言与社会背景的理解能力。在他看来，这种"语言能力"是历史解释学的关键，是发现历史文本原始意义的途径。他建议读者利用多种传统方法增强自己理解《老子》的语言能力，如古汉语字词含义的研究、历史事件与古代社会结构的分析，其他古代思想家思想的讨论等。也就是说，旨在发现《老子》原始意义的现代读者应尽可能地将自己置于《老子》所处的时代，将当时的社会背景、语言现象等历史的事物内化为自己的"语言能力"。

历史的解释者的任务是利用历史的证据重新将《道德经》与它产生的背景联结起来，在该背景下对其进行分析研究。解释者首先必须去掉成见，不可以将我们现代的思想强加于古人，或用现代思想批判古人。

历史解释学方法是中医经典著作、传统理论研究的基本方法。其要旨在于忠实细密地根据经典话语资料和现代方法对原典重新解读。旧有的词语和概念通过词语组合方式和语境组件方式的特殊安排，突显出原典文本固有的基本意义结构。通过意义结构分析，探询其原始涵义、历史作用和现代意义。

（二）解构与重建

理解分析就是"解构"，而"解构"旨在重建，使新的理论概念或理论结构因此建立。自然科学家就是依循这一程序不断地改弦更张，发展其理论系统的……解构和重建与科恩所说的"范式变革"有所类同。何裕民先生认为：对原有理论概念或规则的重新理解和分析，对传统中医理论体系进行解构和重建，是现阶段中医理论发展的切实可行的最佳选择。

事实的确认和概念的重建是重建的途径与环节。

严肃的科学研究应以经验事实为基础，而不仅仅是古书古人的描述，古人的认识充其量只是帮助人们寻找经验事实，并在研究中给予一定的启示。

概念的重建与事实的确认可以说是互为因果的两大环节。梳理每个名词术语的历史演变和沿革情况、分析它们眼下使用情况及混乱原因，这两者有助于旧术语的解构；组织专家集体研讨以期相对清晰、合理地约定每一概念（名词术语）的特征和实质。

阴阳五行学说对传统中医理论之建构，具有决定性的作用。它们作为主导性观念和认识方法渗入中医学，有的又与具体的学术内容融合成一体，衍生出众多层次低得多的理论概念。藏象、经络、气血津液等可视作中医理论体系的第二层次，第三层次的是众多较为具体的概念或术语，其大多与病因病机、治法及"证"相关联。最低层次的是一些带有经验陈述性质的论述。形成这些概念，司外揣内、援物比类等起着主要作用，不少是从表象信息直接跳跃到理论概念的，许多概念与实体并不存在明确的对应关系，其内涵和外延有时也颇难作出清晰的界定。

一些学者主张：与学术内容融合在一起的阴阳五行术语，应通过概念的清晰化、实体化和可经验化而清理出去。亦即使哲学的阴阳五行与具体（中医）的科学理论分离……愚意以为不可，以其广泛渗透而不可剥离，阴阳五行已成为不可或缺的纲领框架，当以中医学理视之，而不仅仅视为居于指导地位的古典哲学思想。

（三）方法

正本清源，重建范式，必须有良好的方法。我们反对科学主义，但我们崇尚科学精神，我们必须学习运用科学方法，尤其是科学思维方法，科学观察方法，科学实证方法（不仅仅是实验室方法）。

"医林改错，越改越错"，《医林改错》中提出的"心无血，脉藏气"之说，显然是错误的。为什么导致错误的结论？主要是他不知道，观察是有其一定条件，一定范围的。离开原来的条件、时间、地点，观察结果会有很大差异。运用观察结论做超出原条件、原范围的外推时，必须十分审慎。他所观察的都是尸体，由于动脉弹力大，把血驱入静脉系统。这是尸体的条件，不可外推到活着的人体。对观察结果进行理解和处理时，必须注意其条件性、相对性和可变性。

在广泛占有资料的基础上，还必须要有正确的思维方法。对于马王堆汉墓出土的缣帛及竹木简医书成书年代的推定和对该批资料的运用，我国的有关专家认为："如果从《黄帝内经》成书于战国时期来推定，那么两部灸经的成书年代至少可以上溯到春秋战国之际甚至更早。"而日本山田庆儿先生认为，这种"推论的方法是错误的。不管我们最后会达到什么样的结论，我都不应该根据所谓《黄帝内经》是战国时期的著作这个还没有确证的假定，去推断帛书医书的成书年代，而必须相反地从关于后者已经确证了的事实出发，来推断前者成书的过程和年代"。山田庆儿先生基于"借助马王堆医书之光，可以逐渐看清中国医学的起源及其形成过程"。

吴坤安认为：喻嘉言、吴又可、张景岳辈，治疫可谓论切治详，发前人所未发。但景岳宜于汗，又可宜于下，嘉言又宜于芳香逐秽，三子皆名家，其治法之所以悬绝若此，以其所治之疫各有不同。景岳所论之疫，即六淫之邪，非时之气，其感同于伤寒，故每以伤寒并提，而以汗为主，欲尽汗法之妙，景岳书精切无遗。又可所论之疫，是热淫之气，从口鼻吸入，伏于募原，募原为半表半里之界，其邪非汗所能达，故有不可强汗、峻汗之戒；附胃最近，入里尤速，故有急下、屡下之法。欲究疫邪传变之情，惟又可之论最为详尽，然又可所论之疫，即四时之常疫，即俗名时气症也。若嘉言所论之疫，乃由于兵荒之后，因病致病，病气、尸气混合天地不正之气，更兼春夏温热暑湿之邪交结互蒸，人在气交中，无隙可避，由是沿门阖境，传染无休，而为两间之大疫，其秽恶之气，都从口鼻吸入，直行中道，流布三焦，非表非里，汗之不解，下之仍留，故以芳香逐秽为主，而以解毒兼之。是三子之治，各合其宜，不得执此而议彼。

学术研究中，所设置的讨论的问题必须同一，必须是一个总体，这是比较研究的基本原则。执此而议彼，古代医家多有此弊，六经辨证与卫气营血辨证、三焦辨证之争论，概源于方法之偏颇。

六、提高疗效是中医学术发展的关键

中医药学历数千年而不衰，并不断发展，主要依靠历代医学家临床经验的积累、整理提高。历代名医辈出，多得自家传师授。《周礼》有"医不三世，不服其药"，可见在很早人们即已重视了老中医经验。

以文献形式保留在中医典籍之中的中医学术精华仅仅是中医学术精华的一部分。为什么这样说？这是因为中医学术精华更为宝贵的部分是以经验的形式保留在老中医手中的。这是必须予以充分肯定、高度重视的问题。临床家，尤其是临床经验丰富、疗效卓著者，每每忙于诊务，无暇著述，其临床宝贵经验，留下来甚少。叶天士是临床大家，《外感温热篇》乃于舟中口述，弟子记录整理而成。《临证指南医案》，亦弟子侍诊笔录而成，真正是叶天士自己写的东西又有什么？

老中医经验，或禀家学，或承师传，通过几代人，或十几代或数百年的长期临床实践，反复验证，不断发展补充，这种经验比一般书本中所记述的知识要宝贵得多。老中医经验是中医学术精华的重要组成部分，舍全面继承，无法提高疗效。

书中的知识要通过自己的实践，不断摸索不断体会，有了一些感受，才能真正为自己所利用。真正达到积累一些经验，不消说对某些疾病能形成一些真知灼见，就是能准确地把握一些疾病的转归，亦属相当困难，没有十年二十年的长期摸索，是不可能的。很显然，通过看书把老中医经验学到手，等于间接地积累了经验，很快增加了几十

年的临床功力，这是中青年医生提高临床能力的必由之路。全面提高中医队伍的临床水平，必将对中医学术发展产生极大的推动作用。

老中医经验中不乏个人的真知灼见，尤其是独具特色的理论见解、自成体系的治疗规律都将为中医理论体系的发展提供重要的素材。尤其是传统的临床理论并不能完全满足临床需要时，理论与临床脱节时，老中医的自成规律的独特经验理论价值更大。

在强大的西医学冲击下，中医仍然能在某些领域卓然自立，是因为其临床实效，西医学尚不能取而代之。这是中医学赖以存在的基础，中医学的发展亦系之于此。无论如何，提高临床疗效都是中医学术发展的战略起点和关键所在。

中医以其疗效，被全世界越来越多的人认可，仅在英国就有3000多家中医诊所（这已是多年前的数字）。在美国有超过30%的人群，崇尚包括中医在内的替代医学自然疗法。在医学界也认为有一些疾病，西医学是束手无策的，应从中医学中寻求解决的办法。美国医学会在1997年出版的通用医疗程序编码中特别增加两个针灸专用编码，对没有解剖结构，没有物质基础的中医针灸学予以承认；在2015年实施的"国际疾病分类"ICD-11，辟专章将中医纳入其中。我们应客观地对待百年中医西化历史，襟怀大度地包容对中医的批评，矜平躁释，心态平和，目标清晰，化压力为动力，寓继承于创新，与时俱进。展望未来，我们对中医事业发展充满了信心。

单书健
2016 年 12 月

序

十年前出版之《当代名医临证精华》丛书，由于素材搜罗之宏富，编辑剪裁之精当，一经问世，即纸贵洛阳，一版再版，被医林同仁赞为当代中医临床学最切实用、最为新颖之百科全书。一卷在手，得益匪浅，如名师之亲炙，若醍醐之灌顶，沁人心脾，开慧迪智，予人以钥，深入堂奥，提高辨治之水平，顿获解难之捷径，乃近世不可多得之巨著，振兴中医之辉煌乐章也，厥功伟矣，令人颂赞！

名老中医之实践经验，乃中医学术精华之最重要部分，系砺炼卓识，心传秘诀，可谓珍贵至极。今杏林耆宿贤达，破除"传子不传女，传内不传外"之旧规，以仁者之心，和盘托出；又经书健同志广为征集，精心编选，画龙点睛，引人入胜。熟谙某一专辑，即可成为某病专家，此绝非虚夸。愚在各地讲学，曾多次向同道推荐，读者咸谓得益极大。

由于本丛书问世迄已十载，近年来各地之新经验、新创获，如雨后春笋，需加补充；而各省市名老中医珍贵之实践经验，未能整理入编者，亦复不少，更应广搜博采，而有重订《当代名医临证精华》之议，以期进一步充实提高，为振兴中医学术，继承当代临床大家之实践经验，提高中青年中医辨治之水平，促进新一代名医更多涌现，发展中医学术，作出卓越贡献。

与书健同志神交多年，常有鱼雁往还，愚对其长期埋首发掘整理老中医学术经验，采撷精华，指点迷津，详析底蕴，精心编辑，一心为振兴中医事业而勤奋笔耕，其淡泊之心志，崇高之精神，实令人钦佩。所写《继承老中医经验是中医学术发展的关键》一文，可谓切中时弊，力挽狂澜，为抢救老中医经验而呼吁，为振兴中医事业而献策，愚完全赞同，愿有识之士，共襄盛举。

顷接书健来函，出版社嘱加古代医家经验，颜曰：古今名医临证金鉴。愚以为熔冶古今，荟为一帙，览一编于某病即无遗蕴，学术发展之脉络了然于胸，如此巨构，实令人兴奋不已。

书健为人谦诚，善读书，且有悟性，编辑工作之余，能选择系之于中医学术如何发展之研究方向，足证其识见与功力，治学已臻成熟，远非浅尝浮躁者可比。欣慰之余，聊弁数语以为序。

八二叟朱良春谨识
时在一九九八年夏月

凡　例

1. 明清之季中医临床体系方臻于成熟，故古代文献之选辑，以明清文献为主。

2. 文献来源及整理者，均列入文后。未列整理者，多为老先生自撰。或所寄资料未列，或转抄遗漏，间亦有之，于兹恳请见谅。

3. 古代文献，间有体例欠明晰者，则略作条理，少数文献乃原著之删节摘录，皆着眼实用，意在避免重复，简而有要。

4. 古代文献中计量单位，悉遵古制，当代医家文献则改为法定计量单位。一书两制，实有所因。药名多遵原貌，不予划一。

5. 曾请一些老先生对文章进行修改或重新整理素材，使主旨鲜明，识邃意新；或理纷治乱，重新组构，俾叶剪花明，云净月出。

6. 各文章之题目多为编纂者所拟，或对仗不工，或平仄欠谐，或失雅训，或难概全貌，实为避免文题重复，勉强而为之，敬请读者鉴谅。

7. 凡入药成分涉及国家禁猎和保护动物的（如犀角、虎骨等），为保持方剂原貌，原则上不改。但在临床运用时，应使用相关的替代品。

8. 因涉及中医辨证论治，故对于普通读者而言，请务必在医生的指导下使用，切不可盲目选方，自行使用。

目　录

述　要

痞满一证,《内经》称痞、满、否塞、否膈,均指胸膈满闷,心下痞塞之状。《素问·五常政大论》说:"备化之纪……其病否","卑监之纪……其病留满痞塞";《素问·异法方宜论》说:"脏寒生满病。"《素问·太阴阳明论》说:"饮食不节,起居不时者,阴受之。阴受之则入五脏,入五脏则膜满闭塞。"《素问·至真要大论》说:"太阳之复,厥气上行……心胃生寒,胸膈不利,心痛否塞。"

《伤寒论》首先明确提出"满而不痛者为痞"。"……若心下满而硬痛者,此为结胸也,大陷胸汤主之,但满而不痛者,此为痞,柴胡不中与也,半夏泻心汤主之。"仲景泻心诸方乃痞证之祖方,至今仍广泛运用。

朱震亨《丹溪心法·痞》"胀满内胀而外亦有形,痞则内觉痞闷,而外无胀急之形。"

王肯堂的《证治准绳》对痞与胀之鉴别进行了论述:"胀在腹中,其病有形;痞在心下,其病无形。"

张景岳《景岳全书·痞满》之辨证尤为明析:"痞者,痞塞不开之谓;满者,胀满不行之谓。盖满则近胀,而痞则不必胀也。所以痞满一证,大有疑辨,则在虚实二字,凡有邪有滞而痞者,实痞也;无邪无滞而痞者,虚痞也;有胀有痛而满者,实满也;无胀无痛而满者，虚满也。实痞、实满者，可散可消，虚痞、虚满者，非大加温补不可。此而错用，多致误人。"

清代医家于痞满则有系统的总结或发挥，如《张氏医通》曾注意到体质之因素，"肥人心下痞闷，内有痰湿也"，"瘦人心下痞闷，乃郁热在中焦"，"老人、虚人，则多为脾胃虚弱运化不及"。

详论痞满，当推《类证治裁·痞满》。

《内经》对呕吐发生的原因，论述已详。如《素问·举痛论》曰："寒气客于肠胃，故痛而呕也。"《素问·六元正纪大论》曰："火郁之发，民病呕逆。"《素问·至真要大论》曰："诸呕吐酸……皆属于热。""厥阴司天，风淫所胜……食则呕。""少阴之胜，炎暑至，呕逆。""少阳之胜，热客于胃，呕酸善饥。""燥淫所胜，民病喜呕，呕有苦。""太阴之复，湿变乃举，体重中满，食饮不化……呕而密默，唾吐清液。"说明六淫之邪，均可引起呕吐，且因感邪之异，而有呕酸、呕苦之别。《灵枢·四时气》曰："邪在胆，逆在胃，胆液泄，则口苦，胃气逆，则呕苦。"认为呕吐可由肝胆之气犯胃而引起。

哕，《说文》"气牾也"。又"牾，逆也"。

哕逆，约有诸端：其一，以哕为干呕。王海藏云："吐属太阳，有物无声，乃血病也"；"呕属阳明，有物有声，气血俱病也"；"哕属少阳，无物有声，乃气病也"（《此事难知》卷上）。朱丹溪直以"有声有物谓之呕吐，有声无物谓之哕"。哕，即干呕。后世杂病方书，多宗载之。其二，以哕为干呕之甚者。王安道云："干呕与哕，东垣视为一，仲景视为二。由为一而观之，固皆声之独出者也，由为二而观之，则干呕乃哕之微，哕乃干呕之甚。干呕者，其声轻小而短；哕者，其声重大而长。长者虽有微甚之分，盖一证也"（《溯洄集》）。按，干呕为呕类。《金匮》云："似喘不喘，似呕不呕，似哕不哕"。又云："干呕、哕"，明示干呕与哕属于两个不同症状，自不能从微甚而分。

其三，以哕为呃逆。王肯堂云："呃逆，即《内经》所谓哕也"（《证治准绳》卷三）。张景岳云："《内经》诸篇，并无呃逆之证。观此节治哕三法，皆所以治呃逆者。是古所谓哕者，即呃逆无疑矣。"

"阳明病，不能食，攻其热必哕。所以然者，胃中虚冷故也。以其人本虚，攻其热必哕（194条）"。"若胃中虚冷，不能食者，饮水则哕（226条）。"伤寒大吐大下之，极虚、复极汗者，其人外气怫郁，复与之水，以发其汗，因得哕。所以然者，胃中寒冷故也。"（380条）

《伤寒论》中论哕共8条，或因素质胃中虚寒，或因阳虚饮停，或伤寒汗下过当，以致胃阳虚弱，阴寒凝滞，胃气上逆，而发为哕。或为病邪弥漫，胃热气郁致哕。

《金匮》治哕4条，除"哕而腹满"一条与大论相同外，其用生姜半夏汤是治寒饮上逆之呃；橘皮汤治气郁而厥，逆而为哕；橘皮竹茹汤治中虚有热，气逆为哕。所述重点是在杂病之类，自与《伤寒论》有所不同。

汉·张仲景在《金匮要略》中，对呕吐的脉证治疗阐述甚详，制定了一些至今广泛应用，仍行之有效的方剂，如小半夏汤、大半夏汤、生姜半夏汤、吴茱萸汤、半夏泻心汤、小柴胡汤等。

在唐宋时期，对呕吐的病因病机，已有比较完整的认识。

金元时期，刘元素《素问玄机原病式·热类·喘呕》认为："凡呕吐者，火性上炎也。"认为呕吐以火热之邪引起者居多。

《丹溪心法·呕吐》亦曰："胃中有火与痰而呕者。"提出："胃中有热，膈上有痰者，二陈汤加炒山栀、黄连、生姜。有久病呕者，胃虚不纳谷也，用人参、黄芪、白术、香附之类。"大抵呕吐"以半夏、橘皮、生姜为主……呕吐药忌瓜蒌、杏仁、桃仁、萝卜子、山栀，皆要作吐。"张洁古在《活法机要·呕吐》提出以三焦辨证治疗呕吐的原则："吐有三，气、积、寒也。皆从三焦论之。上焦在胃口，上通于天，主纳而不出。中焦在中脘，上通天气，下通地气，主腐熟水谷。下焦在脐下，下通地气，主出而不纳。是故上焦吐者，皆从于气，其治当降气和中……中焦吐者，皆于积，治法当去其积，行其气……下焦吐者，皆从于寒，治法当通其闭塞，温其寒气。"

《景岳全书·杂证谟·呕吐》指出："呕吐一证，最当详辨虚实，实者有邪，去其邪则愈。其虚者无邪，则全由胃气之虚也。所谓邪者，或暴伤寒凉，或因胃火上冲，或因肝气内逆，或以痰饮水气聚于胸中，或以表邪传里，聚于少阳阳明之间，皆有呕证，此皆呕之实邪也。所谓虚者，或其本无内伤，又无外感，而常为呕吐者，此既无邪，必胃虚也。""呕家虽有火证详列后条，然凡病呕吐者，多以寒邪犯胃，故胃寒者十居八九，内热者十止一二，而外感之呕，则尤多寒邪，不宜妄用寒凉等药。"

清·李用粹《证治汇补·呕吐》曰："挟寒，则喜热恶寒，肢冷脉小。挟热，则喜冷恶热，躁渴脉洪。气滞者，胀满不通。痰饮者，遇冷即发。呕苦，知邪在胆。吐酸，炽火入肝。呕涎水，虽属痰饮，尚疑虫症。吐酸腐，无非食滞，更防火患。吐清水，是土之卑监。吐绿水，是木之发生。黑水从胃底翻出。臭水是肠中逆来。"详明呕吐的辨证要点。

程钟龄在《医学心悟·呕吐哕》指出："至于食入反出，固为有寒，若大便闭结，须加血药润之。润之不去，宜蜜煎导而通之，盖下窍开，上窍即入也。其有因脾胃虚弱而吐者，补中为主，理中汤。其有因痞积滞碍而吐者，消积为主，和中丸。若命门火衰不能生土者，补火为主，八味丸。"指出呕吐不但可由脾胃虚弱和饮食积滞引起，而且与肾虚相关。

总结叶天士治呕吐（《临证指南医案·卷四·呕吐》），以泄肝安胃为纲，用药以苦辛为主，以酸佐之。如肝犯胃，而胃阳不衰有火者，泄肝则用芩、连、楝之苦寒。如胃阳衰者，稍减苦寒而用苦辛酸热，此其大旨也。若肝阴胃汁皆虚，肝风扰胃呕吐者，则以柔肝剂，滋液养胃，息风镇逆。若胃阳虚，浊阴上逆者，则用辛热通之，微佐苦降。若但中阳虚，而肝木不甚亢者，则专理胃阳，稍佐椒梅。若因呕伤，寒郁化热，劫灼胃津者，则用温胆汤加减。若久呕延及肝肾皆虚，冲气上逆者，则用温通柔润之补下焦主治。若热邪内结，则用泻心法。若肝火冲逆伤肺，则用养金制木，滋水制火。采方众多而灵活，透彻全面，且颇有独到之处，足资师法。

董建华教授对痞满之治疗，主用通降，而慎开破；胃气壅滞，和胃理气通降；肝胃不和，疏肝和胃通降；饮食停滞，消食导滞以通降；湿热中阻，清热化湿通降；脾胃亏虚健脾益气通降；胃阴不足者，养阴益胃通降；调和气血斟酌润燥，细致入微。

江心镜先生，乃江西波阳名医，临床每用经方，厚朴生姜甘草人参半夏汤，思虑伤脾，胃失和降，命火式微，脾失温煦；气郁伤脾，运化失常，先生常以此方治疗各种胃病痞满不适，泛应曲当，疗效颇佳。痞而兼痛，又每治以桂枝加大黄汤，和脾阳兼通胃腑，相得益彰。

刘渡舟教授治疗痞兼热象，每以大黄黄连汤泄热消痞；心下痞塞，嗳气频作，尿少便溏，水气痞也，治以生姜泻心汤；或加茯苓以利水；少阳枢机不利，阳明胃腑不调，伤寒发热汗出不解，心中痞硬，呕吐而下利者治以大柴胡汤。一代伤寒名家，足堪我侪师法。

徐景藩教授认为胃病而伴有呕吐者，痰饮中阻每多，治以小半夏汤、茯苓泽泻汤。

叶秉仁先生于阴伤气逆呕吐痞满者，每石斛沉香并用，热呕液伤，丁香生地相伍，效果更著；于肝气郁结，幽门痉挛之呕吐，每每治以全蝎，乌梅煎汤兑入橘汁，频频送服，自出机杼，而臻于佳妙。

李克绍教授治疗胀满呕吐每以仲景方、东垣方化裁。于辨治之细微处，尤有心得。

曹老鸣高，吴门名医世家，家学渊源，经验宏富，以蜈蚣治疗顽固呃逆，大医巧思，叹为观止。

李可先生治疗呃逆重症，每以指甲剪细，装入卷烟中吸入咽下，呃逆逐止，加入麝香末少许（0.15g），其效更著。

虞抟

痞满正传

虞抟（1438~1517），字天民，明代医家

《内经》曰：备化之纪，其病痞。又曰：太阴所至，为积饮痞膈。夫痞满之证，东垣论之详矣。谓太阴湿土主壅塞，乃土来心下为痞满也。伤寒下之太早，亦为痞满，乃寒伤荣血而然。心主血，邪入于本，故为心下痞。仲景以泻心汤，用黄连泻心下之土邪，功效甚速。非止伤寒为然，至于酒积杂病，下之太过，亦作痞满，盖下多则亡阴也。亡阴者，谓脾胃水谷之阴亡也。故胸中之气，因虚而下陷于心之分野，故心下痞。宜升胃气，以血药兼之。若全用利气之药导之，则痞尤甚。痞甚而复下之，气愈下降，必变为中满鼓胀，皆非其治也。又有虚实之异，如实痞大便秘者，厚朴、枳实主之。虚痞大便利者，芍药、陈皮主之。如饮食所伤而为痞满者，宜消导其胸中窒塞之气。上逆兀兀欲吐者，则宜吐之，所谓在上者因而越之是也。学者宜详究焉。

脉　　法

《脉经》曰：痞，脉浮紧而下之，紧反入里，因作痞。

脉濡而弱，弱反在关，濡反在颠，微反在上，涩反在下。微则阳气不足，涩则无血，阳气反微，中风汗出，而反躁烦，涩则无血，厥

而且寒，阳微不可下，下之则心下痞坚。

右关脉多弦，弦而迟者，必心下坚。此肝木克脾土，郁结涩闭于脏腑，气不舒则痞。

方　　法

丹溪曰：痞满与胀满不同，胀满内胀而外亦形，痞则内觉痞闷而外无胀急之形也。盖由阴伏阳蓄，气血不运而成，位乎心下之中，腹痞满塞，皆土邪之所为耳。有因误下，里气虚，邪乘虚而入于心之分野。有因食痰积，不能施化，郁而作痞者。有湿热太甚，土来心下而为痞者。

用黄连、黄芩、枳实之苦以泄之，厚朴、生姜、半夏之辛以散之，人参、白术之甘温以补之，茯苓、泽泻之咸淡以渗之，大概与湿同治，使上下分消可也。

（以上丹溪方法凡二条）

厚朴温中汤（东垣）　治脾胃虚弱，心腹胀满疼痛，时发时止。

厚朴姜汁拌炒　陈皮去白，各一钱　茯苓　草豆蔻　甘草　木香各五分　干生姜一钱

上细切，水煎服。

木香顺气汤（东垣）　治腹胀，心腹满闷。

木香　益智　陈皮　苍术　草豆蔻各五分　厚朴姜制　青皮各四分　茯苓　泽泻　半夏各六分　干生姜　茱萸各三分　当归　人参各五分　升麻　柴胡各一钱

上细切，作一服，水一盏半，煎至一盏，温服。

痞有痰挟血成窠囊者，用桃仁、红花、香附、大黄之类治之。

七气汤（局方）　治七情所伤，忧思郁结，腑脏气不和平，心腹痞闷。

半夏 茯苓各二钱 厚朴姜制,一钱五分 紫苏叶一钱

上细切,作一服,加生姜三片,水一盏半,煎至一盏,温服。

大消痞丸(东垣) 治一切心下痞,及年久不愈者。

干生姜 神曲炒 甘草炙,各二钱 猪苓二钱五分 泽泻 厚朴姜汁拌炒 砂仁各三钱 半夏汤泡七次,去皮脐 陈皮去白 人参各四钱 黄连陈壁土炒,去土 黄芩如连制,各六钱 枳实去穰麸炒,五钱 姜黄 白术各一两

上为细末,汤浸蒸饼为丸,如梧桐子大,每服五十丸至百丸,空心白汤下。

失笑丸(一名枳实消痞丸)(东垣) 治右关脉弦,心下虚痞,恶食懒倦。开胃进食。

干生姜一钱 甘草炙 麦蘖面炒 白茯苓 白术各二钱 半夏曲人参各三钱 厚朴姜制,四钱 枳实麸炒黄色 黄连各五钱

上为细末,蒸饼为丸,如梧桐子大,每服七、八十丸,白汤下。

消痞汤(一名木香化滞汤,东垣)治因忧气郁结中脘,腹皮里微痛,心下痞满,不思饮食。

川归 枳实炒,各四分 陈皮 生姜 木香各六分 柴胡七分 甘草炙 草豆蔻面包煨,各一钱 半夏一钱五分 红花一分

上细切,作一服,加生姜三片,水二盏,煎至一盏,温服。

黄连消痞丸(东垣) 治心下痞满,壅滞不散,烦热喘促不安。

泽泻 姜黄各一钱 干生姜二钱 甘草炙 茯苓 白术各三钱 陈皮五钱 猪苓去黑皮,五钱 枳实麸炒黄色,七钱 半夏汤泡七次,九钱 黄连一两 黄芩炒,二两

上为细末,蒸饼为丸,如梧桐子大,每服五十丸,白汤下。

黄芩利膈丸(东垣) 除胸中热,利膈上痰。

生黄芩 炒黄芩各一两 半夏 黄连 泽泻 南星各五钱 枳

壳麸炒去穰　陈皮去白，各三钱　白术二钱　白巩一钱　今加萝卜子炒，五钱　小皂角一钱

上为细末，汤浸蒸饼为丸，如梧桐子大，每服五十丸，白汤下。忌酒、湿面、鱼腥。

〔丹溪活套〕云：凡心下痞满，须用枳实、黄连。如肥人心下痞，内有湿饮，宜苍术、半夏、缩砂、茯苓、滑石之类。如瘦人心下痞，乃郁热在上焦，宜枳实、黄连以导之，葛根、升麻以发之。如饮食后，因冒风寒，饮食不消而作痞满，宜吴茱萸、缩砂、藿香、草豆蔻之类，温以化之。如脾气虚弱，转运不调，饮食不化而作痞者，宜白术、山楂、神曲、麦芽之类以消之。又曰：痞满之证不一，有伤寒下早而作痞者，枳壳桔梗汤、小陷胸汤之类。有因饮食填塞胸中而作痞者，保和丸、东垣枳实导滞丸、木香化滞汤之类。伤寒下多则亡阴而痞者，四物汤加参、苓、白术、升麻、柴胡，少佐以陈皮、枳壳之类除之。或大病后，元气未复而胸满气短者，宜补中益气汤、陈皮枳术丸、木香枳术丸之类。夫痞满之证，不可执一，全在活法，详脉证虚实而调之可也。

山头沈三十一丈，年三十余，身材肥盛，夏秋间因官差丈量田地辛苦，至冬间得痞满证，两胁气攻，胸中饱闷，不能卧，欲成胀满证。历数医者，皆与疏气耗散之药，皆不效。十一月初旬，召予诊治，两手关前皆浮洪而弦涩，两关后脉皆沈伏。予曰：此膈上有稠痰，脾土之气敦阜，肝木郁而不伸，当用吐法，木郁达之之理也。奈何值冬月降沉之令，未可行此法，且先与豁痰疏肝气，泻脾胃敦阜之气。用平胃散加半夏、茯苓、青皮、川芎、草龙胆、香附、砂仁、柴胡、黄连、瓜蒌子等药，病退之十有三四。待次年二月初旬，为行倒仓法，平安。

（《医学正传》）

龚廷贤

痞 满 保 元

龚廷贤（1538~1635），字子才，江西金溪人，明代名医

脉来坚实者顺，虚弱者逆。

痞满与胀满不同，胀满内胀而外亦形，痞则内觉痞闷而外无胀急之形也。盖由阴伏阳蓄、气血不运而成。位心下之中，腹满痞塞，皆土邪之所为耳。有因误下，里气虚，邪乘虚而入于心之分野。有因食痰积，不能施行而作痞者。有湿热太甚，上来心下而为痞者。治之用黄连、黄芩、枳实之苦以泄之，厚朴、生姜、半夏之辛以散之，人参、白术之甘温以补之，茯苓、泽泻之咸淡以渗之。大概与湿同治，使上下分消可也。

一论按之坚而软，无块为痞，多是痰气郁结，或饮食停滞者。

加味二陈汤

陈皮二钱　半夏姜炒，二钱　白茯苓去皮，三钱　枳实麸炒，一钱　黄连姜汁炒，六分　山楂去子，二钱　木香八分　青皮去穰，二钱　砂仁八分
甘草八分

上锉，生姜煎服。

一论痞满，宜调中补气血，消痞清热，攻补兼施，简而当也。

平补枳术丸

白术去芦，土炒，三两　白芍酒炒，一两五钱　陈皮　枳实麸炒　黄连

酒炒，各一两　人参　木香各五钱

上为细末，荷叶煎汤，打米糊为丸，如梧子大，每服五十丸，食远，米汤送下，渐加至六七十丸。

一论内伤元气脾胃，而作心下痞者，宜大补元气也。服加减补中益气汤（方见内伤）。如脉缓有痰而痞，加半夏、黄连。脉弦，四肢满闭、便难而心下痞，加黄连、柴胡、甘草。大便闭燥，黄连、桃仁，少加大黄、归身。心下痞，腌闷，加白芍、黄连。心下痞，腹胀，加白芍、砂仁、五味子。如天寒，少加干姜或肉桂。心下痞，中寒者，加附子、黄连。心下痞，呕逆者，加陈皮、生姜、黄连。夏月加黄连，少加丁香、藿香。能食而心下痞，加枳实三钱，黄连五分。如不能食，心下痞者，勿加之，依本方。食已心下痞，则服前枳术丸而愈。

一论一切心下痞及年久不愈者。宜用

大消痞丸

黄连土炒，六钱　黄芩土炒，六钱　枳实麸炒，五钱　半夏泡，四钱　陈皮四钱　厚朴姜炒，四钱　猪苓二钱五分　泽泻三钱　姜黄一两　干生姜二钱　人参四钱　神曲炒，二钱　砂仁三钱　甘草炙，一钱　白术去芦，土炒，一两

上为细末，蒸饼为丸，如梧子大，每服五十丸，渐加至百丸，空心，白滚汤送下。

一男子胸膈作痞，饮食难化，服枳术丸。久而形体消瘦，发热口干，脉浮大而微，用补中益气加桂、姜，诸症悉退。惟见脾胃虚寒，遂用八味丸补命门相火，不月而饮食进，三月而形体充。此症若不用前丸，多变腹胀喘促，腿足浮肿，小便淋沥等症，急用加减肾气丸，亦有得生者。

一治痞闷，食积、气积，宜服

内消丸

青皮　陈皮　三棱煨　莪术制　神曲　麦芽妙　香附炒，各等份

上为细末，醋糊为丸，如梧子大，每服三五十丸，茶清送下。

一腹中窄狭，须用苍术。若肥人自觉腹中窄狭，乃是湿痰流注脏腑，气不升降，燥饮用苍术、香附行气。如瘦人自觉胸中窄狭，乃是热气熏蒸脏腑，宜黄连、苍术。

一论心下坚如盘者。

枳实麸炒，一钱　白术去芦，三钱

上锉一剂，水煎温服。

（《寿世保元》）

喻嘉言

临 证 话 痞

喻嘉言（1585~1664），名昌，明末清初医家

顾鸣仲　有腹疾，近三十年，朝宽暮急，每一大发，腹胀十余日方减，食湿面及房劳，其应如响。腹左隐隐微高，鼓呼吸，触之泅泅有声。以痞块法治之，内攻外贴，究莫能疗。余为悬内鉴之照，先与明之，后乃治。人身五积六聚之证，心肝脾肺肾之邪，结于腹之上下左右，及当脐之中者，皆高如覆盂者也。胆胃大小肠膀胱命门之邪，各结于其本位，不甚形见者也。此证乃肾藏之阴气聚于膀胱之阳经，有似于痞块耳。何以知之，肾有两窍，左肾之窍，从前通膀胱，右肾之窍，从后通命门。邪结于腹之左畔，即左肾与膀胱为之府也。六腑惟胆无输泻，其五腑受五脏浊气，传入不能久留，即为输泻者也。今肾传其于膀胱，膀胱溺其输泻之职，旧邪未行，新邪踵至，势必以渐透入膜原，如革囊裹物者然。《经》曰：膀胱者，州都之官，津液藏焉，气化则能出矣。然则肾气久聚不出，岂非膀胱之失其运化乎。夫人一团之腹，大小肠膀胱俱居其中，而胞又居膀胱之中，惟其不久留输泻，是以宽乎若有余地。今肾之气，不自收摄，悉输膀胱，膀胱蓄而不泻，有同胆腑之清净无为，其有理乎，宜其胀也。有与生俱焉者矣。《经》曰：肾病者善胀，尻以代踵，脊以代头，倘膀胱能司其输泻，何致若此之极耶。又曰：巨阳引精者三日，太阳膀胱经吸引

精气者，其胀止于三日。此之为胀，且数十年之久，其吸引之权安在哉。治法补肾水而致充足，则精气深藏，而膀胱之胀自消；补膀胱而令气旺，则肾邪不蓄而输化之机自裕。所以然者，以肾不补不能藏，膀胱不补不能泻肾。然补肾易而补膀胱则难，以本草诸药多泻少补也。《经》于膀胱之予不足者，断以死期。后人莫解其故，吾试揣之，岂非以膀胱愈不足则愈肚胀，胀极势必逆传于肾，肾胀极势必逆传于小肠，小肠胀极势必逆传于脾，乃至通身之气散漫而无统耶。医者于未传之先，早见而预图之，能事殚矣。

袁聚东 年二十岁，生痞块，卧床数月，无医不投，日进化坚削痞之药，渐至枯瘁肉脱，面黧发卷，殆无生理。买舟载往郡中就医，因虑不能生还而止，然尚医巫日费。余至则家计已磬，姑请一诊，以决生死远近耳，无他望也。余诊时，先视其块，自少腹至脐傍，分为三歧，皆坚硬如石，以手扪之，痛不可忍，其脉止两尺洪盛，余微细。谓曰：是病由见块医块，不究其源而误治也。初起时，块结必不坚，以峻猛药攻之，至真气内乱，转护邪气为害。如人撕打，扭结一团，傍无解散，故逆紧不放。其实全是空气聚成，非如女子冲任血海之地，其月经凝而不行，即成血块之比。观两尺脉洪盛，明明是少阴肾经之气，传于膀胱，膀胱之气本可传于前后二便而出，误以破血之药，兼破其气，其气遂不能转运，而结为石块，以手摩触则愈痛，情状大露。若是血块得手，则何痛之有。此病本一剂可瘳，但数月误治，从上至下，无病之地，亦先受伤，姑用补中药一剂，以通中下之气。然后用大剂药，内收肾气，外散膀胱之气，以解其相撕相结，约计三剂，可痊愈也。于是先以理中汤，少加附子五分，服一剂，块已减十之三。再用桂附药一大剂，腹中气响甚喧，顷之三块一时顿没，戚友共骇为神。再服一剂，果然痊愈。调摄月余，肌肉复生，面转明润，堆云之发，才剩数茎而已。每遇天气阴寒，必用重裀厚被盖覆，不敢起身。余谓病根尚在，盖以肾气之收藏未固，膀胱之气化未旺，兼之年少新婚，倘犯房室，其块复作，仍为后日之累。更用补肾药，加入桂附而多用河车为丸，取其以胞补胞而助膀胱之化源也。服之竟不畏寒，腰围亦大，而体加充盛，年余又得子。感前恩而思建祠肖像以报，以连值岁凶，姑尸祝于家庭焉，亦厚之道矣。

（《寓意草》）

张 璐

痞满医案选辑

张璐（1617~1699），字路玉，号石顽，清代医家

内兄顾九玉 颁诏假道归吴，大暑中患胸痞膜胀，脉得虚大而濡，气口独显滑象，此湿热泛滥于膈上也。与清暑益气二剂，膜胀止而胸痞不除；与半夏泻心汤减炮姜，去大枣，加枳实，一服而愈。

家弟曾余 虽列贤书，最留心于医理；弟妇郑氏，乃世传女科中山之女，昆弟俱为时医。戊申夏患呕逆，不食者月余，服宽膈理气药二十余剂，几至绝粒，而痞胀异常，邀余诊之。脉得虚大而数。按，仲景脉法云：大则为虚，数则为虚，此胃中阳气大虚，而浊阴填塞于膈上也。因取连理汤方，用人参三钱服之，四剂而痞止食进，后与异功散调理数日而康。

别驾吴蛟水公祖夫人 患痞眩呕逆。向因下体畏寒，肢肘麻瞀，久服八味、参附不彻。六脉弦滑，而按之则濡，此中焦素蕴痰湿，阳气不能周于四末之象。得桂附辛热之力，有时虽可暂开，究非真阳之虚，且有地黄之滞，所以痞晕漫无止期。遂疏《局方》七气汤加沉香，一服豁然，再剂神爽食进而安。

内翰缪钧间尊大人子长老先生 青年罢职，乐志林泉，偶因小愤，遂眩晕痞闷。三月来服豁痰利气药不应，反觉疲倦，饮食日减，下元乏力。至七月下浣，邀石顽诊之。六脉似觉有余，指下略无冲和

之气，气口独滞不调，时大时小，两尺俱濡大少力。此必多痰湿，渐渍于水土二经，复加剥削之剂，屡犯中气，疲倦少食，迨所必至。法当先调中气，输运水谷之精微，然后徐图温补下元，为疏六君子汤加当归兼调营血，庶无阳无以化之虞。其如夫人久患崩淋，遍服诸血药罔效，以补中益气加制香附、乌梅，升举其阳，兼调其气。所谓病在下，取之上端，不出古圣之成则耳。

太史钱宫声媳 去秋疟久大虚，饮食大减，经水不调，季冬略行一度。今春时发寒热，腹满不食，服宽胀利水药不应，拟进破血通经之剂，邀石顽相商。其脉左寸厥厥动摇，右关与两尺虽微弦，而重按久按却滑实流利。惟右寸左关虚濡而数，寻之涩涩少力，此阴中伏阳之象，洵为胎脉无疑。良由中气虚乏，不能转运其胎，故尔作胀。前医曰：自结缡迄今距十二载，从来未曾受孕，病后元气大虚，安有怀娠之理？石顽曰：向之不孕，必有其故，今病后余热，留于血室，因而得妊，亦恒有之。细推病机，每粥食到口，辄欲作呕，惟向晚寒热之际，得热饮入胃，其寒热顿减，岂非胃气虚寒，水精不能四布，留积而为涎液，汪洋心下乎？俗名恶阻是也。其腹满便难之虚实，尤须明辨。《金匮》有云：趺阳脉微弦，法当腹满，不满必便难，乃虚寒从下上也，当以温药服之。况大便之后，每加胀急，以里气下通，浊阴乘机上扰，与得下暂时宽快迥殊。其治虽当安胎为主，但浊阴之气，非藉辛温不能开导其结。遂疏四君子汤，益以归芍，以收营血之散，稍借肉桂为浊阴之向导，使母气得温中健运之力，胎息无浊阴侵犯之虞。桂不伤胎，庞安常先有明试，余尝屡验之矣。服后寒热渐止，腹胀渐宽，饮食渐进，胎息亦渐形着而运动于脐上。至仲夏，因起居不慎而胎漏下血，前医犹认石瘕，而进破积之方。乃明谕脉证，左寸动滑，断属乾象，而与扶脾药得安。后产一子，举家称快。设不审而与通经破血，能保子母双全之庆乎。

（《张氏医通》）

张 璐

呃逆在辨寒热说

张璐（1617~1699），字路玉，号石顽，清代医家

　　呃逆在辨寒热，寒热不辨，用药立毙。凡声之有力而连续者，虽有手足厥逆，大便必坚，定属火热，下之则愈，万举万全。若胃中无实火，何以激搏其声逆而上冲乎？其声低怯而不能上达于咽喉，或时郑声，虽无厥逆，定属虚寒，苟非丁、附，必无生理。若胃中稍有阳气，何致声音馁怯不前也？盖胃中有火则有声，无火则无声，误以柿蒂、芦根辈治之，仓、扁不能复图矣。又有始热终寒者，始本热邪，因过用苦寒，寒郁其热，遂至呃逆，急宜连理汤加姜、半主之。五六日大便不通者，削陈酱姜导之。若真阳素虚人，误用苦寒通其大便，必致热去寒起，多成不救。复有饮热饮冷而呃，背微恶寒，目睛微黄，手足微冷，大便溏黑者，属瘀血。若饮热则安，饮冷则呃，虽有背恶寒，手足冷，大便溏等证，此属湿痰，肥人多此。须推瘀血、痰饮例治之。

（《张氏医通》）

叶天士

痞满案绎

叶天士（1667~1746），名桂，号香岩，清代医家

叶氏治痞，在仲景泻心汤寒热并用、辛开苦降的基础上，又善于运用开肺、祛腐、化湿、益胃、温脾诸法。

肺失宣降，则脾胃升降受其影响，叶氏说："上焦不行，则下脘不通，古称痞闷，都属气分之郁也"，"气阻脘痹……当开上焦"，他常用杏仁和枇杷叶、桔梗和枳壳（或枳实）、瓜蒌皮和郁金，这三组对药宣降，以辛润调理气分，开肺消痞。

气郁蕴结，久则必有陈腐郁热，叶氏说："气郁必热，陈腐黏腻胶聚，故脘腹热气下注，隐然微痛，法当用仲景栀子豉汤，解其陈腐郁热"，他常在开肺消痞方中或化痰理气方中，配合栀子豉汤，以山栀微苦清降，香豉微辛宣通，清热除腐。

湿热阻气，叶氏说："胸中清气，悉为湿浊阻遏……此清解三焦却邪"，他常用杏仁、白蔻仁、滑石三味，从上、中、下三焦宣、化、利其湿邪，并酌配黄芩、厚朴、半夏、郁金，从三焦分治，效果甚佳。

脾胃失降失司而成痞者，固宜半夏泻心汤以辛开苦降。但是胃阴已亏而浊阴不降者，叶氏说："苦辛开气，酸苦泄热，是治法矣"，他常在川连、生姜辛苦开泄中，加入乌梅、白芍、石斛养胃阴，成为"苦辛开气、酸苦泄热"之方。对于中阳不运而浊阴不降者，叶氏说：

"病人食姜稍舒者，得辛以助阳之用也……议辛甘理阳可效"，他常在半夏泻心汤中去芩、连，加入熟附、草果、茯苓等辛甘理阳，温运中焦。

叶氏治痞，虽有上述五个特点，但是如严用和之四磨汤（人参、槟榔、沉香、乌药）、朱丹溪之越鞠丸（川芎、苍术、香附、山栀、神曲）等，在叶案中未曾见用，或许是医案收录不全的缘故。

辨 治 规 律

一、上焦

1. 肺气不降

症见脘膈痞闷，不饥食减，饮下作痛，大便不爽，口干有痰，脉涩等，乃气滞于上，治当清理上焦，辛润以理气分，用枇杷叶杏仁方（枇杷叶、杏仁、苏子、降香汁、白蔻仁、橘红），他如郁金、瓜蒌皮、桔梗、枳实、香附、半夏等皆可加入。如果蕴久而生陈腐郁热，还当加入香豉、黑山栀，以除陈腐、散郁积，方如杏仁、瓜蒌皮、郁金、山栀、苏梗、香豉。

2. 气闭化热

症见脘胁痹痞，不饥不食不大便，为气结化热，无形之病，治宜开闭泄热，用贝母蔻仁方（川贝母、白蔻仁、郁金、杏仁、金银花、绿豆壳），或用钩藤白蒺藜方（钩藤、白蒺藜、郁金、白蔻仁、桑叶、橘红）。

二、中焦

1. 热邪里结

症见中痞恶心，舌干便难，或寒热，痞结，按之痛，微呕渴饮，神识昏狂，面青舌白，或胸满腹胀消渴、呕吐蛔虫自利，为热气痞结，治宜苦辛开气，酸苦泄热，用半夏泻心汤加减，如半夏、黄芩、黄连、干姜、枳实、杏仁。如胃阴消烁，加乌梅、白芍、人参。

2. 湿热伤胃

症见胸中痞闷，不食舌黄，治湿热非苦辛寒则不解，用川连半夏方（川连、半夏、人参、枳实、姜汁、茯苓、橘红），或用藿朴陈苓加杏仁、半夏、香附，或用黄连温胆汤（竹茹、半夏、橘红、枳实、茯苓、川连），或用茵陈厚朴方（杏仁、茵陈、厚朴、连皮苓、半夏、广皮、草果、滑石）。如症见食下膜胀，大便不爽，脉弦，治宜疏脾降胃，令其升降，用厚朴苦参方（金石斛、厚朴、枳实、广皮白、苦参、神曲、茯苓皮、麦芽）。如有暑湿热气内伏，症见面垢油亮，目黄头胀，胸脘痞闷，不饥，身热不止，舌白而渴，脉濡涩，治宜清暑利湿，清解三焦，用黄芩黄连方（黄芩、川连、淡干姜、厚朴、半夏、郁金、白蔻仁、滑石），或竹茹黄芩方（竹茹、黄芩、知母、橘红、滑石、桔梗、枳壳、郁金），或麦仁佩兰方（麦仁、佩兰、新会皮、半夏曲、金斛、茯苓）。如兼有食滞，可加保和丸送服；如仅湿阻，当撤去川连、黄芩、知母等清热药物。

3. 寒湿伤胃

寒湿伤阳，症见痞满妨食，色黄脉沉，治宜温通中焦之阳，用荜茇檀香方（益智、荜茇、檀香、姜汁、茯苓、炒半夏）。如阳伤气痹，症见不饥不渴，气急痰多，食入恶心欲胀，腹鸣，大便不爽，舌白，治宜通阳宣痹，用瓜蒌薤白桂枝汤加减（茯苓、半夏、桂枝、生姜、鲜薤白、炙草）。

4. 痰热内闭

症见下脘痞闷，脘腹热气下注，隐然微痛，为热必生痰、气阻痰滞之候，治宜清热化痰，无形有形兼顾，用栀子豉汤加味（黑山栀、香豉、郁金、杏仁、桃仁、瓜蒌皮、降香，另吞白金丸），或用人参川连方（人参、川连、枳实、半夏、郁金、石菖蒲）。

5. 痰饮内阻

痰饮内阻，阳失流行，症见食下膜胀，治宜化痰理胃，用枳朴二陈汤（厚朴、枳实、橘白、干姜、半夏、茯苓），有热可加丹皮、钩藤、山栀。如饮邪内阻，清阳失旷，症见胀后成痞，用苓姜术桂汤；如症见中脘胀而高凸，用平胃散加减（厚朴、杏仁、橘白、茯苓、枳实、干姜）。

6. 中阳不运

症见食减中痞，肢冷脉沉，舌白，治宜辛甘理阳，用桂枝汤去芍加茯苓，或苓桂术甘汤，或用人参干姜方（人参、干姜、半夏、熟附、茯苓、草果仁）。如症见中痞涌涎，为胃寒，用吴萸干姜方（吴萸、干姜、茯苓、半夏、橘红、川楝子）。如脾胃阳微，症见痞闷不饥，下午阴气渐漫则脘中微痛，治宜转旋胸次之阳，用苓桂术甘汤。如脾阳不运，气滞痰阻，症见脘痞不食，目垂气短，治用大半夏汤加味（人参、半夏、茯苓、伽楠香）。如脾气弱，症见脾弱少运，食下膜胀，脘痞，治宜健脾和胃，用香砂六君子汤加减（焦术、木香、人参、茯苓、广皮、砂仁），或二陈汤加减（半夏、茯苓、枳实、干姜、橘红、肉桂），或香砂枳术丸。

7. 肝气犯胃

肝郁乘中，症见中脘按之有形且痛，食下膜胀，治宜疏肝和中，用加味逍遥散（当归、白芍、茯苓、白术、柴胡、丹皮、黑山栀、甘草）。症见痞逆恶心，食入卧着，痛而且胀，夜寐不安，为肝气犯胃、胃中不和之候，治宜平肝养胃，用川连神曲方（川连、神曲、吴萸、川楝子、山楂、郁金）。如症见气攻胁胀，并不呕恶，饱食不和，春起秋愈，治宜疏肝和胃，用枳术丸加味（白术、半夏、柴胡、枳实、香附、广皮，干荷叶汤泛丸）。如症见气升至咽，懒食脘痞，四肢发冷，为木乘土以致胃衰之候，治宜通补阳明，两和阴阳，用大半夏汤合附子粳米汤（人参、姜汁炒半夏、茯苓、附子、粳米、木瓜），叶案中说：胃虚益气用人参，非半夏之辛、茯苓之淡，非通剂矣；少少用附子以理胃阳，粳米以理胃阴，得通补两和阴阳之义；木瓜以酸，救胃汁以制肝，兼和半夏、附子之刚愎。"

气阻脘痹，用四汁饮（苏梗汁、香附汁、枳壳汁、桔梗汁）。

8. 肝胃阴虚

肝风化热犯胃，症见恶心痞闷，食入作胀，口渴，治宜养胃制肝，用人参石斛方（人参、石斛、乌梅、麦冬、新会皮）。

三、下焦

1. 阳微气结

症见脘下胀及少腹，食物仍进，两便仍利，经用疏肝平胃法和肾气丸加辛香都无效，治宜通阳润剂，用阿魏麝香丸（阿魏、麝香）。清阳受伤，症见偶食闭气物，胸中痞闷不饥，怕冷，脉小涩，治宜温通，用杏仁荜茇方（杏仁、生姜、广皮、厚朴、荜茇、益智、苏合香丸）。如酒肉浊物助阴，症见脘中凝结有形，用荜茇良姜方（荜茇、良姜、乌药、川乌、红豆蔻、香附）。

2. 肾气不摄

症见食下膜胀，饥则尤甚，治宜摄纳肾气，用熟地紫石英方（熟地、茯苓、枸杞炭、沙苑、紫石英、牛膝炭，临服磨入沉香汁）。

方 案 选 析

一、枇杷叶杏仁方

某 气阻脘痹，饮下作痛，当开上焦。

枇杷叶　大杏仁　苏子　降香汁　白蔻仁　橘红（《临证指南医案·痞》）

主治肺失宣降，脾胃升降失司，脘痞不饥，饮下作痛，口干有痰，大便不爽，或有身热、脉涩。

方中以杏仁、蔻仁、橘红开通肺气，枇杷叶、苏子、降香肃降肺气。全方有辛润理肺之功，肺气通调，则脾胃升降有序。

加减：胸闷便不爽，可加郁金、瓜蒌皮。气机不畅，可加桔梗、枳壳。郁有陈腐化热，可加香豉、山栀。

二、贝母蔻仁方

顾 气闭久则气结，不饥不食不大便。

川贝母　白蔻仁　郁金　杏仁　金银花　绿豆壳（《临证指南医案·痞》）

三、川连半夏方

刘 湿热非苦辛寒不解。体丰，阳气不足，论体攻病为是。胸中痞闷不食，治在胃。

川连　炒半夏　人参　枳实　姜汁　茯苓　橘红（《临证指南医案·痞》）

主治湿热伤胃，胸中痞闷不食。

湿热非苦辛寒则不解，方中川连之苦寒以清热，半夏、枳实、茯苓、橘红、姜汁之辛以理气化湿，人参甘平和胃。

全方清化湿热，与黄连温胆汤大同。

四、培土泄木方

张 脉小弱，是阳虚体质，由郁勃内动少阳木火，木犯太阴脾土，遂致寝食不适，法当补土泄木。

人参钱半　白术钱半　半夏一钱　茯苓二钱　甘草五分　广皮一钱丹皮三钱　桑叶一钱　姜一钱　枣二钱　（《临证指南医案·木乘土》）

主治肝木郁火，侵犯脾土，寝食不适，脉小弱。

方中以丹皮、桑叶清泄肝火，半夏、陈皮和胃理气降逆，人参、白术、茯苓、甘草、姜、枣健脾益中。本方实由六君子汤加丹皮、桑叶而成，有健脾泄肝之功，对肝木夹火犯土有效。

五、黄芩黄连方

尤 胸痞自利，状如结胸，夫食滞在胃，而胸中清气，悉为湿浊阴遏，与食滞两途，此清解三焦却邪汤药，兼进保和丸消导。

淡黄芩　川连　淡干姜　厚朴　醋炒半夏　郁金　白蔻仁　滑石　送保和丸三钱。（《临证指南医案·痞》）

主治暑湿热气内伏，胸痞自利，面垢油亮，目眦微黄，头胀如束。

方中以黄芩、川连清暑热，滑石清热利湿，厚朴、半夏、郁金、蔻仁调气化湿，干姜与芩、连合用，可开胸中湿浊阻遏。全方有清解三焦湿热、暑湿之功。

加减：身热，可加知母。化浊，可加竹茹、橘红。

六、麦仁佩兰方

某 恶寒泄泻悉减，胸脘仍闷，余暑未尽，胃气未苏故耳。

大麦仁四钱　佩兰叶三钱　新会皮一钱半　夏曲（炒）钱半　金斛钱半
茯苓三钱（《临证指南医案·痞》）

主治邪热未尽，胃气未苏，胸脘仍闷，纳食未复。

方中以佩兰、陈皮、半夏、茯苓化湿醒胃，麦仁养胃苏中，金石斛养阴清热和中。全方有化湿醒胃之功，对热病后饮食不佳者用之甚宜。

七、人参干姜方

汪 脉沉，中脘不爽，肢冷。

人参七分　淡干姜一钱　炒半夏钱半　川熟附七分　茯苓三钱　草果
仁八分（《临证指南医案·痞》）

主治中阳不运，中脘不爽，肢冷脉沉。

方中以人参、半夏、茯苓健脾和胃，干姜、熟附、草果仁温通中阳。全方有温运中焦清阳之功，用干姜等之辛，以助阳之用。本方与附子理中汤大同，惟以半夏、茯苓、草果易白术，对中阳不运、胃脘不爽，更为合适，可无壅滞之弊。

加减：气滞痰阻，可加伽楠香、藿香、厚朴。温运中阳，也可去熟附，易以桂枝。

八、荜茇良姜方

丁 平日酒肉浊物助阴，脘中凝结有形，此皆阳气流行之处。仲景陷胸、泻心皆治痞结，谓外邪内陷治法。今是内伤，与阳气邪结异例。

荜茇　良姜　乌药　川乌　红豆蔻　香附（《叶天士晚年方案真

本·卷上》）

主治平日酒肉浊物助阴，致脘中凝结有形痞结。

方中以荜茇、良姜、川乌、红豆蔻温中散寒，乌药、香附理气，其中红豆蔻还有醒脾解酒之功。本方对长期酒肉过度而形成的痞满有效。

（陈克正主编《叶天士诊治大全》）

叶天士

呕 吐 案 绎

叶天士（1667~1746），名桂，号香岩，清代医家

叶氏治呕，抓住肝胃不和这个关键病机。他说："肝阳犯胃，用苦辛泄降"，"用辛以通阳，苦以清降"，"用苦辛降逆，酸苦泄热"；"肝风大动，将胃口翻空……息风镇胃，固是定理"；"凡蛔虫上下出者，皆属厥阴乘犯阳明"。肝气肝阳犯胃，前人已有论述，叶氏常用辛开苦降之法，由泻心汤、左金丸、安胃丸、乌梅丸等方化裁而成。其基本方为半夏、川连、姜汁、吴萸等，其他理气化痰和胃者，如茯苓、厚朴、枳实、竹茹、广皮白、粳米、杏仁、郁金、瓜蒌皮可随证加入。对阳微阴凝者，加丁香、干姜、川椒、附子、桂枝、草果、韭汁、小茴香；对郁热者，加黄芩、川楝子、乌梅、山栀、香豉、滑石、连翘；降逆，加旋覆花、代赭石、紫石英、苏子、降香、枇杷叶；和血，加白芍、当归；胃虚者，加人参、于术、炙甘草。他还指出："泻心汤，苦可去湿，辛以通痞，仍在上中……上下格拒，当以桂枝黄连汤（即仲景黄连汤）为法，参以厥阴引经，为通里之使"，药如干姜、桂枝、川椒、乌梅、川连、茯苓之类。

肝风犯胃致呕吐，乃叶氏之创见。叶案中载有多例属肝风犯胃者，都有因产后或久病致气血受伤的病史，现症则汤饮皆哕出、吐出形色青绿涎沫，或谷味即变酸腻，或气冲欲呕、忽又如饥、仍不能

食、唇赤舌绛咽干、大便不通，并间有寒热，治宜滋阴镇阳息风法。他常以"感苦入阴和阳，佐麦枣和胃制肝"，方取炙甘草汤合甘麦大枣汤化裁，轻者用麦门冬汤获效。

辨治规律

一、外邪

1. 时邪郁肺

外邪犯肺，气分未清，症见呕吐身热，得汗热解，而气急、不寐、不饥，宜先治上焦，清宣肺气，用杏仁郁金方（杏仁、郁金、山栀、香豉、橘红、瓜蒌皮）。

2. 暑秽内结

暑热秽气侵入上窍，三焦混淆，症见胃痛呕吐，身体发热，治宜清暑降逆辟秽，用泻心汤加减（川连、黄芩、半夏、姜汁、黑山栀、枳实汁）。

二、内伤

1. 热邪内结

（1）症见寒热呕吐，胸中格拒，喜暖饮怕凉，或浊呕，不寐不饥，舌赤，用泻心汤加减（黄芩、川连、半夏、枳实、姜汁），如平素胃阳虚，可加人参。

（2）如郁热夹有饮邪阻滞，可用半夏金斛方（半夏、金斛、姜汁、茯苓、杏仁、广皮白），或生姜泻心汤加减（生姜汁、川连、黄芩、半夏、枳实、人参）苦辛舒膈。

（3）如胃中邪热劫津，症见食入即吐，胃中热灼，脉右大，但并不搏指，治宜泄热调胃养阴，用竹茹半夏汤（竹茹、半夏、川斛、橘红、黑山栀、香豉），或加味温胆汤（竹茹、半夏、金石斛、茯苓、广皮白、枳实、姜汁）。

2. 肝气犯胃

（1）症见呕吐不纳，或食入呕吐，兼头胀脘痞、咽阻、吞酸痞胀、脉细、右脉坚大，治宜苦辛泄降，用吴萸川连方（吴萸、川连、川楝子、杏仁、茯苓、半夏、厚朴）；或兼合酸苦泄热，用川连半夏方（川连、半夏、姜汁、川楝子皮、乌梅、广皮白），或川连黄芩方（川连、黄芩、乌梅、白芍、半夏、姜汁）。

（2）如肝厥犯胃入膈，症见呕吐膈胀，左胁内结瘕聚，情志不遂，用半夏姜汁方（半夏、姜汁、杏仁、瓜蒌皮、川楝子、延胡、豆豉、白蔻），或用金铃子散加味（川楝、延胡、苏梗、乌药、香附、红豆蔻），或用川楝半夏方（川楝、半夏、川连、姜汁、牡蛎、吴萸）。

（3）如肝气风火犯胃，症见气塞填胸，涌吐涎沫，呕逆吞酸，渐渐昏迷欲厥，或厥吐腹痛气冲，治宜制其冲逆之威，用安胃丸（乌梅、川椒、附子、桂枝、干姜、黄柏、黄连、川楝、广皮、青皮、白芍、人参）。

（4）胃虚肝乘吐蛔，症见干呕吐蛔，寒热，心胸格拒，舌黑，渴不欲饮，治宜泄肝和胃，遵仲景苦辛酸寒热并用，用乌梅丸加减（乌梅、桂枝、川椒、白芍、川连、黄芩、干姜）。如肝风犯胃，症见水谷下咽即呕，经月不愈，脉左弦，也用乌梅丸加减（人参、川连、黄柏、川楝、川椒、乌梅、白芍）。

（5）如夹有饮邪者，症见吐清涎，头痛头晕，脉左弦右弱，用人参茯苓方（人参、茯苓、桂枝、川楝、川连、乌梅、当归、白芍），或以川椒、干姜易桂枝、当归。

（6）如症见食入呕吐、怒动而病，治必先制肝，用温胆汤合左金丸去甘草、茯苓，加姜汁。

（7）如胃虚肝乘，症见气自左升，腹中膨满，呕吐涎沫黄水，用理中安蛔丸（理中汤去甘草，加茯苓、川椒、乌梅）；症见食过逾时，漾漾涌涎欲吐，脉濡涩，治用旋覆代赭汤加减（旋覆花、代赭石、人参、半夏、茯苓、广皮）制肝和胃。

（8）如胃虚肝乘，有脏厥之象，症见少谷、呕吐不能受纳，治用附子泻心肠加减（人参、川连、附子、黄芩、干姜、枳实）。

（9）如肝气乘胃，症见气逆上壅呕吐，或食下呕逆，吐出瘀浊，治宜降逆平肝安胃，用降香苏子方（降香、苏子、旋覆花、茯苓、半夏、广皮、韭汁）。

（10）如肝火刑金，症见知饥能纳，忽有气冲，涎沫上涌，脘中格拒，不堪容物，咳呛日加，治宜养金制木，使土宫无戕贼之害，滋水制火，使金脏得清化之权，用苏子麦冬方（苏子、麦冬、枇杷叶、杏仁、北沙参、桑叶、丹皮、降香、竹沥）。

3. 寒饮犯胃

（1）阳微阴凝，症见食入呕吐，胃部痛胀，脉细小而弦或右弦涩，治宜通阳，用炮附人参方（附子、人参、半夏、吴萸、淡姜、茯苓），或去人参、附子，易以丁香、广皮白；如兼大便欲解不通，浊气上攻，用玉壶丹（硫黄、麻油）。

（2）冷湿伤胃，肝木来侮，症见冲气欲呕，腹痛，治宜温胃燥湿，用吴萸厚朴方（吴萸、厚朴、草蔻、藿香、木瓜、茯苓）；症见食入呕哕，恶闻秽气，脉小濡，治宜芳香辟秽，温胃通阳，用藿香草果方（藿香、草果、丁香、茯苓、厚朴、砂仁、广皮、荜茇）。

（3）痰饮恋胃，症见食已漾漾欲吐，咽阻，中痞有痰，肌疏汗淋，唇舌俱白，脉弦虚或短涩无神，治宜温胃化痰，用人参吴萸方（人参、吴萸、茯苓、半夏、广皮、姜汁），或人参半夏方（人参、半夏、于术、枳实、茯苓、生姜）；如症见脘痛引背，频吐微眩，脉弱汗出，治宜温胃降浊，用吴茱萸汤加减（吴萸、半夏、茯苓、姜汁、粳米）。

（4）浊阴上逆，胃阳已伤，症见清涎上涌，食物吐出，治宜降浊和胃，用半夏厚朴汤加减（半夏、厚朴、生益智、姜汁、生白术、茯苓），甚则用白通汤加人尿、猪胆汁通阳泄浊（附子、生姜、葱白、人尿、猪胆汁）。

（5）痰饮聚湿，阳微不运，症见食入即呕，周身牵掣不和，微肿，治宜温化饮湿，用苓姜术桂汤加厚朴、椒目。

（6）浊饮聚而有形，症见早食颇安，晚食必胃痛呕吐，夜痛至晓，治宜温通浊饮，用半夏姜汁方（半夏、姜汁、干姜、川椒、厚朴、茯苓）。

（7）饮阻胃肠，症见时吐心痛，腹中腰脐似乎气坠，治宜缓攻饮结，用控涎丹 1.5 克，间日一次。

4. 胃阳虚馁

（1）寒热邪气扰中，胃阳大伤，酸浊上涌，症见呕吐，脘痛如刺，治宜通阳之中，泄热开导，以辛热通阳，反佐苦寒利膈法，用仲景附子泻心汤加减（人参、熟附、干姜、川连、炒半夏、枳实、茯苓）。

（2）胃阳虚衰，症见形寒脘痞，心痛不食，呕吐洞泄，治宜温胃降逆，用吴茱萸汤加减（人参、吴萸、茯苓、半夏、生姜、粳米），或用大建中汤加减（人参、干姜、茯苓、桂木、川椒、白蜜）。如呕而舌苔白厚，夹有痰浊者，用丁香荜茇方（丁香、荜茇、茯苓、益智仁、厚朴、干姜），或丁香益智方（丁香、益智、半夏、茯苓、广皮、煨姜）。

（3）胃阳乏极，症见早上水饮米粥，至晚吐出不化，瘕形痛而渐大，治宜辛热开浊，用吴萸熟附方（吴萸、熟附、良姜、川楝子、茯苓、草果）。

（4）胃阳虚而夹饮，症见脘痞呕恶，吐涎沫，治宜化饮和胃，用半夏泻心汤加减（川连、半夏、枳实、干姜、茯苓、橘白）；如症见食后吐出水液及不化米粒，二便自通，并不渴饮，阳腑之阳，非通不阖，治宜泄浊阴、劫水饮，以安胃阳，用附子粳米汤加减（熟附、半夏、姜汁、粳米）甚则真武汤加人参。

（5）胃虚反胃，症见汤水下咽呕吐，或干呕胁痛，脉右小欲歇，肝乘胃虚，治宜通补，用大半夏汤加姜汁、桂枝、南枣，或小半夏汤加檀香、粳米。

（6）胃阳衰微，浊阴犯络，症见早食呕吐酸水浊涎，心口痛引腰胯，治以辛热，用乌头良姜方（乌头、良姜、元胡、川楝、红豆蔻、茯苓）。

5. 中阳虚衰

（1）脾弱阳虚，症见汤水下咽，少顷倾囊涌出，崩漏泄泻，面白腹胀，治宜扶阳调中，用人参于术方（人参、于术、炙甘草、炮姜、茯神、南枣）；如症见作酸呕出，食下不运，中焦火衰不甚，用干姜川椒方（干姜、川椒、半夏、茯苓、饴糖）。

（2）脾阳虚弱，兼奇脉不固，症见呕吐清水，食不下化，带下脊髀酸软，脉微肢冷，治宜扶阳理中，用附子理中汤（附子、人参、生白术、炮姜、炙草），或加胡芦巴，并可用养营汤去远志、黄芪、五味，作丸方调理。

6. 阴虚风动

（1）平素液衰，肝风振起犯胃，症见胁痛入脘，呕吐黄浊水液，治宜养胃汁以息风，用麦门冬汤加减（人参、半夏、麦冬、茯神、广皮白、粳米），或六味地黄丸去萸换芍，加麦冬、阿胶、秋石。

（2）肝风大动，将胃口翻空，症见汤饮哕出无余，其吐出形色青绿涎沫，大便不通，或胁痛呕吐，谷味变酸腻，唇赤舌绛咽干，或气冲欲呕，忽又如饥，仍不能食，咳汗气短，治宜息风镇胃，用淮小麦麻仁方（小麦、麻仁、阿胶、生地、大参、南枣），或加牡蛎、麦冬、炙甘草、白芍。

（3）胃阴虚夹湿痰上阻，症见食下呕恶脘闷，治宜养阴和胃，用石斛半夏方（石斛、茯苓、橘白、半夏曲、木瓜、谷芽）。

7. 饮犯肝络

（1）厥阴秽浊瘀滞致病，症见痛从少腹上冲，为呕为胀，治宜降浊温肝，用韭白根吴萸方（韭白根、吴萸、茴香、桂枝、两头尖、茯苓），或橘核山甲方（橘核、山甲、韭白、归尾、川楝子、延胡、茴香）。

（2）伏饮在肝络，症见气冲偏左，厥逆欲呕，呕尽方适，治宜辛以通饮，用吴萸半夏方（吴萸、半夏、茯苓、干姜、代赭石、旋覆花）。

（3）厥阴浊邪上攻，症见呕吐，下痢白积，气上塞心、大痛，肢冷脉搏，治宜降浊散寒，用吴萸丁香方（吴萸、丁香、藿香、川楝子、木香、广皮、茯苓）。

8. 下焦犯胃

（1）肝肾虚气上逆，症见食下稍有不适，即漾漾欲呕，火升，脉涩，治宜填摄下焦，用六味地黄丸加湘莲、川斛、芡实、牡蛎；如症见少腹痛，甚则呕，下焦冷，肝肾内伤，久则奇经交伤，冲脉动，治宜温通柔润，从下焦虚损着手，用薛氏八味丸，或苁蓉茯苓方（苁蓉、茯苓、当归、枸杞、沙苑、桂心、鹿角霜）。

（2）下焦浊邪犯胃，症见呕黑绿苦水，治宜镇下降浊，用人参川椒方（人参、川椒、乌梅、茯苓、紫石英、桑螵蛸）。

方 案 选 析

一、竹茹半夏方

孙　寒郁化热，营卫气窒，遂发疮痍，食入即吐，胃中热灼，当忌进腥油，先用加味温胆肠。

鲜竹茹钱半　半夏钱半　金石斛三钱　茯苓钱半　广皮白钱半　枳实一钱　姜汁一匙（《临证指南医案·呕吐》）

主治胃中郁热，邪热劫津，食入即吐，胃中灼热。

方义：本方由温胆汤化裁而来。以竹茹、半夏、广皮、枳实、姜汁理气和胃、降逆止呕；配以金石斛清热养阴，共奏降逆和胃、清热养阴之功。

加减：郁热甚，可加山栀、香豉清热。

二、吴萸川连方

高　咽阻，吞酸痞胀，食入呕吐，此肝阳犯胃，用苦辛泄降。

吴萸　川连　川楝子　杏仁　茯苓　半夏　厚朴《临证指南医案·呕吐》）

主治：肝气犯胃，食入呕吐，吞酸痞胀，头胀气冲，脉细右坚大。

方义：以吴萸、川连（左金丸）平肝和胃降逆，杏仁、茯苓、半夏、厚朴理气化痰，川楝子疏肝理气。全方以苦辛泄降、和胃平肝为法。

加减：呕逆甚，可加姜汁降逆止呕；肝热甚，可加乌梅配川连以酸苦泄热；胁有瘕聚，可加牡蛎以软坚散结。

三、半夏姜汁方

某 肝厥犯胃入膈。

半夏 姜汁 杏仁 瓜蒌皮 金铃子 延胡 香豆豉 白蔻（《临证指南医案·木乘土》）

主治：肝厥犯胃入膈，呕吐膈胀。

方义：以半夏、姜汁降逆止呕，杏仁、瓜蒌皮、香豉、白蔻开调上痹，金铃子、延胡（金铃子散）疏肝止痛。全方有降逆疏肝开痹之效。

加减：情志不遂而肝郁甚，可加苏梗、香附、乌药。

四、和阳益胃方

朱氏 上冬用温通奇经，带止经转，两月间，纳谷神安。今二月初二日，偶涉嗔忿，即麻痹干呕耳聋，随即昏迷如厥，诊脉寸强尺弱，食减少，口味淡，微汗，此厥阴之阳化风，乘阳明上犯，蒙昧清空，法当和阳益胃治之。

人参一钱 茯苓三钱 炒半夏钱半 生白芍一钱 乌梅肉七分 小川连二分 淡生姜二分 广皮白一钱（《临证指南医案·木乘土》）

主治肝阳化风，乘胃上犯，麻痹干呕，甚则昏厥微汗，口淡食少，脉寸强尺弱。

叶氏自注："此厥阴阳明药也。胃腑以通为补，故主之以大半夏汤。热壅于上，故少佐姜、连以泻心。肝为刚脏，参入白芍、乌梅，以柔之也。"本方为大半夏汤加味方，有清热柔肝、和阳益胃之功。

五、降香苏子方

某 肥腻滞胃，肝木始得再乘土位，致气逆上壅呕出，久病至节反剧，最属不宜，总是调摄未尽善奈何，暂与降逆平肝安胃一法。

降香　苏子　旋覆花　茯苓　半夏　广皮　韭汁《临证指南医案·噎嗳》)

主治肝气乘胃，胃滞气逆，上壅呕出。

方义：以降香、苏子、旋覆花降气平逆、半夏、广皮、茯苓化痰和胃，韭汁辛温以通胃腑。全方有降气通阳之功，为平肝安胃止呕之法。

六、炮附人参方

金　脉细小而弦，风木乘土，当春势张，食入不变，呕吐，得小便通少缓，治以通阳。

炮附子　人参　半夏　吴萸　淡姜　茯苓（《临证指南医案·呕吐》)

主治：阳微阴凝，风木乘土，食入则吐，食入不变，胃痛胀甚，但得小便通则少缓，脉右弦涩。

方义：以附子、淡姜、吴萸温运阳气，半夏、茯苓化浊降逆，人参扶正益胃。全方有温运胃阳、蠲化浊饮之功，使腑阳得通。

七、淮小麦麻仁方

卜　有年，冬脏不固，春木萌动，人身内应乎肝，水弱木失滋荣，阳气变化内风，乘胃为呕，攻胁为痛。仲景以消渴心热属厥阴，《内经》以吐涎沫为肝病，肝居左而病炽偏右，木犯土位之征。经旨谓肝为刚脏，非柔不和，阅医药沉、桂、萸、连，杂以破泄气分，皆辛辣苦燥，有刚以治刚之弊，倘忽厥逆痫痉奈何，议镇阳息风法。

生牡蛎　阿胶　细生地　人参　淮小麦　南枣（《临证指南医案·木乘土》)

主治阴虚风动，将胃口翻空，汤饮皆哕出无余，吐出形色青绿涎沫，大便不通。

方义：以人参、淮小麦补益胃中气阴，生地、阿胶、南枣滋阴涵木息风，麻仁养液润肠。全方有养阴息风和胃之功。本方以息风镇胃为法，从炙甘草汤和甘麦大枣汤化裁而来，是叶氏治呕所创制的方剂。从案中看，曾用治3例，足见是他治呕心得效方之一。

加减：镇阳息风，可加牡蛎。养阴，可加麦冬、白芍、炙甘草。

八、橘核山甲方

周　痛从少腹上冲，为呕为胀，是厥阴秽浊致患。

韭白根　淡吴萸　小茴香　桂枝木　两头尖　茯苓（《临证指南医案·呕吐》）

主治厥阴瘀浊上逆，痛从少腹上冲，为呕为胀。

方义：以橘核、川楝、茴香、韭白暖肝理气，归尾、延胡、山甲活血化瘀。全方有化瘀浊、下冲逆之效。

加减：呕逆甚，可加吴萸、桂枝、茯苓降逆和胃。瘀阻甚，可以两头尖易山甲。

九、吴萸半夏方

徐　气冲偏左，厥逆欲呕，呕尽方适，伏饮在于肝络，辛以通之。

吴萸泡淡，八分　半夏三钱　茯苓块三钱　淡干姜一钱　代赭石三钱　旋覆花二钱（《临证指南医案·呕吐》）

主治伏饮在肝络，气冲偏左，厥逆欲呕，呕尽方适。

方义：以吴萸、半夏、茯苓、干姜温化痰饮，旋覆、代赭降逆止呕。全方以辛以通之、重以镇之为法，对肝逆犯胃、痰饮阻滞者甚宜。

加减：胃寒，加丁香、藿香。肝逆，加川楝、木香。

（陈克正主编《叶天士诊治大全》）

叶天士

呃逆嗳气案绎

叶天士（1667~1746），名桂，号香岩，清代医家

呃逆，在宋以前多称为"哕"，元代朱丹溪开始称"呃"，明末以后统称"呃逆"。呃逆并不限于膈肌痉挛，临床如胃肠神经官能症、胃炎、胃扩张及其他原因（如尿毒症等）所发生的呃逆均属于此。《内经》认为其发病与胃失和降有关，载有以草刺鼻取嚏法、闭住呼吸法、以惊吓止呃法。张仲景明辨寒热虚实，对胃寒用橘皮汤，对胃热用橘皮竹茹汤，对实证用通利两便，为后世所宗法。明代秦景明将呃逆分为外感和内伤两类，条理清楚。张景岳又指出，另有虚脱之呃，属于危证。

嗳气，《内经》和张仲景都称为"噫"。其病主要由脾胃不和、升降失常、气逆于上所致。

叶氏所治呃逆和嗳气两证的医案不多，由于两证都由脾胃失常致气逆而成，故合并一起，将其规律介绍于下：

证 治 规 律

一、肺气郁痹

症见咽中不爽，频呃，面冷；或频吐伤胃，嗳气不展，状如呃

忒，周身疼痛，肌肉着席而痛甚，舌干赤，脉搏动。治宜开肺理气，用枇杷叶川贝方（枇杷叶、炒川贝、郁金、射干、通草、香豉），或枇杷叶杏仁方（枇杷叶汁、杏仁、桔梗、枳实汁），或杏仁夏曲方（杏仁、半夏曲、橘红、厚朴、郁金、桔梗），或苏子厚朴方（杏仁、厚朴、苏子、枳壳、麦芽、橘白）。

二、肝胃不和

症见嗳气不除，呕恶呃逆，口味淡，治宜降逆和胃，用旋覆代赭汤加减（人参、旋覆花、代赭石、半夏、茯苓、干姜），脾阳伤可加附子。如脘胀噫气，烦躁不寐，脉沉弦，治宜两和肝胃，用半夏泻心汤加减（川连、茯苓、枳实、干姜、半夏、橘白）。

三、胃阳虚弱

症见多噫，胸膈不爽，治宜薄味通补胃阳，用白术益智仁方（白术、茯苓、陈皮、半夏曲、益智仁、厚朴、生姜）。如症见食后吞酸，治宜温胃阳，用半夏茯苓汤加味（茯苓、半复、广皮、于术、厚朴、干姜、毕澄茄、吴萸、丁香，水法丸）。

四、阳虚阴逆

劳倦积伤，胃中虚冷，肝木来犯，阴浊上干，症见呃逆呕吐，自利或大便溏，汗出，畏寒，或见胁痛，面亮戴阳，舌白苔厚，脉微弱或微涩，治宜理阳驱阴，镇肝安胃，用人参丁香方（人参、茯苓、丁香、柿蒂、炮附、干姜、吴萸），或用人参代赭石方（人参、代赭石、丁香、茯苓、半夏、干姜）。

五、肾气空虚

症见食下少运嗳气，两尺空大，治宜补肾和胃，用菟丝胡芦巴方（菟丝、胡芦巴、茯苓、砂仁、益智仁、广皮）。

叶 方 选 析

一、枇杷叶杏仁方

组成：枇杷叶汁、杏仁，共煎汤，冲桔梗、枳实汁。

主治：肺气郁痹，咽中不爽，呃逆，嗳气，痰多。舌干赤，脉搏劲。

方义：以枇杷叶清肺和胃降逆，杏仁宣肺润肠，桔梗、枳壳调理胸膈气机。全方有宣肺理气降逆之功。

加减：理气宽胸，可加郁金、厚朴、橘红；化浊降逆，可加半夏、旋覆花、蔻仁、苡仁、射干、川贝；宣肺祛腐，可加香豉；利湿，可加滑石、苓皮、通草。

引证：

某　面冷频呃，总在咽中不爽，此属肺气膹郁，当开上焦之痹。盖心胸背部，须藉在上清阳舒展，乃能旷达耳。

枇杷叶，炒川贝，郁金，射干，白通草，香豉。(《临证指南医案·呃》)

二、人参丁香方

组成：人参，茯苓，丁香，柿蒂，炮附子，干姜，吴萸。

主治：积伤胃阳，阳虚而浊阴上逆，呕吐，呃逆，下利，脉微涩。

方义：以人参、茯苓、干姜、附子温通胃阳，丁香、柿蒂、吴萸降逆止呃止吐。全方有温阳驱阴降逆之功。

加减：肝木上犯，可加代赭石、半夏降逆，甚则川椒、乌梅敛肝。

引证：

陈 食伤脾胃复病，呕吐发呃下利，诊两脉微涩，是阳气欲尽，浊阴冲逆。阅方虽有姜、附之理阳，反杂入芪、归呆钝牵制，后方代赭重坠，又混表药，总属不解。今事危至急，舍理阳驱阴无别法。

人参，茯苓，丁香，柿蒂，炮附子，干姜，吴萸。(《临证指南医案·呃》)

黄 脉小舌白，气逆呃忒，畏寒微战，胃阳虚，肝木上犯，议用镇肝安胃理阳。

人参，代赭石，丁香皮，茯苓，炒半夏，淡干姜。

又，舌白苔厚，胃阳未醒，厥逆，浊阴上干为呃，仍用通法。

人参，淡附子，丁香皮，淡干姜，茯苓。

又，照方加姜汁柿蒂。

又，人参，炒川椒，附子，茯苓，淡干姜，炒粳米。(《临证指南医案·呃》)

按：从畏寒、呃逆、舌白苔厚、脉小来看，本例为阳虚、寒湿为患，病证属肝胃不和。前三诊，用药大致相似，以温胃散寒化浊为主，如人参、干姜、丁香、附子、茯苓、半夏；兼以降逆止呃，如丁香、柿蒂、代赭石、姜汁。最后，用大建中汤加减温补脾胃，以善其后。

叶氏治疗呃逆和嗳气，注重脾胃，顾及肺和肝，总以调气为主，且又偏重温阳散寒。其中，开肺理气一法，用得较多，值得我们效法。

呃逆治法，叶案中仅举其主要者。其他治法，尚有多种。案后邹时乘说："考呃逆之症，其因不一，有胃中虚冷，阴凝阳滞而为呃者，当用仲景橘皮汤（橘皮、生姜）、生姜半夏汤（半夏、生姜汁）；有胃虚虚阳上逆，病深声哕者，宜用仲景橘皮竹茹汤（橘皮、竹茹、人参、甘草、生姜、大枣）；有中焦脾胃虚寒，气逆为呃者，宜理中汤（人参、干姜、甘草）加丁香，或温胃饮（人参、白术、炮姜、扁豆、当归、陈皮、炙草）加丁香；有下焦虚寒，阳气竭而为呃者，正以元阳无力，易为抑遏，不能畅达而然，宜用景岳归气饮（熟地、茯苓、扁豆、炮姜、丁香、藿香、炙草、陈皮），或理阴煎（熟地、当归、炙草、干姜）加丁香；有食滞而呃者，宜加减二陈（陈皮、半夏、茯苓、甘草）加山楂、乌药之属，或大和中饮（陈皮、枳实、砂仁、麦芽、厚朴、山楂、泽泻）加姜、木香可资参考。

（陈克正主编《叶天士诊治大全》）

林珮琴

痞满嘈杂治裁

林珮琴（1772~1839），号羲桐，清代医家

心下满而硬痛为结胸，满而不痛为痞。痞则闭而不开，满则闷而不舒，病在胸膈气分，而外不胀急，但不知饥，不欲食，脉缓弱，或虚弦。不宜过用消耗，重损元气。

《经》云：太阴所至为痞满。《保命集》曰：脾不能行气于肺胃，结而不散则为痞。

伤寒之痞，从外之内，故宜苦泄；杂病之痞，从内之外，故宜辛散。治伤寒热痞，用苦寒药，大黄黄连泻心汤。治伤寒阴阳不和而痞，兼用寒热药，三黄加附子汤。治伤寒阴盛阳虚而痞，则辛甘药多而苦寒药少，半夏、甘草、生姜诸泻心汤。二黄泻心汤治伤寒心下痞，关上脉浮；附子泻心汤治伤寒心下痞，复恶寒汗出；去附子名三黄泻心汤，治伤寒热痞；半夏泻心汤治胸满而呕；甘草泻心汤治胃虚气逆；生姜泻心汤治胁有水气。痞虽虚邪，然表气入里，热郁于心胸之分，必用苦寒为泻，辛甘为散，诸泻心汤所以寒热互用也。

杂病痞满，亦有寒热虚实之不同。如胃口寒滞，停痰痞闷者，辛温泄浊，橘皮半夏汤或二陈汤加丁香。饮食寒凉，伤胃致痞者，温中化滞，和胃煎加查肉、麦芽、砂仁或厚朴温中汤。脾胃阳微，胸不清旷者，辛甘理阳，苓桂术甘汤。中气久虚，精微不化者，升清降浊，

补中益气汤加猪苓、泽泻。《医通》曰：升、柴从九地之下而升其清，苓、泻从九天之上而降其浊，所以交否而为泰也。

脾虚失运，食少虚痞者，温补脾元，四君子汤、异功散。胃虚气滞而痞者，行气散满，保和汤，或三因七气汤。

食滞未除作痞者，专消导，大和中饮，或枳术丸、资生丸。食滞既消，脾气受伤者，宜调补，异功散、养中煎。

心脾郁结而成痞者，调其气，归脾汤、治中汤。暴怒伤肝，气逆而痞者，舒其郁，解肝煎。

肺失肃降，痰热阻痞者，清理上焦，清肺饮去五味、甘草，加豆豉、瓜蒌、山栀、竹茹、枇杷叶、枳壳。

气闭化热，不食便秘者，辛润开降，蔻仁、杏仁、麻仁、瓜蒌仁、贝母、竹茹、石斛、郁金，或小陷胸汤。

热邪里结，恶心中痞者，苦酸泄降，半夏泻心汤去参、甘、枣，加枳、芍、乌梅。

暑邪阻气，热渴满闷者（暑邪面垢脉虚，胸闷脘痞），辛凉清上，三物香薷饮、消暑丸加桔梗、竹茹、杏仁、茯苓、滑石、郁金汁。

湿邪阻气，呕恶胸痞者（湿邪头胀，舌白不饥，脘痞恶心，脉缓），甘淡渗湿，六一散加芦根、茯苓、杏仁、薏仁、通草、藿梗、半夏、蔻仁，或平胃散。

寒热往来，胸胁痞满者，和解半表半里，小柴胡汤加枳、桔、瓜蒌皮。

噎膈痞塞，乃痰与气搏，不得宣通（痰为气激而升，气为痰腻而滞，故痞塞而成噎膈也），连理汤、生姜泻心汤。

痰挟瘀血成窠囊作痞，脉沉涩，日久不愈，惟悲哀郁抑之人有之，宜从血郁治，桃仁、红花、丹皮、香附、降香、苏木、韭汁、童便。

嘈证属胃，俗云心嘈，非也。其状似饥非饥，似痛非痛，脘中懊憹不安，或兼嗳气痞闷，渐至吞酸停饮，胸前隐痛。丹溪谓：皆痰火为患，或食郁有热。华岫云谓：脾属阴主血，胃属阳主气，胃易燥，全赖脾阴以和之，脾易湿，必赖胃阳以运之，合冲和之德，为后天生化之源。

若胃过燥，则嘈杂似饥，得食暂止，治当以凉润养胃阴，如天冬、麦冬、玉竹、柏子仁、石斛、莲、枣之品，或稍佐微酸，如白芍、枣仁、木瓜之属。

若热病后胃津未复，亦易虚嘈，治当以甘凉生胃液，如生熟地黄、当归、沙参、蔗汁之属，或但调其饮食（凡甘滑之类）。

若胃有痰火，或恶心吞酸，微烦少寐，似饥非饥，治宜清火，如黄连、山栀（俱用姜汁炒）及芩、芍、竹茹等，稍佐降痰，如二陈汤及橘红、半夏曲。

又有脾胃阳衰，积饮内聚，似酸非酸，似辣非辣，治宜温通，外台茯苓饮加减。但由脾虚，饮食不化，吐沫嗳腐，治宜健运，六君子汤加砂仁、鸡内金。

或肝火作酸，左金丸。

嘈杂醋心，吴茱萸汤。食后嗳腐，保和丸。湿痰阻气，气郁汤。妇女悒郁胸嘈，逍遥散下左金丸。血虚心嘈，宜地黄、白芍、天冬、麦冬、茯神、枣仁等。大抵脉洪数者多火，宜姜汁炒山栀、川连等；脉滑大者多痰，宜导痰汤加芩、栀、竹茹等；脉沉弦者多郁，越鞠丸。又有过用消克药，饥不能食，精神渐减，异功散加白芍、红枣、莲子、枣仁，皆嘈证所当审治者。

《医通》曰：嘈杂与吞酸一类，皆由肝气不舒，木挟相火以乘脾土。胃之精微不行，浊液攒聚，为痰为饮，都从木气化酸，肝木摇动中土，中土扰扰不安，故嘈杂如饥，求食自救，得食稍止，止则复作，羞土虚不禁木所摇。治法必补脾运痰，土厚载物，则风木自安。不必伐肝，但以六君子汤为专药，若火盛作酸，加吴茱萸、川黄连。若不开郁补土，务攻其痰，久久致虚，必变反胃、痞满、眩晕等病矣。

（《类证治裁》）

戴思恭

翻 胃 论 治

戴思恭（1324~1405），字原礼，明代医家

翻胃之病所以重于呕吐者，呕吐食入即吐，翻胃则或一日半日，食复翻上，不化如故。腹中非不欲食，食不肯留。胃气不温，不能消食，食既不消，不为糟粕而入大肠，必随气逆上，从口而出，故翻胃人，胸膈多为冷气所痞，二陈汤加丁香十粒，枳壳半钱，或治中汤加枳壳、砂仁各半钱，半夏一钱，入米与生姜同煎。若胃寒甚，服药而翻者，宜附子粳米汤加丁香十粒，砂仁半钱，大便秘者，更加枳壳半钱。若胸膈痞甚而翻，宜谷神嘉禾散加生附一钱，或丁沉透膈汤、五膈宽中散加生附一钱，仍以来复丹升降其阴阳，疏通其隧道，半硫丸亦可通之。隧道久不通，名结肠翻胃，半硫丸尤宜。百药无效，势危笃者，宜桂香青金散以坠之。一法用胡椒一味，醋浸之，晒干，醋浸不计遍数，愈多愈好，碾末，醋糊为丸，淡醋汤下十丸，加至三四十丸。

（《证治要诀》）

張景岳

恶心嗳气议治

张景岳（1563~1640），名介宾，明代医家

　　恶心证，胃口泛逆，兀兀不宁之病。凡恶心欲吐，口必流涎，咽之不下，愈咽愈恶，而呕吐继之，亦有不呕吐而时见恶心者。然此虽曰恶心，而实胃口之病，非心病也。此证之因，则有寒、有食、有痰饮、有秽气、有火邪、有阴湿伤胃，或伤寒、疟、痢诸邪之在胃口者，皆得有之。若欲察之，但当察其虚实寒热，则尽之矣。盖实邪恶心者，邪去则止，其来速，其去亦速；虚邪恶心者，必得胃气大复，其病方愈。且此证惟虚寒者十居八九，即有实邪呕恶者，亦必其脾气不健，不能运化而然。此所以凡治恶心者，必当知其实中有虚，勿得妄行攻击，而胃气不可不顾也。

　　嗳气者，即《内经》之所谓噫也。此实脾胃之气滞，起自中焦而出于上焦，故《经》曰：上走心为噫也。据丹溪曰：嗳气，以胃中有痰有火。愚谓此说未必皆然。盖嗳气多由滞逆，滞逆多由气不行，气逆不行者，多寒少热，可皆谓之火耶？故凡人之饮食太饱者，多有此证，及饮食不易消化者，亦有此证。但太饱作嗳者，此系实滞，治宜行气化食；食不消化时，多虚闷作嗳者，此系胃气虚寒，治宜温补。若痰火作嗳者，亦或有之，但停痰必以胃弱，胃弱多因无火，此当详辨脉证而酌治之也。

凡治胃虚呕吐，最须详审气味。盖邪实胃强者，能胜毒药，故无论气味优劣，皆可容受。惟胃虚气弱者，则有宜否之辨，而胃虚之甚者，则于气味之间关系尤重。盖气虚者，最畏不堪之气，此不但腥臊耗散之气不能受，即微香微郁并饮食之气亦不能受，而其他可知矣。胃弱者，最畏不堪之味，此非惟至苦极劣之味不能受，即微咸微苦并五谷正味亦不能受，而其他可知矣。此胃虚之呕，所以最重气味，使或略有不投，则入口便吐，终无益也。故凡治阳虚呕吐等证，则一切香散咸酸、辛味不堪等物，悉当以己意相测，测有不妥，切不可用，但补其阳，阳回则呕必自止。此最确之法，不可忽也。

余尝见一沈姓者，素业医，极多劳碌，且年及四旬，因患癞疝下坠，欲提使上升，自用盐汤吐法，不知胃虚畏咸，遂致吐不能止，汤水皆呕。如此者一日一夜，忽又大便下黑血一二碗，而脉则微渺如毛，几如将绝。此盖吐伤胃气，脾虚之极，兼以盐汤走血，故血不能摄，从便而下。余令其速用人参、姜、附等剂，以回垂绝之阳，庶乎可疗。忽又一医至曰：诸逆冲上，皆属火也。大便下血，亦因火也。尚堪用参、附乎？宜速饮童便，则呕可愈而血亦止矣。其人以为有理，及童便下咽，即呕极不堪名状，呕不止而命随继之矣。呜呼！夫以胃强之人，亦且闻尿欲呕，况呕不能止，而复可加以尿乎？此不惟死者堪怜，而妄用若此者尚敢称医，诚可恶可恨也。故笔之于此，并以征气味之证。

（《景岳全书》）

李中梓

不能食临证必读

李中梓（1588~1655），字士材，号念莪，明代医家

东垣云：胃中元气盛，则能食而不伤，过时而不饥。脾胃俱旺，能食而肥；脾胃俱虚，不能食而瘦。由是言之，则不能食皆作虚论。（若伤食恶食，心下痞满，自有治法，不在此例。）罗谦甫云：脾胃弱而食少，不可克伐，补之自然能食。许学士云：不能食者，不可全作脾治，肾气虚弱，不能消化饮食，譬之釜中水谷，下无火力，其何能熟？严用和云：房劳过度，真阳衰弱，不能上蒸脾土，中州不运，以致饮食不进，或胀满痞塞，或滞痛不消，须知补肾。肾气若壮，丹田火盛，上蒸脾土，脾土温和，中焦自治，膈开能食矣。

愚按：脾胃者，具坤顺之德，而有乾健之运，故坤德所惭，补土以培其卑监，乾健稍弛，益火以助其转运。故东垣、谦甫以补土立言，学士、用和以壮火垂训，盖有见乎土强则出纳自如，火强则转输不息。火者，土之母也，虚则补其母，治病之常经。每见世俗一遇不能食者，便投香、砂、枳、朴、曲、糵、查、芽，甚而用黄连、山栀，以为开胃良方，而夭枉者实多矣。不知此皆实则泻子之法，为脾胃间有积滞，有实火，元气未衰，邪气方张者设也。虚而伐之，则愈虚；虚而寒之，遏真火生化之源，有不败其气而绝其谷乎？且误以参、术为滞闷之品，畏之如砒鸩，独不闻《经》云虚者补之，又云塞因塞用乎？又不闻东

垣云：脾胃之气，实则枳实、黄连泻之，虚则白术、陈皮补之乎？故不能食，皆属脾虚，四君子汤、补中益气汤，补之不效，当补其母，八味地黄丸、二神丸。挟痰宜化，六君子汤；挟郁宜开，育气汤。仇木宜安，异功散加沉香、木香；子金宜顾（肺金虚则盗窃土母之气以自救，而脾土益虚），甘、桔、参、苓之属。夫脾为五脏之母，土为万物之根，安谷则昌，绝谷则亡，关乎人者至为切亟，慎毋少忽！

（《医宗必读》）

华岫云

叶氏呕吐述要

华岫云（？～1753），字南田，清代医家

呕吐证，《内经》与《金匮》论之详矣，乃后人但以胃火、胃寒、痰食、气滞立论，不思胃司纳食，主乎通降，其所以不降而上逆呕吐者，皆由于肝气冲逆，阻胃之降而然也。故《灵枢·经脉》篇云：足厥阴肝所生病者，胸满呕逆。况五行之生克，木动则必犯土，胃病治肝，不过隔一之治，此理浅近易明，人乃不能察，而好奇之辈，反夸隔二隔三之治，岂不贻笑于大方也哉！试观安胃丸、理中安蛔丸所用椒、梅，及胃虚客气上逆之旋覆代赭，此皆胃药乎抑肝药乎？于此可省悟矣。

今观先生之治法，以泄肝安胃为纲领，用药以苦辛为主，以酸佐之。如肝犯胃而胃阳不衰有火者，泄肝，则用芩、连、楝之苦寒；如胃阳衰者，稍减苦寒，用苦辛酸热。此其大旨也。若肝阴胃汁皆虚，肝风扰胃呕吐者，则以柔剂滋液养胃、息风镇逆。若胃阳虚浊阴上逆者，用辛热通之，微佐苦降。若但中阳虚而肝木不甚亢者，专理胃阳，或稍佐椒、梅。若因呕伤，寒郁化热，劫灼胃津，则用温胆汤加减。若久呕延及肝肾皆虚，冲气上逆者，用温通柔润之补下焦主治。若热邪内结，则用泻心法。若肝火冲逆伤肺，则用养金制木、滋水制火。总之，治胃之法全在温通，虚则必用人参，药味

皆属和平。至于治肝之法，药味错杂，或寒热互用，或苦辛酸咸并投，盖因厥阴有相火内寄，治法不得不然耳。但观仲景乌梅丸法，概可知矣。

（《临证指南医案·呕吐按语》）

邹时乘

叶氏治疗呃逆提要

邹时乘，清代医家

呃逆一证，古无是名，其在《内经》本谓之哕，因其呃呃连声，故今人以呃逆名之，于义亦妥。观《内经》治哕之法，以草刺鼻嚏，嚏而已；无息而疾迎引之，立已；大惊之，亦可已。

然历考呃逆之证，其因不一。有胃中虚冷，阴凝阳滞而为呃者，当用仲景橘皮汤、生姜半夏汤。有胃虚虚阳上逆，病深声哕者，宜用仲景橘皮竹茹汤。有中焦脾胃虚寒，气逆为呃者，宜理中汤加丁香，或温胃饮加丁香。有下焦虚寒，阳气竭而为呃者，正以元阳无力，易为抑遏，不能畅达而然，宜用景岳归气饮，或理阴煎加丁香。有食滞而呃者，宜加减二陈加山楂、乌药之属，或大和中饮加干姜、木香。

凡此诸法，不过略述其端，其中有宜有不宜，各宜随证施治，不可以此为不易之法。故先生谓肺气郁痹，及阳虚浊阴上逆，亦能为呃，每以开上焦之痹，及理阳驱阴，从中调治为法，可谓补前人之不逮。丹溪谓呃逆属于肝肾之阴虚者，其气必从脐下直冲，上出于口，断续作声，必由相火炎上，挟其冲气，乃能逆上为呃，用大补阴丸峻补真阴，承制相火。东垣尝谓阴火上冲，而吸气不得入，胃脉反逆，阴中伏阳即为呃，用滋肾丸以泻阴中伏热。二法均为至当，审证参用，高明裁酌可也。

（《临证指南医案·呃逆按语》）

陈 岐

伤 饮 食 论

陈岐,字德求,清代医家

方书云:人迎紧盛伤于寒,气口紧盛伤于食。以是知伤食之脉,专以气口为主也。然诊视之时,有气口脉沉伏者,有气口脉滑大者,又有人迎、气口俱弦数者,纷纷不一,不可以一说拘也。夫人迎、气口脉俱弦数,外证日晡寒热,头亦微痛,全与风寒无异,但神气如故,身无疼痛,可以为别也。脾胃之气禀于命门,命门凝然不动,下焦为之臣使,宣布其气,行至中焦,入于脾胃,乃能化食。

今因饮食郁遏,少阳三焦之气不得宣通,故生寒热诸证。医者不识,呼为寒疾,误人多矣。宜用柴胡化滞汤,通表里而双解之。食重者宜下。若外无寒热表证,但觉胸膈不宽者,痰裹食而不化也,宜用加味二陈汤。又有生冷伤脾者,脉来沉缓无力,宜用香砂理中汤。

又有胸腹不宽,咳嗽气急,四肢无力,大便不甚通畅,脉沉弦细,按之无力,下焦虽是虚寒,中焦又有浮热,先以养血健脾汤开其痰食,再以八味地黄丸实其下焦,方为得法。

至若饮食积久,或伤之太过,中气闭塞,以致猝然僵仆,昏不知人,名为食厥,甚则四肢拘挛,状如中痰,亦用加味二陈汤,脉沉细缓者，宜加姜、桂，不可误认痰证，妄用痰剂。

物性相制药

索粉不化，宜加杏仁，狗肉亦用，牛肉伤加红曲，鱼伤加橄榄，面食豆腐伤加萝卜子，粽子黏食伤加白酒药，肉食伤加山楂，果子蔬菜伤加麝香，煎炒厚味伤加淡豆豉。

伤酒

酒者清冽之物，不随浊秽下行，惟喜渗入者也。渗入之区，先从胃入胆，胆为清净之腑，同气相求也，胆之摄受无几，其次从胃入肠，膀胱渗之而出，其所存之余质，惟胆独当之。是以善饮者，必浅斟缓酌，以俟腹中之渗，若连飞数杯，倾囊而出耳。酒虽一物，却有数种之不同，辛者能散，苦者能降，甘者缓而居中，淡者能利小便。善饮之人，先天元阳本厚，所以膀胱能渗，但宜少饮，不宜多用，少则流气活血，多则耗血损神。善饮者又借酒为元气，戒之则形体必瘦。大抵天地之道无他，中而已矣。且膏粱贫贱，各自有病。富贵之家，多色多酒，不致生病，贫贱之夫，少饮辄病，近色则损，此其故何也？盖膏粱之人，嗜酒者远色，近色者节饮，而且无奔走负重之劳，经营谋虑之苦，一有酒色，安寝休息，厚味填补，病从何来？若酒色双有者，亦非美事。至于贫贱不遂之人，经营谋虑劳其心矣，奔走负重伤其力矣，再有酒色之伤，神气几何，堪如是之斫丧耶？汪颖曰：人知戒早饮，而不知夜饮尤甚，醉饱就枕，热壅三焦，伤心损目，夜气收敛，酒以发之，乱其清明，劳其脾胃，停湿助火，因而致病者多矣。其有伤于酒者，治之宜分表里，如恶寒发热，身首俱痛，湿热在经，闭塞本身元气，宜用柴葛解肌汤，发汗以彻皮毛之邪。如谵语烦渴，人事不清，宜用瓜蒌枳实汤。大便不通，脉沉有力者，法当下之。如有小便不利，腿足发热者，酒热积于下焦，宜用加减柴苓汤。诸书言酒，皆云：无形元气受伤，但可发汗，不可妄下，以伤有形阴血。吾观饮酒之时，非无嘉肴，未饮之前，亦有谷食，不可以前说为拘也。

（《医学传灯》）

高斗魁

吞酸吐酸论

高斗魁，字旦中，号鼓峰，清代医家

凡是吞酸，尽属肝木曲直作酸也。河间主热，东垣主寒，毕竟东垣言其因，河间言其化也。盖寒则阳气不舒，气不舒则郁而为热，热则酸矣。然亦有不因寒而酸者，尽是木气郁甚，熏蒸湿土而成也，或吞酸，或吐酸也。又有饮食太过，胃脘填塞，脾气不运而酸者，是怫郁之极，湿热蒸变，如酒缸太热则酸也。然总是木气所致，若非木气，即寒，即热，即饱，即怫郁，亦不酸，以酸为木气也。曰：胃与肝、胆其分野若何，而能令种种作酸？曰：少阳与阳明经相并而行，肝并于胃，故胃热，则少阳相火与厥阴之火，皆由外相引而熏蒸也。至于七情之郁，轻者木气太盛，侵犯土位，重者真水枯涸，肾气奔逆，载水上浮，荆棘横施，湿土浑浊，不由于寒，不由于热，而吞吐皆酸，此又河间、东垣因热因寒之说所不及也。又有一种饮食入胃，即成酸味，此必伤寒久疟，胃阴未复，水谷入胃，增其湿热而成酸者，当必以澹泊滋味，养其真阴，才可复也。

（《医家心法》）

郑重光

呃逆重症案

郑重光（1638~1716），字在莘，号素圃，清代医家

洪育沧兄令眷 于归未久。正月上旬，胃中大痛，前医用苍、朴、炮姜、香附不效，至夜痛厥。次日迎诊，六脉沉紧而滑，昏卧于床，不知人事，手足微温，身体软重，告曰："寒痰满中，非辛热不醒。"时孙医先用附子，不敢服，余用附子、干姜、半夏、茯苓、白蔻、陈皮一剂，服后半夜方醒，自言为人释放回也。次日再诊，谵言人虽醒，而脉未回，寒邪犹在，仍须前药，勿功亏一篑也。而洪宅素畏热药，弃置不用，以他医参、术、炮姜、半夏平和之药为稳妥，殊不知邪未退而温补，反致助邪。医将一月，终日呕哕不息，饮食不餐，至二月初三，哕变为呃，其音似吠，越邻出户，连声不息，口张不能合，四肢厥冷，扬手掷足，欲裂衣袂，目珠上视，其势危笃，从未经见者也。京口名家，见病愈重，而药愈平，但用丁、沉、柿蒂、乌药、橘红、半夏应世之药而已。急复求治，余曰："脉细疾无伦，几于不见，若不以大温之药，疾驱其寒，亥子之交，必致阳脱。"遂用生附子、生干姜、半夏各三钱，吴茱萸一钱，一剂气平，二剂手足回温，其夜计服四剂，吠声方止。仍如前呃，次日仍用前方，但换熟附子，加茯苓、橘红，每日仍服半硫丸三十颗，一月后，加白术合理中六君，共计服药百剂，方能食饭

61

不呃，经水始通，渐次调治而愈。此证可为病家医家，惟求平妥，酿病不医之鉴。

（《素圃医案》）

蒋宝素

温健中阳，燮理水火治疗呕吐痞满

蒋宝素（1795~1873），字杏轩，清代医家

有声无物谓之呕，有声有物谓之吐。呕吐乃反胃之始，良由肝木犯中，饮聚痰生为患。

云茯苓　炙甘草　制半夏　陈橘皮　广藿香　广木香　冬白术　白豆蔻　生姜　大枣

呕吐痰涎甚涌，动怒即发，土为木克可知。不至反胃为妙。

东洋参　云茯苓　冬白术　炙甘草　制半夏　陈橘皮　广藿香　广木香　制南星　生姜　大枣

食入反吐为胃反。乃噎膈之始，由中阳不运。理中汤加味主之。

人参　冬白术　炙甘草　炮姜炭　制半夏　制南星　公丁香　白豆蔻　陈橘皮

中胃如釜，命火如薪。朝食午化，午食暮化，胃中之热，何异大烹之鼎。食入反吐，火力不足可知。

大熟地　人参　冬白术　当归身　炙甘草　炮姜炭　制附子　油肉桂

益火之源，以消阴翳，治其反胃之本。

大熟地　粉丹皮　福泽泻　淮山药　山萸肉　云茯苓　制附子　油肉桂　车前子　怀牛膝

朝食暮吐，暮食朝吐，原谷不化，显系中寒，理中为主。

人参　冬白术　炙甘草　炮姜　公丁香　白豆蔻　广木香

饮食能进，食入即吐，口渴心烦，脉数。胃热壅塞，《金匮》法主之。

生大黄　生甘草　赤茯苓　福泽泻　川黄连　大白芍　活水芦根

《金匮要略》曰：胃反呕吐者，大半夏汤主之。

人参　制半夏　川白蜜

胃主容纳，脾司运化，赖肾中水火为之斡旋。右命火亏，不能生土，则运化失常。左肾水虚，盗气于金，则治节传道失职，以故食入反吐。所服补中益气，助春升之气极是。然三阳从地而起，方能渐入春和，命火从肾而升，庶可以消阴翳。阳生阴长，阴从阳化，而收既济之功。愚见云然，未识高明以为当否。

大熟地　粉丹皮　建泽泻　怀山药　山萸肉　云茯苓　制附子　油肉桂　怀牛膝　车前子　枸杞子　肉苁蓉

经以三阳结谓之膈。即人迎三盛，病在阳明。胃液干枯，如结不解。症本神思中起，火不归源，离出三阳本位，犹火在釜盖之上，安能腐熟水谷而化精微，以故吐逆，食不得入，弥留寡效。远来就诊，义不容辞。拟助甲木春升之气，化生气液，濡润阳明，倒吸离出三阳之火，化作釜底之薪，真火归原，真水自化，水火既济，天地交通，何恙不已？

大熟地　人参　云茯苓　炙甘草　当归身　陈橘皮　银柴胡　绿升麻　制半夏　枳壳　淡竹茹　罂粟米

经闭半载，带下如注，吐逆，食难下咽，大便兼旬不解，小便如癃淋。阳明胃液就枯，合明之气化火，金伤节制不行，幽门失其启闭，气化不及州都，乃三阳内结之危病也。

大生地　当归身　大白芍　川芎　桃仁泥　红花　炮姜炭　罂粟

米　淡竹沥　牛乳粉

神思中病，宜乎恬淡无为，返观内守，徒资药力，未易及也。

人参　云茯苓　冬白术　炙甘草　制半夏　陈橘皮　生姜　大枣　杵头糠　罂粟米　川白蜜

痞　满

心下满，按之不痛为痞，泻心汤加减主之。

人参　制半夏　黄芩　广木香　制香附　枳实　厚朴　陈橘皮　冬白术

肝不条达，胃失冲和，脾失健运，痞塞不开。不知饥，不能食，脉来胃少弦多，斡运中枢为主。

东洋参　云茯苓　冬白术　广木香　酸枣仁　远志肉　制香附　制半夏　陈橘皮　生姜　大枣

流水不腐，止水伤脾。脾伤则痞，饮食减少，便泻频仍，䐃肉渐消，脉来弦细。土不安木，肝木化风，液为风耗，症近风消。昔元人居中国，食鱼饮止水，多病痞，惟服草果即愈。宗法主之。

草果仁　人参　云茯苓　冬白术　制半夏　新会皮　炮姜炭　炙甘草

三经客感，病后绝不思食，时或知饥，食入则痞，显系中伤未复。脾胃为中土之脏，仓廪之官，赖命门真火以生。火不足以生土，驯致营卫不和，时有寒热。脉来胃少弦多。温健中阳为主。

人参　冬白术　炙甘草　炮姜炭　制附子　蛀青皮　化州橘红　南枣肉

服附子治中汤四十余剂，中州复振，健运如初。第肾火久亏，治中虽效，未能达下。再拟金匮肾气加减，以善其后。

大熟地　怀山药　山萸肉　制附子　油肉桂　枸杞子　鹿角霜　当归身

水叠丸。早晚各服三钱，淡盐汤下。

胃阳式微，寒凝气结。胸痞，食减，嗳噫，吞酸，脉来细涩少神，附子理中为主。

人参　冬白术　炙甘草　制附子　炮姜炭

饮食起居不节不时，脾胃受戕，化机不转。经月不食，心下似满，六脉缓弱，阳气不伸，阴翳蔽障，虑难奏效。

东洋参　云茯苓　冬白术　炙甘草　当归身　酸枣仁　远志肉　广木香　制附子　生姜　大枣

塞而不通谓之痞，胀而不消谓之满。有邪滞为实，无邪滞为虚。但不知饥，时疑若满，乃中阳不运。非消导所宜，当塞因塞用。

人参　云茯苓　冬白术　炙甘草　制半夏　陈橘皮　炮姜炭　制附子

湿土司令，脾胃受伤。邪滞互结，心下有形，按之无痛，脉来滑数少神，胃苓加减主治。

制苍术　陈橘皮　川厚朴　炙甘草　赤茯苓　猪苓　建泽泻　枳壳　生姜

经以浊气在上，则生膜胀。土为木克，健运失常，升降失司，变生痞象。东垣谓痞从血中来。仲景言病发于阴而反下之，因作痞。盖皆营分受伤，当理脾营为主。

人参　川黄连　枳实　炮姜炭　制半夏　当归身　赤芍药　川厚朴　大枣

心下满，按之微痛，如心积伏梁之状。延今半载有余，诸药无效。年当盛壮，二气素充，非五泻心汤合治不可。

制半夏　黄芩　炮姜　炙甘草　人参　川黄连　生大黄　制附

子　生姜　大枣

三进五泻心，大便畅行十余次，痞势全消，饮食如故，沉痼之疾，一旦霍然。安不忘危，善后宜慎。

人参　云茯苓　炙甘草　冬白术　当归身　陈橘皮　银柴胡　绿升麻　制半夏　生姜　大枣

胃为仓廪，脾司谏议，为中土之脏，赖肾火以生，畏肝木之克。症本木乘土位，命火虚衰，更为湿热所乘。驯致默默不思饮食，四肢无力以动，六脉细软无神。治病必求其本，折其郁气，先取化源，再补命门真火可也。

东洋参　云茯苓　冬白术　炙甘草　当归身　广木香　陈橘皮　紫豆蔻　制半夏　六和神曲　炒麦芽　生姜　大枣　龙眼肉

昨药后，夜来平善，二便通调，惟饮食仍然不畅。乃因湿热盘踞脾经久，又为肝木所乘。命火素亏，乌能腐熟水谷而化精微。前哲有"中胃如釜，命火如薪"之比。食不能化，火力不足可知。本当益火之源，以消阴翳。肉桂无交趾，何能直达丹田？再思其次，温健中阳，冀其清阳上升，浊阴下降，天地交通，水火既济。

东洋参　冬白术　炙甘草　炮姜炭　白豆蔻　当归身　公丁香　广木香　福建神曲　炒谷芽　生姜　大枣　龙眼肉

昨进六君子汤合神香散加减，温建中土，以畅清阳。今辰胃气已开，饮食能进，形神亦振，细软之脉亦起，中阳命火来复有机。第病非一朝一夕之故，其所由来者，渐矣。亦当以渐治之。经以肝为将军之官，怒则克土。现在脾土四面受敌，命门真火不足以生，又为思虑所伤，肝木所克，饮食不节，起居不时及劳倦等因，皆是脾土受困。脾在中央，土贯四旁故也。治病求本，补火生土乃正治之方。肉桂无能道地，温健中阳是从权之法。然能渐入佳境，亦可图十全之功。宜乎体圣贤之道，至圣随遇而安，大贤浩然之气。《内经》恬淡无为，《南华》自适其适，有一于此，病安从来？药合机宜，依方进步可也。

东洋参　冬白术　炙甘草　炮姜炭　公丁香　紫豆蔻　制附子　小青皮　化橘红　大枣

作进附子治中汤，参入神香散，温健中阳。细涩之脉，转为洪数，阳象即是佳征。饮食尚未畅进，命火久亏，难于聚复故也。能受温热助火之剂，不见燥烁之象，药力渐积，自有愈期。既获效机，原方增损，更益以血肉有情之品。

东洋参　冬白术　炙甘草　炮姜炭　公丁香　白豆蔻　毛鹿片　制附子　破故纸　生姜　大枣　金橘皮　龙眼肉

益火之本，以消阴霾，大获效机，依方进步可也。但胃气初开，饮食宜节。肉虽多，无使胜食气，圣人之于味亦慎矣。已饥方食，未饱先止，乃东坡之秘诀。调脾胃之良模，最宜留意。

东洋参　冬白术　炙甘草　制附子　炮姜炭　公丁香　紫豆蔻　破故纸　毛鹿角　枸杞子　菟丝子　龙眼肉　胡桃肉　生姜　大枣

釜底添薪，氤氲贯顶，槁禾得雨，生意归巅，孰非根蒂阳和之气使然也？五脏各一，肾独有二，左属肾水，右属命火。补火虑其水耗，补水虑其火微。故《内经》有言：无阳则阴无以生，无阴则阳无以化。阴阳本不相离，水火同居一窟。今服温健中阳之剂，虽获效机，但附子、炮姜等皆燥烈之品，无润下之性，所以交趾肉桂有油，能润下，为神品，今也则无。当思益火燥烈之中，有温润之意，方能收既济之功。不妨壮水之主，以镇阳光；益火之源，以消阴翳。亦可并行而不悖。愚见如是，明哲正之。

东洋参　冬白术　桂、附制熟地　怀山药　山萸肉　炮姜炭　当归身　肉苁蓉　毛鹿角　真锁阳　枸杞子　公丁香　白豆蔻　怀牛膝　生姜　大枣　龙眼肉　胡桃肉

服壮水之主，益火之源，并行不悖，虽合机宜，犹虑大热燥烈，

耗伤肾水，故用桂、附制地黄一法。制法见呕吐反胃门。然恙因五志七情中来，及湿热乘虚而入，善后亦当兼治。心为君主之官，尤当澄心息虑，返观内守为要，恬淡无为以舒神志，冀其阴阳、水火两协其平，自臻安吉。

桂、附制熟地　东洋参　冬白术　毛鹿角　枸杞子　怀牛膝　肉苁蓉　真锁阳　公丁香　白豆蔻　当归身

进桂、附制熟地，从阴引阳，从阳引阴，脉神形色俱起，饮食如常，便是佳征。补肾非地黄不可。然前服地黄滞腻，胃气受戕，经月不思饮食，以故畏而不服。今设法用桂、附制过，服之已受，可无疑也。《内经》从阴引阳，从阳引阴，阳生阴长，阴充阳化，乃天地阴阳、五运六气循环之至理。但有太过不及之弊，其间出入进退，加减变化，则又存乎其人。守常调治无差，何恙不已？

桂、附制熟地　怀山药　山萸肉　东洋参　毛角片　枸杞子　公丁香　紫豆蔻　肉苁蓉　当归身

连进桂、附制熟地，并无滞腻之意，可见药病相投，饮食不减，坐卧如常，脉象更觉和平，惟腘肉消而未起。症本肾中水火皆亏，水不涵木，肝木犯中，火不生土，脾土生湿。肾水乃天一之精，脾土为万物之母。能使水土两协其平，则五脏六腑各得其位，则百病无由而入。至于湿热化毒，譬如小人，正气亦如君子，脾土气足，犹满坐君子，小人自无容地。但补肾中水火阴阳为主，方合《内经》治病求本之旨。

桂、附制熟地　怀山药　山萸肉　云茯苓　福泽泻　粉丹皮　枸杞子　毛角片　怀牛膝　车前子　东洋参　珍珠粉　琥珀粉

屡进桂、附制熟地，及补肾中水火阴阳之品，尚合机宜。然饮食虽不见减，亦未加增。胃为生化之源，与脾相为表里。脾具坤静之德，而有乾健之运，能使饮食畅进，化源分布，则五脏六腑、筋骨皮

肉日见生长充盈。饮食之于人，所关非细。补肾固是求本之法，所谓补肾有开胃之功，而补脾亦有生阳之妙。拟间服黑归脾汤加味，助坤顺，法乾健，行其春令，冀其饮食加餐为妙。

桂、附制熟地　东洋参　冬白术　当归身　酸枣仁　远志肉　大有黄芪　公丁香　白豆蔻　抱木茯神　生姜　大枣　龙眼肉

诸症悉退，眠食俱安，精神复振，惟腘肉全消未复。证本阴阳两损，脾肾双亏。五脏之伤，穷必及肾，故当治肾为主。东垣又谓补肾宜先补脾，以脾为生化之源。褚侍中以补脾当先补肾，以肾为先天之本。用此观之，脾肾双补，一以贯之为是。

桂、附制熟地　怀山药　山萸肉　人参　鹿茸　枸杞子　当归身　云茯苓　炙甘草　冬白术　酸枣仁　远志肉

水叠丸。早晚各服三钱。

（《问斋医案》）

王九峰

补肾命以健中阳，调脾胃以化痞气

王九峰（1753~1815），名之政，清代医家

二天不振，寒湿不化，饮积中焦，积聚为患。脏寒生满病，脾虚生湿胀。攻痞成满，破气成鼓。脾虚运化无权，肾虚真阳不旺。气主煦之，血主濡之。补命肾以健中阳，调脾胃以化痞气。

党参　冬术　当归　莪术　桃仁　内金　冬瓜子　糖楂　红花

早服温中丸，以化癥瘕；午后服资生丸，以理脾胃。胀势稍平，心仍嘈甚，食仍作胀兼呕，原方加五谷虫。

服养正化邪之剂，瘕块渐软。养肝肾以化之，以丸代煎。

党参　冬术　当归　白芍　莪术　青皮　陈皮　砂仁　糖楂　五谷　蟾皮　鸡金　水红花子　推车汉去壳，研，五对　北麦面加麦穗火煨

上为末，用红糖、神曲打糊为丸。

郁损心阳，寒凝中脘。《经》以阳气者，若天与日，失其所则折寿而不彰，故天运当以日光明。膻中之阳，犹天之日，云雾不清，太虚蒙蔽，生阳不布，膻中阳暝，犹云雾之蔽日也。胸次痞塞不开，似胀非胀，不饥不食，病名虚痞。一法当益火之源，以消阴翳。

人参　冬术　归身　炙草　附子　油桂　炮姜

胃阳衰微，阴寒凝结，嗳噫吞酸，胸痞不饥不食，脉来细数，非食停中脘，乃阳气不升作滞，是阴翳也。议理中主治。

理中汤加陈皮、归身

思虑伤脾，脾虚不运，痞塞不开，不饥不食，脉体弦多胃少，法当补肾温脾。《经》有塞因塞用之例。

归脾汤用东洋参、云苓

饮食有节，起居有常。饮食起居，均失其宜，脾胃伤而不运。一月以来，不饥不食，胸次痞满，脉形缓弱，升降失司，否而不泰。法当补脾肾，运中州，以展清阳为主。

熟地　东洋参　归身　枣仁　远志　煨木香　云苓　淮山药　陈皮　炙草　升麻　银柴胡

中土素虚，过服克伐之药，重伤脾胃，传化失常，饮食少进，胸腹如胀，病名虚痞。宜资化源之法。

东洋参　冬术　茯苓　炙草　陈皮　归身　木香　煨姜

嗳腐吞酸，胸痞不食，寒滞中焦，脾阳不运，脉来小驶于迟，法当温暖中土。

治中汤

塞而不开谓之痞，胀而不行谓之满，有邪滞为实，无邪滞为虚。今胸脘无胀痛邪滞等证，但不饥不食，而自疑若满。脉来缓弱，容色萧然，气痞于中，中阳不健，非消导所宜。拟塞因塞用法。

东洋参　冬术　茯苓　炙草　姜夏　归身　远志　煨木香

前哲以塞而不开谓之痞，有邪滞为实，无邪滞为虚。湿土司令，气滞中州，邪着于心，按之有形，大如覆杯，饮食不进，邪滞作痞。拟平胃散加味。

陈皮　苍术　川朴　甘草　茯苓　木香　枳实　生姜

浊气在上，则生䐜胀，操劳过度，中土受伤，无以运化精微。饮食少进，胸中痞满，按之不痛，非停瘀可比。乃升降失常，变生痞象。法当苦以泄之，辛以散之，甘温以补之，咸淡以渗之。偏消偏补，均非正治。

川连　川朴　人参　冬术　茯苓　姜夏　炮姜　枳实　泽泻

服调气药，痞反甚，痞不在气分无疑。东垣谓痞从血中来，长沙言病发于阴，而反下之，因作痞。盖皆营分受伤，血属有形，当治以有形之药。

人参　归身　炙草　川连　干姜

三经受感，病后绝不思食，时或知饥，食入则痞，调治半年方瘥。近因忧劳太过，复不能食，脾胃为中土之脏，仓廪之官，赖肾火以生，火素不足，中州不振，胃虚卫不外护则寒，脾虚营失内守则热，非外感可比。脉来胃少弦多，原当益火生土，现在春木上升，宜先培土崇木。拟治中汤加附子。

服附子治中汤四十余剂，化机复健，饮食日增，中土已得平调。第胃火久亏，治中虽然益火，未能达下，益火之本，以消阴翳，中病下取，古之成法。每早服附子治中汤。

六味丸加杞子　制附子　东洋参　白术　归身

蜜丸。

食入反吐，脾胃失其健运之机，清阳无以展舒，浊阴上僭；升降失司，否象已见。勉拟东垣治法，行春令，苏中土。不致三阳转结为吉。

东洋参　炙草　陈皮　柴胡　炙黄芪　老生姜　葛根　木香　当归　大枣

中胃如釜，命火如薪，朝食午化，午食暮化，胃中之热，何异大烹之鼎。食入呕吐，火力不足可知，益火之源，以消阴翳。前贤大法，仿以为治。

金匮肾气丸（煎剂）

胃虚中阳不运，脾虚传化失常，食入停中不运，朝食暮吐，午后脘痛气响，转矢则舒。由七情郁结，思虑损伤。补中益气，升健中阳虽好，不若归脾加减，兼养心脾为妙。早服金匮肾气丸三钱。

归脾汤

归脾汤养心脾以舒郁，肾气丸益肾火以升阳，服后颇合机宜。脘痛渐平，食入不吐。《经》以忧惧则伤心，思虑劳倦则伤脾。心不受病，患移相火，脾为中土，非火不生，脾伤不运，郁壅脘痛，郁火与阴霾搏击有声，故贲响腹胀。益火之源，以消阴翳，斡旋中土，以畅诸经。仍宜恬淡无为，以舒神志。仍服肾气丸三钱。

人参　冬术　炙草　当归　枣仁　远志　炮姜　肉豆蔻　青皮　木香　南枣

煎水叠丸。

纳食主胃，运化主脾，脾升则健，胃降则和。胃阳不足，不能纳食，脾阴不足，不能运食。阳赖肾水以煦和，阴赖肾水以濡润，皆真气为之斡旋。丙虚不能生戊土，丁虚不能生己土。壬虚盗气于庚金，癸虚窃气于辛金。金伤则治节传送失常，土困则升降转输失职，以故食入反出，补中益气，助春生之气，以苏中土，可谓详而细矣。第三阳从地而起，方能渐入春和，相火从肾而升，庶可以消阴翳。是宜益火之源，以求其本，使阳升于下，令阴精上蒸，则融和之气充满中州，脾胃自然强健，每朝仍服补中益气丸。

附桂八味加菟丝子　枸杞子　鹿角胶　苁蓉

蜜丸，早、晚服四钱。

食入反吐，脾胃失其健运之机，清阳无以展舒，浊阴上僭，升降失司，否象已见。拟归脾、理中，一助坤顺，一法乾健。

人参　冬术　炙草　炮姜　归身　黄芪　木香　茯苓　枣仁　远志

王太仆曰：内格呕逆，食不能入，是有火也。食入反出，是无火也。肾火不宣，胃之阴阳不健，传化失常，食入则吐。食入于胃，赖肾火中阳腐也，丙虚不能生戊土，丁虚不能生己土，脾虚不运，胃府津液为浊，胸中泛泛不安，饮食进而反出，因循怠治，冀望自瘥，反复相仍，病情转剧，将近半载。前哲以朝食暮吐，属相火下亏，食入随吐，属胃阳中弱。至于竟夕无寐，小便频数，乃胃不和则卧不安，中气不足，溲便为之变。今食入随吐，当先理胃阳为急。拟治中汤合神香散，建中宣火，是否候酌。

人参　炙草　泽泻　青皮　白蔻　白术　干姜　橘红　丁香

复诊：饮食较进，呕吐亦退，腹内知饥，饥不欲食，食入即胀，得后与气，则快然如衰。此胃阳未复，脾阴亦亏，脉来胃少弦多，爰以归脾汤加减。

归脾汤去黄芪，加半夏

三诊：《上古天真论》曰：饮食有节，起居有常。李东垣曰：饮食不节，起居不时，脾胃受伤。王节斋曰：胃阳主气，脾阴主血，胃司受纳，脾司运化，一纳一运，化生精气，津液上升，糟粕下降，斯无疾矣。症本辛苦劳烦过度，起居饮食失宜，五志违和，七情不节，致伤脾胃，传化失常。脾胃为中土之脏，仓廪之官，容受水谷，有坤顺之德，生化气血，有乾健之功。若使胃强脾健，何反胃呕吐之有？

中土既伤，化机失职，饮食少思，食入反出，延绵数月，反复相因，病势益甚，竟成反胃。胃者，卫之源，脾乃营之本。胃虚，卫失外护则寒。脾虚，营失中守则热。故寒热往来如疟，与外感六淫有间。前服崔氏八味汤，益火生土不效，盖非相火衰微，乃抑郁不舒，致火不宣扬，不能温土，非相火亏虚，不能生土可比。且南方卑湿，中土常亏。现在湿土司令，中阳亦困，湿郁生痰，痰饮不化。四进治中汤合神香散，理胃阳以开郁而生火，食入不吐，四肢微热，乃胃阳来复之征。三投归脾法，益脾阴以渗湿而祛痰，腹内知饥，食入不胀，乃脾阴渐生之兆。岐伯曰：治病必求其本。症本戊己受伤，法当专培中土。胃强则食进而呕吐自止，脾健则痰清而化机守职，诸恙不治而自除矣。拟早服胃爱散，晚服健脾丸，一助坤顺，一法乾健，胃爱散去黄芪加陈皮。

人参　茯苓　于术　甘草　陈皮　丁香　豆蔻　干姜

为极细末，早服三钱，以冰糖一钱，和开水调下。

《医统》大健脾丸去黄连、枳实，加当归、远志、枣仁。

人参　白术　茯苓　半夏　远生稻　蔻仁　木香　当归　远志　枣仁　青皮　陈皮　山楂　荷叶

陈米煎水泛丸。

王冰曰：病呕而吐，食入反出，是无火也。相火不足，中土受亏；土虚不能载木，肝病传脾，值春木上升之令，复食生冷伤胃，脾阳愈亏，不能运化精微，胁痛吞酸，食入反吐。前哲谓朝食午化，午食暮化，胃中阳热，无异大烹之鼎。食不能化，火力不足可知。益火之源，以消阴翳，上病下取，最是良谋。仍以益火之本。

附子　炮姜　冬术　人参　炙草　茯苓　当归　生地　杞子　苁蓉

肾乃先天纳气藏精之穴，脾属后天资生化育之枢。先天精亏，频年产育过多，水枯木燥，肝木转取汲于胃，胃取汲于脾，脾胃输津液于肝，久则不能相继，而反为木克矣。滋水清肝，补精纳气，实为正治。故滋阴清降，似乎有效，后天薄弱者，滋降岂能久服。今拟欲求稳当，莫如滋水涵木，扶土柔肝，则先天后天，皆得其治，土气不为木制矣。据愚见，治病用药，须要中正和平，方能胃气无损，倘胃气一虚，则五脏无养，诸病蜂起。故曰：胃气治，则诸病不生，胃气弱，则诸邪辐凑是也。苦辛降逆，只可暂制肝气之怒盛，呕止痛平，即宜补肾和胃，方无掣肘之弊。脉来沉弦涩兼，由肝郁不舒，少腹痛，气逆直冲于胃，气不下趋，反胃之症，宜和中抑木法。

冬术土炒　半夏　炙草　茯苓　白芍　陈皮　当归　蔻仁　木香　荔枝核

《经》云：曲直作酸。酸者，肝之味也。肝气怫郁，上升扰胃，致胸痞气逆，吞酸呕吐。昨进泄肝和胃，似合机宜。原方进治。

原方加煨姜　益智仁

肝邪横逆，经络胀痛不堪，呕吐酸苦，兼蛔上溢，缘痛久胃气空虚，求嗜而出。理中安蛔，合左金疏肝法。

左金丸加茯苓　玄胡　白术　石决　砂仁　半夏　陈皮　青皮　蒌皮

无故嗳气不止，仿旋覆代赭法。

党参　熟地　赭石

一剂而愈。

抑郁不舒，土衰木困，食入即呕，脉左寸关数，肝木乘土，急宜清降。

左金丸加苡米　半夏　代赭石　山栀　姜　竹茹

脉来六部弦劲，朝食暮吐，完谷不化。

柴胡　首乌　益智仁　灶心土　火麻仁　代赭石　半夏　牛膝　车前　桂心　茯苓　茅术

（《王九峰医案》）

曹存心

温养中宫，荡涤痰湿以愈呃逆

曹存心（1767~1834），字仁伯，号乐山，清代名医

陈鲲山 胃脘当心而痛，继以形寒发热，如疟而作，甚至呃忒频频。此系温邪外感，秽浊内踞，加以湿痰食滞交结中宫也。设使中宫之阳气内旺，所受之邪容易化达。兹乃元气本虚，诸邪又伤于后，无力消除，病延多日。所以脉象空弦，神情困倦，非补不可时也。但舌苔白腻，干欲热饮，下体先痹，今更作麻，哕逆恶心。邪恋肺胃，而肾气式衰，用药极难兼顾。然温养中宫，佐以上下分治之品，俾得一举而三善备焉。以冀即日见痊为幸，否则气息易喘，恐增额汗。伊可畏也。

人参　于术　制川附　淡干姜　炙草　旋覆花　半夏　川朴　丁香　麦冬　藿香　木瓜　代赭石　茅根　枇杷叶

又进前剂，麻痹得和，四肢亦暖，且得吐出陈腐酸苦，其色若尘，此皆得温而通也。然呃忒频频，气息短促，呻吟不绝，哕逆呕恶之象，仍不能除。神情困倦，左脉空细，右脉弦急，大便溏黑，喜饮热汤。湿痰邪滞之外，又有瘀血在里。邪从上出，不自下行，已为逆症，而况呕吐之时，曾经额汗，能不虑其虚波暗起而脱乎？哕逆呕吐无不由于气之所载，气若不平，诸症何从化解？将前方加减，先使气平为要。

旋覆花　代赭石　半夏　西洋参　牛膝　槟榔角　沉香　杏仁　刀豆子　台乌药　大补阴丸

又

呃忒日轻，呕恶日重。此即陈腐之邪内阻气机，为呃忒，都从呕出，所以一则见轻，一则见重也。然病根欲拔，而其所出之路，逆而不顺，上而不下，颇失胃气下行与顺之理，却为累事。昨夜额虽无汗，今朝脉尚弦急，呻吟未绝。所留陈腐之邪尚在中宫，犯肺为咳，犯胃为呕，直从中道而出，犹带呃忒。必须去尽宿邪，庶几有望。

风化硝　茯苓　制半夏　枳壳　刀豆子　苏子　白芥子　茅根　枇杷叶　厚朴　西洋参　竹茹

又

荡涤宿邪之下，呕恶大减，呃忒更缓，脉象稍和，呻吟渐除，大便叠通。夫乃胃有下行为顺之兆乎？去疾莫岁尽，尚须磨荡下行，继之于后，可卜其旋元吉。

云茯苓　枳壳　风化硝　半夏　白芥子　苏子　大腹皮　苡仁　枇杷叶　厚朴　刀豆子　茅根　鲜竹茹　谷芽

（《过庭存录》）

魏玉璜

临证话呕吐

魏玉璜，清代医家

鲍绿饮　年二十余，以夏月肩舆反欹，途次受热，鼻衄盈盆。愈后偶啖梨，遂得吐证，盖肝火而胃寒也。百治无效，闻道吐字，则应声而呕，以故家人咸戒之。后至吴门，就叶氏诊，以其脉沉细，令服附子理中汤，人参姜附俱用三钱。服后出门，行及半里，觉头重眩，急归寓，及门而仆。幸其尊人，雅谙药性，谓必中附毒，亟煎甘草汤灌之，良久乃苏。后去附子，仍服三剂，吐转剧；再往诊，仍令服前方，遂不敢试。改就薛氏，告以故。薛用六君子汤，服四剂无验。再求诊，适薛他往，薛婿令照方加益智仁一钱，再服亦不应。又求诊于孙某，其方用甘草八钱，不下咽即吐，因不复求治而返。偶以冬月送殡，感寒增咳，缠绵至夏。余偶访之，则病剧，询知为向患吐，近复二便俱秘，已七八日不食，惟渴饮茶水。更医数人，或令以艾灸脐，俱不应。请诊之，见其面色青瘁，脉弦伏而寸上溢，谓此缘脾阴大亏，木火炽盛；又因久嗽肺虚，肝无所畏，遂下乘脾而上侮胃，致成关格，幸脉不数，易已也。宜先平肝，俾不冲而吐止，斯肺得下降而便行。令以黄连、肉桂各五分，隔汤蒸服，饮下觉吐稍止，即能食糕数块，然二便胀不可支，令以大田螺一枚，独蒜一枚，杵烂罨于丹田，以物系之，不逾时，二便俱行，所下皆青色，遂霍然而愈。时甲戌五月二十七日也。后与六味加减，入沙参、麦冬等，咳嗽亦止，向后常服养荣之剂，吐不作矣。

按：叶氏为天士之后人，乃名医之子，不辨证候，孟浪从事，可为一叹。

叶太史古渠 在上江学幕中，患吐证久不愈。凡学使按临之郡，必召其名医诊治。两年余，更医十数，病日甚。岁暮旋里，或与二陈，加左金川连吴萸俱用五六分，服下少顷吐血碗许，脉之不数，第两寸俱上鱼际，左尺微不应指。彼欲言病源，及所服方药，余曰：悉知之矣。第服余方五十剂，乃得痊。计熟地当用三斤许，乃讶然莫喻，问所患究何病？曰：彼上江名医，不过谓病痰饮耳，所用方不过用四君、六君已耳。遂拍按笑曰：一皆如言。但非痰饮何以多酸苦涎沫？今饮食日减，何以反重用熟地？曰：此证由于肾虚，肝失其养，木燥生火，上逆胃络，肺金亦衰，饮食入胃，不能散布通调，致津液停蓄脘中，遇火上冲，则饮食必吐而出也。四君、二陈、香砂类皆香燥之品，以之为治，犹抱薪救火，反助之然，必滋水生木、润肺养金，庶可获效。第阴药性缓，病既久，非多剂不瘳也。用熟地、杞子、沙参、麦冬、石斛等，出入加减，初服吐自若，十剂外吐递减，食渐增，果至五十剂而愈。

倪首善 年未二十，禀赋甚弱。早婚，得吐病。或与二陈、香砂等剂，转甚，有用桂附者，服一剂觉不安，乃止。有教单食猪油者，初颇效，后亦不应。脉之，虚弦略数，与生熟地、沙参、麦冬、川连、蒌仁，四剂后，去连，又三十余剂而痊。

高氏女 七八岁时，即病头痛而呕，或酸或苦，百治不效。其父询余，余曰：此肝火上逆耳，与生地、杞子、沙参、麦冬，二三剂即愈。后及笄，于春尽病复作，其父已殁，乃兄延数医治之。所用皆二陈、六郁、香、砂、丁、桂之类，经半年，面杀青，股几无肉。其母泣令延余，仍以前方，每剂内熟地一两，二十余剂乃愈。

金氏妇 患吐证，盖十余年矣。所服香燥不可胜计，后左胁渐痛有块，经水不行，脉涩数，善怒，延诊，辞不治。延不已，勉与六味加减服之，颇有验，然一怒即发，越半年而卒。

福建罗二尹悔斋 久病足痿。于去年春，尝呕而头汗大出，医疗无效，乃不药数月，渐可。随于夏间，又患不眠，治亦无痊，至秋后乃痊。今年春因公事寓杭，求针科治足疾。又灸中脘、气海等穴十余壮，步稍良而呕证大作，食入即吐，绝粒数日；又不眠，服姜、附、萸、桂、二术、二陈等，觉有烟辣之气上冲。诊之，六脉大如箸头，两寸皆溢出鱼际，舌瘦小，伸之极尖，且舌颤黄，苔边红瘰，额色赭石，鼻色熏焦，小便清白，大便常五日一行，谓此营气大亏。肝肾之火，上逆胃络则呕吐，浮入心胞则不眠，与养心汤加川连、牛膝、米仁，嘱其验小便，黄则病退。一剂即不呕能食，小便果黄色，二剂得眠，舌苔淡红瘰消，惟两胁如有物，动辄牵引，加山栀、川楝，二剂，左胁之物即坠下；又加枇杷叶、熟地、蒌仁，去山栀、川楝、黄连、牛膝，二剂，右胁之物亦坠下。脉亦稍敛，大便二日一行，以行期甚迫。嘱其照方服，至舌不颤乃可；或足疾再甚，慎进风燥之剂。所以云者，知其针之得泻而暂愈耳。

（《柳州医话》）

郑钦安

胃伤不食治法圆通

郑钦安（1824 年~1911 年），清末医家

按不食一症，有因外邪伏而不宣，逆于胃口者；有因饮食生冷，停滞胃口者；有因七情过度，损伤胃气者；有因阳虚者；有因阴虚者。因外邪所致而不食者，定有发热头疼、身痛，与夫恶寒、恶风、恶热，口苦便赤、四肢酸痛等情，按定六气节令，六经提纲病情治之，外邪去而食自进矣。因饮食生冷而致不食者，定见饱闷吞酸，胸膈胀痛等情，照温中行气消导之法治之，生冷去而食自进矣。因七情过度而致不食者，审其所感，或忧思、或悲忿、或恐惧、或用心劳力、或抑郁、或房劳，按其所感所伤而调之，则饮食自进矣。因阳虚者，阳衰则阴盛（阳虚二字，包括七情在内，论阳虚，是总其名也），阴主闭藏，故不食，（此等病人，必无外感饮食病情为准）。法宜扶阳（扶阳二字，须按定上、中、下部位）。阳旺阴消，而食自进矣。因阴虚者，阴虚则火旺（阴虚二字，有外感客邪随阳经而化为热邪伤血，按其所感经络治之。若系真阴虚极，则又非苦寒可用），火伏于中，其人烦热，口渴饮冷，甚有呃逆不休，咳嗽不已，反胃而食不下诸症，轻则人参白虎，重则大、小承气之类（是泻其亢盛之火邪，以复阴血）。若由真阳虚极，不能化生真阴，阴液已枯，其人定然少神气短，肌肤全无润泽，若火炙然，亦常思油润凉物，病至此际，十少

一生，苟欲挽回，只宜大甘大温以复阳，阳回则津液自生，即苦甘化阴，甘淡养阴，皆其次也。昧者不知此中消息，妄以苦寒大凉治之，鲜不速毙，果能投治无差，期阴长阳生，而食自进矣。以上内外诸法俱备，学者务要细理会，不可因其不食，而即以消食行气破滞之品杂乱投之，病人莫不阴受其害。查近日市习，一见不食，便以平胃散加丑牛、槟榔、山楂、麦芽、香附、三棱、莪术之类投之。内外莫分，阴阳莫辨，诚可慨也。今特略陈大意，至于变化圆通，存乎其人，又安可执一说而谓尽括无遗。

（《医法圆通》）

金子久

扶胃阳，搜浊饮治疗呃逆案

金子久（1870~1921），名有恒，晚清民国医家

呃逆一也，中下判焉，中焦呃忒，其声短，浊饮蟠聚也；下焦呃忒，其声微，正邪搏也。今见呃忒，甚而呕恶，责之中焦为患，经云脾气散精，上输于肺，地气上升也；肺主治节，通调水道，下输膀胱，天气下降也。试观天地间有时地气上为云，必得天气下降为雨，二气相合，晴爽立至，设或地气多升，中焦必有晦塞，浊饮无以所化，上逆于肺，呃逆作矣。丹溪云上升之气多从肝出，肝有相火所寄，气升则火升，火升则浊升，浊升则呃升，呃升则呕升。脉象左部柔细而缓，右部偏大而滑，舌苔满布腻白，尚无枯燥索饮，患起多日，纳谷如废，后天胃气已少坐镇之力，厥阴肝木似有上乘之势，今订理中汤加附子，以扶胃阳而搜浊饮。

别直参　于术　茯苓　黑甘草　广皮　牛膝　丁香炒白芍　代赭石　干姜　川附子　姜半夏　荷蒂　上上真肉桂

二诊：身半以上阳主之，身半以下阴主之，阴气过甚而乘阳位，则有气满呃忒，所谓地气上为云者是也。浊邪本居下焦，每随火势而上升，所谓火升者浊气升也，然浊气随火而升，亦可随火而降，但阴火本非实火，原非苦寒泄降以为善策，昨投理中汤加附子以扶胃阳，而逐浊阴，顷已呃忒平复，胃纳亦进糜粥，脉象右部仍形偏大，较之

于昨略见和缓，兹当仍蹈前辙，第其大便未更，腑尚窒滞，略佐和胃通腑，按腑以通为补之义。

　　附子　干姜　黑甘草　广皮　牛膝　冬术　广郁金　谷芽　瑶桂　云茯苓　麻仁

　　按：丹溪论呃逆谓"人之阴气，依胃为养，胃土伤损，则木气侮之矣，此土败木贼也，阴为火所乘，不得内守，木挟相火乘之，故直冲清道而上"，正此谓也。然火有阴阳虚实，本案乃阴火上乘，方以附桂理中汤温中祛寒，驱散中焦晦塞之气，又以二陈汤化饮，皆为培土所设，取仲景制木必先安土之意，另投牛膝、代赭潜降肝阳，芍药柔泄，丁香辛通，荷蒂升清，肝阳潜，肝气顺，则上逆之势缓矣。服一方即效，二方入麻仁通腑气，务使胃气息息下行，则呃逆可除矣。

（《金子久医案》）

陈良夫

泄木和中，升清降浊治疗呃逆

陈良夫（1868~1920），名士楷，晚清民国医家

高　男

初诊：鼻衄过多，肝木本失所养。又复感寒，引动木气，遂致少腹胀疼，气升即呃，便下不通，脉弦细，苔黄腻。木郁气滞，疏泄失司，横逆为患。先宜疏达泄降，观其进止。

左金丸　广藿香　炒橘皮　广郁金　槟榔　川楝子　炒枳实　制大黄　番泻叶炒白芍

二诊：肝喜条达而恶郁遏，阳明之气，宜降亦宜通。进泄肝降浊之剂，便通未畅，少腹依然胀痛，频频呃忒，苔糙腻，脉弦细。证属木气郁滞，疏泄失司，肝旺太过，则阳明受其乘侮，所谓中脘不行、下脘不通者即此候也。再拟泄木和中法，必得呃止为吉。

沉香片　公丁香　广藿香　玫瑰花　上官桂　淡吴萸　台乌药　广郁金　川楝子　柿蒂　青陈皮　炒枳实

另服燕制丸二粒。

三诊：昨进通阳泄浊之剂，大便曾得畅解，继以矢气，少腹胀疼即减。惟呃逆未能遽止，口渴神疲，脉象弦细滑数，苔糙色黄。木气虽渐调达，而阳明仍有浊邪，失其和降之职，且木郁有化火之象，当易以和中抑木主治，必得呃止为吉。

抑青丸　鲜菖蒲　炒橘皮　鲜竹茹　刀豆壳　槟榔　川朴　佛手　枳壳　广郁金　柿蒂

四诊：胃居中脘，为升降之主司，肝经之脉，挟胃而贯膈。进理中泄木之剂，呃已止而气逆亦平，略思粥饮，升降之气渐得条达。惟神气愈形疲乏，脉象弦滑，苔糙。正气已伤，浊邪将从热化，拟和中安木，兼化蕴邪，不致反复为佳。

法半夏　旋覆梗　炒枳壳　炒白芍　广郁金　佛手　炒橘皮　制香附　白蔻仁　鲜竹茹　焦六曲　柿蒂

五诊：人生清气宜升，浊气宜降。叠进旋转中阳，佐以泄浊之剂，呃逆已止，纳食渐启，而矢气频作，原属浊降清升之候。但神疲力乏，懒于言语，脉细滑，苔薄糙，中宫之湿热浊邪未净，而正气已形匮乏。当以扶助中阳，参理邪安木为治，能得正气渐复，方为稳妥。

广藿香　炒橘皮　白蔻壳　法半夏　白茯苓　广郁金　佛手片　旋覆梗　炒白术　潞党参　焦谷芽

按：呃逆古名哕，由胃气上逆所致。《内经》有"胃为气逆为哕"的论述，《金匮要略》曰："哕而腹满，视其前后，知何部不利，利之则愈。"本例立方用药出入于橘皮竹茹汤、丁香柿蒂汤及旋覆代赭汤等方之中，在和胃、降气、通腑的基础上，参入左金、沉香、郁金、川楝等疏肝解郁之品，从厥阴阳明议治而收到预期的效果。

黄　女

初诊：胃气以下行为顺，上升为逆，湿热留痰，最能滞气。初起腹部胀疼，便下如痢，继转呃忒，昼夜无间断，脉沉滑，苔垢腻。证属湿热挟痰，阻滞气机，肝木先失调达，胃土又失和降，势尚未定，姑先以疏和化利为治，必得呃止则吉。

藿梗　左金丸　菖蒲　熟菔子　苏子　柿蒂　法半夏　台乌

药　广郁金　青陈皮　白蔻壳　姜竹茹

二诊：呃忒之症，原因不一。进和中降逆，参以化痰之剂，呃略缓而咳痰频多，胸膈尚觉痞塞，腹鸣嗳气，脉象细滑兼弦，舌本带光，中有薄苔。良由湿痰内遏，中气滞而肝木上逆，势尚未稳，再拟前法增减，应手则吉。

左金丸　广郁金　橘红　沉香　川贝母　代赭石　台乌药　法半夏　薤白头　佛手片　旋覆梗　柿蒂

按：考呃逆当首辨虚、实之异。虚者，多见于久病、重病，呃声短频无力皆属危象；实者，或情感失调、肝气横逆，或暴食伤胃、食滞中脘，或痰浊阻滞所致，其呃声频而有力，常兼见胸脘痞闷，腹痛，或呕吐痰涎，嗳气酸臭等症。此例良由湿热挟痰阻滞气机，肝升太过，胃降不及而致。陈氏用泄肝降火、疏化痰湿、调畅气机、和中安胃治之。俾其郁火得泄，肝气得舒，痰湿得化，则上冲之呃逆自止。

（《陈良夫医案》）

陈莲舫

痞满医案选辑

陈莲舫（1837~1914），清末医家

陈太太

二十三年十一月二十九日方：历年病深，上损下损，吃紧在势欲过中。中者，脾胃也。胃失其市，脾失其使，水谷不化，精华酿痰蓄饮，按之辘辘有声，是其明征。肝邪乘虚，横逆更甚，脾胃日为受伤，胃受之，则或泛或呕，脾受之，则或溏或结。又复牵连心肺两经，肺病为呛痰，心病为惊悸，诸病丛集，元气益虚，以致气之窒塞，腹痞又复攻胀。风之窜络脉，肢麻又复搐搦，种种上为虚阳，下为虚寒，因之头眩、口燥、肌瘦、腰酸，无虚不至。现在用药，偏滋阴必为气滞，偏补气必为阳灼，所以取效较难，流弊甚易。将所示诸方及证由反复推详，拟保肺以制肝，并柔肝以养心，肝能有制而得养，脾胃可以醒复，而痰邪饮邪亦可潜移默化，以冀上下摄而营卫和。

元米炒西洋参　鸭血炒丹参　人乳汁炒香附　蛤粉炒阿胶　化橘红　玉蝴蝶　真獭肝　沙蒺藜　辰茯神　云茯苓　炒夏曲　酸枣仁　煅龙齿　炙甘草　竹二青　红皮枣　生东白芍　冬虫夏草　盐水炒杜仲

如用吉林须，不连于术服，当无胀满。如仍胀满，调入伽南香磨汁五厘服。如口喉发燥，用盆秋石三分泡汤煎吉林须服，每用吉林须约五六分。

上方配合，义在能升能降，有通有补，清不用寒，温不用燥，温而甘者无损其阴，清而通者无害其气。虽属平淡，尚为紧凑。如服后合适，作膏滋，用十倍料，如一钱用一两，提出方内之炒阿胶收膏。如调理，将方常服，四季皆合。

二十四年十一月初一日方：肝邪素不能平，上扰为热，咳痰口燥；下陷为寒，腹膨作痛；诸虚杂出，艰寐心悸，四肢麻痹，脉来弦涩，右兼滑。拟调肝肺而和心脾。

西洋参　炒杜仲　炒夏曲　制女贞　炒丹参　川贝母　红皮枣　橘叶　金石斛　真獭肝　远志肉　佛手花　丝瓜络　制香附　抱茯神

煎方不计帖数。如服膏滋，仍照去年十一月二十九日煎方，以十倍料作膏。

二十七年十二月二十日方：示及之恙，早有腹痞，或膨或痛。肝脾素为不和，肝失疏泄，脾失输运，气愈阻滞，痛胀复作，痞亦时升，甚至凉汗淋漓，鼻管空洞。大约中气久虚，不受辛通，诸害纷沓而来，腹腿酸痛，头顶抽搐，心悸肢麻，并述及舌苔灰糙且干。中有郁火，用药甚为牵制。阴有热宜清，气为滞宜温，调停二者之间，拟苦辛通降，与旧咳亦无窒碍。调理方：

吉林须　潼蒺藜　炒杜仲　炒夏曲　白蒺藜　川贝母　代代花　抱木神　生白芍　制香附　新会皮　炒丹参　炒归身　红皮枣

如服参须，或胀满或燔热，仍用西洋参钱半。

又方：腹胀且痛，尚未平复，服此方。

左金丸　炒丹参　杭菊花　法半夏　抱木神　佛手花　红皮枣　玉蝴蝶　炙甘草　九香虫　生白芍　炒川陈　新会皮　竹二青

三十年三月初十日方：示及近时病由，病在肝肺，左肝右肺，为升降道路。向有积痞，左行于右，左块较软，右部时升，肺能制肝，是胜其所胜，肝反制肺，是胜其所不胜，所以左减而右增也。夙昔诸虚毕集，吃紧总在咳嗽多痰，痞块攻动，病本纷沓，药多牵制。拟肝肺两和。

吉林须　新会络　川贝母　生白芍　炒丹参　炙甘草　丝瓜络　旋覆花　炒杜仲　宋半夏　炒川楝　醋炒延胡索　佛手花

少腹结痞，左攻作痛，脉细弦。治以疏和。

淡吴萸　制小朴　白茯苓　炒当归　新会皮　姜川连　炒川楝　焦建曲　白蔻仁　制香附　炒丹参　九香虫　佛手柑　丝瓜络

咳嗽稍减，胀满未除，脘腹结痞膨胀，脉沉弦。疏和主之。

生于术　东白芍　大腹绒　炒淮膝　连皮杏仁　炒枳壳　佛手花　炙苏子　沉香曲　白茯苓　川贝母　新会皮　姜竹茹

左胁结痞，当脘胀满且痛，脉沉弦。治以温通。

紫官桂　生白芍　炒当归　炒丹参　煅瓦楞　姜半夏　九香虫　新会皮　范志曲　煨益智　炒香附　姜竹茹　白檀香

痢伤肝脾，少腹从此起痞，攻胀且痛，形寒潮热，汗出肢清，脉细弦。治宜和养。

高参须　炒当归　鸡血藤膏　炒丹参　九香虫　野于术　东白芍　佛手花　制香附　广陈皮　炒杜仲　姜竹茹　白檀香

左胁之下，进结若痞，脱力气痹。治以疏和。

淡吴萸　焦建曲　炒川楝　桑寄生　炒当归　东白芍　炒香附　香独活　九香虫　青木香　川杜仲　新会皮　丝瓜络

积年劳伤，久有腹痞，形黄神倦，肢腰酸软，腹部胀满，纳食作胀，正虚邪实，势将痞散成臌，按脉细弦。拟先温通。

淡吴萸　制香附　焦建曲　陈橼皮　酒桑梗　姜半夏　奎白

苈　九香虫　炒川断　大腹皮　新会皮　炒杜仲　西砂仁

腹痃偏左，攻动作痛，便中并带血溢，肝脾内伤。治从疏和。

炒香附　炒红曲　炮姜炭　九香虫　地榆炭　焦楂炭　煨木香　生白苈　新会皮　川楝子　淡吴萸　大腹皮

中焦气痹，积痰蓄饮，当脘屡屡作痛，两痃交攻，溏泄亦因之而发，脉息沉细。久防痰饮常扰，再加呕吐，拟以温通。

法半夏　荜澄茄　范志曲　奎白苈　抱木神　川楝子　九香虫　新会皮　炒香附　远志肉　煨木香　陈橼皮　姜竹茹　西砂仁

肝脾肺三者俱伤，肝为胁痛，脾为痃胀，肺为咳呛，脉沉弦。拟疏和法。

炒香附　焦建曲　奎白苈　新会皮　款冬花　新绛屑　九香虫　陈橼皮　川楝子　炙苏子　大腹皮　白归须　丝瓜络　西砂仁

脉二手弦滑，属肝邪犯中，中焦积痰蓄饮，气痹失宣，当脘胀满，轻则吞酸泛沫，重则呕逆无度。绵延两年，未得平复。其痰饮之邪由胃凌肺，清晨又加咳嗽。拟以和养。

左金丸　川贝母　旋覆花（包）　炙苏子　沉香曲　法半夏　炒丹参　代赭石　光杏仁　炒淮膝　抱木神　远志肉　玫瑰露炒竹茹

下虚生饮，气虚生痰。喘肿多年，痰不从咳而化，饮不从便而达，以致肢面皆肿。先为胁痛，由络脉泛滥肌肤，高年防气不归元也。

木防己　光杏仁　冬瓜子　粉草薢　天仙藤　茅术皮　川贝母　炙桑皮　焦米仁　白茯苓　新会皮　炙苏子　生姜皮　陈麦柴

下焦生饮，上焦生痰。痰饮内扰，咳嗽有重有轻，甚则喘逆，脉细滑。属阴虚而生，拟以培养。

吉参须　北五味　白茯苓　冬瓜子　光杏仁　广蛤蚧　明玳瑁　炒淮膝　川贝母　冬虫草　东白苈　新会皮　磨冲沉香

肝邪犯中，中焦升降失职，积痰蓄饮，当脘窒塞，屡屡痛胀。痰饮之邪由中扰上，近加咳呛，呛甚发喘，坐卧皆为不宁，关系者尤在两脉弦大。病在气分，虚在营热，防向春肝旺肺弱，再为失血。拟以和养。

北沙参　光杏仁　白石英　奎白芍　玉蝴蝶　川贝母　旋覆花包　炒淮膝　冬虫草　新会络　抱木神　远志肉　姜竹茹　枇杷叶　人乳磨沉香冲

病体本虚，感受寒邪，肺叶积饮发胀，哮嗽始重，痰如曳锯，咽喉窒塞。入后防失血，治宜开降。

蜜炙麻黄　炒牛膝　川贝母　旋覆花包　白茯苓　煨石膏　光杏仁　新会红　白石英　炙苏子　炙桑皮　生白芍　银杏肉　枇杷叶　磨冲沉香

肝为起病之源，肺脾为受病之所。脾失健运，肺失清肃，每每当脘痛胀。近复咳呛痰多，皆由肝邪充斥，挟痰挟饮。既为刑肺侮脾，又复冲气失镇，以致行动喘促，头痛牙痛，此平彼作，脉细弦，右部较大。久防失血成损，拟清上摄下，参以鼓舞中州，冀其纳食渐增。

北沙参　炒淮膝　川贝母　白石英　杭菊花　冬虫草　海贝齿　东白芍　金沸草　抱木神　光杏仁　新会叶　姜竹茹　枇杷叶　人乳磨沉香冲

封藏有亏，水不涵木，木邪扰中，中焦积痰蓄饮，以致脐腹间似痞非痞。有时下陷，转而上升，即为胸次窒塞。又复凌心，心悸艰寐，迫肾为之梦遗。种种升降失调，阴阳造偏，头眩耳鸣，鼻䶩疝坠，脉细弦，舌苔滑腻。虚中夹实，实即痰饮。拟交坎离而调木土。

法半夏　煅瓦楞　乌芝麻　生于术　代赭石　秫陈米　夜交藤　西洋参　旋覆花包　大丹参鸭血炒　炒白芍　新会皮　竹二青

（《陈莲舫医案》）

张锡纯

胃气不降恒用赭石

张锡纯（1860~1933），字寿甫，晚清民国医家

阳明胃气以息息下行为顺。为其息息下行也，即时时藉其下行之力，传送所化饮食，达于小肠，以化乳糜，更传送所余渣滓，达于大肠，出为大便，此乃人身气化之自然。自飞门以至魄门，一气运行，而无所窒碍者也。乃有时由胃气不下行而转上逆，推其致病之由，或因性急多怒，肝胆气逆上干；或因肾虚不摄，冲中气逆上冲，而胃受肝胆冲气之排挤，其势不能下行，转随其排挤之力而上逆。迨至上逆，习为故常。其下行之能力尽失，即无他气排挤之时，亦恒因蓄极而自上逆。于斯饮食入胃，不能转送下行，上则为胀满，下则为便结，此必然之势也。而治之者，不知其病因在胃气上逆不下降，乃投以消胀之药，药力歇而胀满依然。治以通便之剂，今日通而明日如故，久之兼症歧出，或为呕哕，或为呃逆，或为吐衄，或胸膈烦热，或头目晕眩，或痰涎壅滞，或喘促咳嗽，或惊悸不寐。种种现症，头绪纷繁，则治之愈难。即间有知其致病之由在胃气逆而不降者，而其所用降胃之药若半夏、苏子、蒌仁、竹茹、厚朴、枳实诸品，亦用之等于不用也。而愚数十年经验以来，治此证者不知凡几，知欲治此证非重用赭石不能奏效也。盖赭石对于此证，其特长有六：其重坠之力能引胃气下行，一也。既能引胃气下行，更能引胃气直达肠中，以通

大便，二也。因其饶有重坠之力，兼能镇安冲气使不上冲，三也。其原质系铁养化合，含有金气，能制肝木之横恣，使其气不上干，四也。为其原质系铁养化合，更能引浮越之相火下行（相火含有电气，此即铁能引电之理），而胸膈烦热、头目眩晕自除，五也。其力能降胃通便，引火下行，而性非寒凉开破，分毫不伤气分，因其为铁养化合，转能有益于血分（铁养化合同于铁锈，故能补益血中铁锈），六也。是以愚治胃气逆而不降之证，恒但重用赭石，即能屡次奏效也。

（《张锡纯医学论文集》）

赵文魁

饮热痞满，和肝调气饮

赵文魁（1873~1934），御医

端康皇贵妃

正月初三日申刻，赵文魁请得端康皇贵妃脉息，左关沉弦，右寸关滑数。肝经有热，湿饮欠调，以致胸膈堵满，身肢酸倦。今拟清肝调气化饮之法调理。

青皮子研，三钱　香附炙，三钱　枳壳三钱　胆草三钱　全当归六钱赤芍三钱　丹参三钱　厚朴花三钱　汉防己三钱　牛膝三钱　锦纹三钱　橘红老树，三钱

引用焦楂一两、郁李仁四钱。

按：本案脉象见沉为内里的疾病，脉弦属郁，气郁不达，肝郁不畅，就可见到弦数。脉象滑数，为痰湿饮邪，蓄久不解，蓄而化热。肝经郁热不解，痰湿饮邪停聚不化，则见左关脉象沉弦，右寸关滑数。痰饮内蓄，阻碍气机，气行不畅，胸阳不展，故胸膈堵满，身肢酸倦。立清肝调气化饮之法，合三法为一剂，清肝热而利气机，畅中焦而通水道。

药用青皮子，乃因青皮色青入肝，皮擅破气疏肝，子擅散结化痰；香附辛甘微苦，理气解郁；枳壳苦泄微寒，破气除积，行气除痞，三药

相合，疏肝调气。再以龙胆草清泄肝胆之热，与上三药相配，清肝泄热解郁。用全当归甘温补血活血；赤芍凉血化瘀通络，以止疼痛；丹参活血祛瘀，除烦安神，三药相合而养血和血，凉血化瘀。肝脏体阴而用阳，主藏血调血，肝之阴血不足，则易致浮阳扰动而生郁热，故补肝血以养肝之体，而配肝之用。以厚朴辛苦而温，行气化湿，降逆除痰；橘红苦温，长于祛痰化湿。正所谓"病痰饮者，当以温药和之"之意。然痰饮蕴郁日久，渐趋化热，恐过温而助热，故以汉防己大苦而寒相佐，既无过温化燥之弊，又能化痰散饮，三药相配化痰除湿蠲饮，宽中除满，利水行气。用牛膝酸苦性平，活血通络，舒筋利痹；锦纹苦寒泄热，逐瘀通络。前者走血脉，后者善通胃肠，二药相合使气血、胃肠积滞郁热，流导下行。用焦楂消导积滞，调畅气机，消除胀满；郁李仁滋阴滑润，肃降化痰，润肺通腑，四药共合，通导积滞，流调胃肠，通行血脉，使痰饮郁热内消下泄而外达。

正月初四日，赵文魁等请得端康皇贵妃脉息，左关弦数，右部沉滑。湿热较轻，惟肝热尚滞，以致胸膈堵闷，身肢酸倦。今议用和肝调气化饮之法调理。

大生地八钱　全归六钱　赤芍四钱　川芎三钱　炙香附四钱　青皮三钱　枳壳子研，四钱　栝蒌六钱　牛膝捣，三钱　茅术四钱　川柏二钱　酒军三钱

引用橘红四钱（老树）、郁李仁四钱。

按：脉象左关弦数，为肝经郁热犹存，右部沉滑，为痰饮内阻未去。服上药后，湿热较前为轻，然肝热痰饮仍滞而未行，阻遏胸中阳气，胸阳不展，气机升降出入受阻，故胸膈堵闷，阳气不达四末，肢体失于温养，故身肢酸倦。以脉测证，肝热内郁，当伴有心烦急躁梦多，为热扰心神之象。立养血和肝调气化饮之法。

药用大生地、全当归、赤芍、川芎，仿四物汤之义，但取其法而

易其药，以大生地、赤芍代替熟地、白芍，增强其凉肝清热、化瘀行滞的作用。用香附、青皮子、枳壳疏肝调气，宣展胸阳，宽中除胀。用栝蒌清热化痰，宽中散结，用橘红化痰利气，用郁李仁润肺通肺，肃降化痰，故三药相配痰热互阻之结可开，胸膈堵满之闭可除。用牛膝引气血下行；锦纹（即大黄）破瘀滞，导陈积外出。川黄柏苦寒，清热燥湿泻火，使湿热之邪渗于下而泄于外。用茅苍术之苦温，健脾渗湿，既能反佐大黄、黄柏苦寒之性，又能燥化中焦之湿。

正月初五日，赵文魁等请得端康皇贵妃脉息，左寸弦数，右部略滑。湿饮轻减，惟肝气尚欠调畅。今议用 疏肝清热开郁之法调理。

青皮子研，三钱　香附炙，四钱　元胡炙，四钱　栝蒌捣，八钱　炒枳壳四钱　台乌三钱　全归六钱　杭芍生，六钱　大生地六钱　黑栀四钱　丹皮四钱　萸连研，三钱

引用橘红、络各三钱，沉香一钱（研）。

正月初七日，赵文魁等请得端康皇贵妃脉息，左关尚弦，右部沉滑。气通较舒，饮热欠化，今议用清热育神化饮之法调理。

大生地六钱　杭芍生，四钱　胆草三钱　生栀研，四钱　牡丹皮六钱　姜连研，二钱　牡蛎生，四钱　青皮子研，三钱　炙香附四钱　栝蒌捣，六钱　枳壳三钱　锦纹四钱

引用橘红四钱（老树）、焦三仙各三钱。

按：服上药后，肝热渐轻，饮热渐去。因痰饮素伏，气郁不畅，难于尽退，故左关仍弦，右部沉滑。以脉测证，素有胸膈满闷、身肢酸倦等，或仍可见，但表现程度会有所减轻，故宜守法守药，以求全功。

本方与前方相比较，共有大生地、杭芍，养血育阴清热；龙胆草、生栀、丹皮，清肝泻火解郁；青皮子、香附、枳壳，疏肝理气；栝蒌、锦纹，清化痰热，宽胸快膈，导滞下行；橘红，化痰祛湿，利气降肺。根据病机肝热渐轻，痰饮未去，故去橘红、络之甘苦而寒，

单用橘红化痰去饮，并将萸连改为姜连，燥烈之性略缓，而降逆上呕尤盛。去木香之香燥，丹参之活血，而加牡蛎，咸寒软坚，化痰散结，以治久积沉痰，用焦三仙消食导滞，以畅气机。

正月初九日，赵文魁等请得端康皇贵妃脉息，左关渐缓，右部略滑。眠食均好，惟肝热稍欠和畅。今议用和肝清热之法调理。

大生地六钱　杭芍生，四钱　归身四钱　香附炙，四钱　青皮子研，三钱　栝蒌捣，六钱　胆草三钱　生栀仁研，四钱　粉丹皮四钱　姜连二钱　酒军三钱　枳壳四钱

引用橘红四钱（老树）、厚朴花三钱。

按：脉象左关渐缓，为肝经郁热将除，脾气渐复，故关脉呈现缓和有神之象，右脉略滑，为热饮退而未净。饮从何来？脾胃留饮故也；热自何生？肝经郁热所致。肝热虽存，其势大减，故夜寐较安。饮邪虽留，而气道渐开，故饮食尚好。前药收效，故宜守法，巩固疗效。

方用大生地、白芍、归身成四物汤法，凉血育阴清热。枳壳、香附、青皮子调畅气机，疏肝解郁。栝蒌、橘红宽中快膈，清痰降气，加厚朴增强其理气化湿作用，治胸腹气滞胀满。用龙胆草、丹皮、生栀清泄肝胆火热，姜连清化胃热，以和胃降逆，泄化饮热，酒军荡涤胃肠积热。

连日调治，诸证悉平，惟恐素邪伏饮易于反复，故正月初九日又处以清肝化饮膏，长期服用，可见其用心周密。膏方选用药物皆由上述方药综合提炼而来，故不赘言。

木郁克土嗳噫案

吴右　48 岁。

情志不遂，饮食不调，嗳噫时作，脘腹胀闷，脉象弦滑，右关独

盛，舌苔根黄且厚。此是木郁克胃受其制。疏调气机，少佐化滞。

旋覆花二钱　苏梗叶各一钱半　青陈皮各二钱　大腹皮三钱　半夏三钱　枳壳二钱　栝蒌皮五钱　鸡内金三钱

按：肝的生理功能主疏泄，即疏通、畅达宣泄之义。肝的疏泄功能正常，在情志方面，则心情舒畅。疏泄太过，即肝气呈亢奋状态，临床常称为"肝气逆"，表现为性情急躁易怒、失眠多梦、胸胁胀痛等。疏泄不及，即肝气呈抑郁状态，临床上常表现为"肝气郁结"，简称为肝郁，常表现为情志不遂，闷闷不乐，意志消沉。在消化方面，肝失疏泄，可影响脾胃之气的升降和胆汁的分泌、排泄，从而出现消化机能异常的病变，如嗳噫时作、脘腹胀闷。患者脉象弦滑，脉弦主郁，滑为痰食积滞，右关独盛，说明肝郁明显。舌苔根黄且厚，胃肠积滞郁热，是木郁胃受其制，脾胃失于运化和降，肠道积滞不化。故疏调气机以解肝郁，调和肠胃，少佐化滞。

药用旋覆花苦辛微温之品，消痰行水，降气止逆，调理肺脾之气而疏解肝郁。用苏梗宽胸利膈，顺气降浊，以其芳香轻灵，助肝气畅达疏泄，胃气和降。用半夏燥湿化痰，降逆止呕，配旋覆花、苏梗降气之力更强。青皮辛散温通，苦泄下行，疏肝破气，散结消滞，陈皮性较温和，偏入脾肺气分，二者相合有疏调肝脾之妙，一则横疏，一则降逆。用枳壳行气消积，化痰除痞，用于痰浊气滞，胸脘痞满，配青陈皮行气消痰，以通痞塞。用大腹皮下气宽中，利水行痰，用于湿阻气滞，脘腹痞闷胀满；用栝蒌皮消化痰热，利气宽胸；鸡内金消食导滞，调畅气机，三药相配，除积滞，利气机，导浊下行。故痰湿化，气道畅，则百病不生。

（《赵文魁医案》）

曹颖甫

反胃呕吐大半夏，上逆欲吐瓜蒂散

曹颖甫（1866~1937），晚清民国医家

反胃之证，大便如羊矢，艰涩而不下，不类阳明燥矢可用大承气汤以下之（按：意思是不可攻下）。况水气太甚，渗入于胃，胃底胆汁不受，因而呕吐。呕吐伤及胃阴，时时上泛，胃因不和，水气所以不降者，又因大肠干涸之故（胃中谷食，久不下十二指肠，肠中粪秽一似阴干者然）。

故大半夏汤方治，生半夏以去水，人参以益胃汁，白蜜以润肠，使渣滓下通，水乃得降，而胃反之病愈矣。

按：世俗相传朝食暮吐，暮食朝吐方治，为熟地二两，山萸肉三两，牡桂一钱。又有脾胃虚弱食不消化方，为秫米粉作汤圆子，每服食七粒，加醋吞服。一重用山萸肉，一用醋，皆能令干涸之粪发酵易化，附存之。癸酉闰五月十四日，裴德炎妻病此，予用姜半夏四钱，潞党参一两，白蜜四两，三剂即便通能食呕止。

按：《金匮》曰："胃反呕吐者，大半夏汤主之。大半夏汤方：半夏二升，人参三两，白蜜一升。"因病位在上，不可用下法。病机为水气太盛，以生半夏去水。水气所以不降者，又因大肠干涸之故。是以白蜜润肠，使渣滓下通，水乃得降，反胃可止。

湿痰阻于胸膈，则上泛而欲吐。考太阳将传阳明，则上湿下燥。

固有当用瓜蒂散吐之者。盖湿邪黏滞，非一下所能尽。或恐留滞肠胃，转为他病，为病在上膈也。尝见病呕逆之人，自用吴茱萸以止之者，腹中胀闷欲死，浸成里热，以致匝月昏愦，几于不救。由此观之。病人欲吐者，不惟不可下，并不可止。为胸中自有湿痰也。《内经》不云：在高者引而越之乎？

按：《金匮》曰："病人欲吐者，不可下之。"呕吐者不可下，已如上案所述。湿痰阻于胸膈，用吴茱萸汤止之，因药性温热，痰未能去，而转为热痰。据《内经》"在高者引而越之"的治法，当用瓜蒂散吐之。《伤寒论》曰："胸中痞硬，气上冲咽喉不得息者，此为胸有寒也，当吐之，宜瓜蒂散。"

（《曹颖甫医案》）

汪逢春

呃逆治须镇逆安胃，兼顾中焦之阴、上焦之郁

汪逢春（1884~1949），民国医家，"北京四大名医"之一

田左　六十一岁　十二月十九日　丞相胡同

呃逆昼夜不止，甚则气逆上冲欲厥，舌苔黄厚，口味甚重，左脉弦滑有力，右部细弦而涩。高年禀质素健，饮食失调，冲气上逆，拟以镇逆安中。

旋覆花布包，二钱　钉头赭石先煎，一两　家苏子霜钱五　莱菔子二钱　公丁香两只　老刀豆子三钱　姜竹茹三钱　鲜煨姜七分　生敲瓦楞壳先煎，一两　怀牛膝三钱　生熟麦谷芽各三钱　赤苓皮四钱　建泻三钱，同炒　冬瓜子一两　陈禀米布包，一两　柿蒂一钱

二诊：十二月二十日

呃逆虽止，右寸关脉滑数且急，胃络未安，舌苔白腻质绛，大便未通。病虽见效，再以镇逆安络，宜乎闭目凝神，安心静摄。

旋覆花布包，三钱　苏子霜钱五　钉头赭石先煎，一两　鲜枇杷叶三钱　北秫米二味同布包，一两　法制半夏二钱　生敲瓦楞壳先煎，一两　老刀豆子三钱　姜炒竹茹三钱　公丁香两只　冬瓜子一两　怀牛膝三钱　焦麦谷芽各三钱　赤苓四钱　建泻三钱

上上小川连二分　淡干姜二分，二味同研细末，以小胶管装好，匀两次，药汁送下

三诊：十二月二十一日

呃逆止而复作，气冲上升，犯及左耳后咽关皆痛，舌苔白腻而滑，质绛，左边花剥，左脉细滑而涩，右部滑数且动。病已旬日，呃甚胃阴重伤，意中事也。而冲气挟虚火上升，亦难免之事。姑再以镇逆安胃兼顾中焦之阴，防增口糜，宜乎静坐勿动。

旋覆花布包，二钱　钉头赭石先煎，一两　苏子霜钱五　姜竹茹三钱　鲜橘子皮去白，三钱　生熟赤芍各二钱　枳壳一钱同炒　鲜枇杷叶布包，三钱　老刀豆子三钱　全瓜蒌五钱　苦杏仁去皮尖，三钱　朱茯神四钱　赤苓皮四钱　建泻片三钱　冬瓜子一两　鲜金斛露四两，匀两次冲入药内　陈廪米煎汤代水，一两

四诊：十二月二十二日

呃逆间作，冲气未动，左脉细濡且滑，较前昨两日为缓，右弦滑有力，动作则呃即发作。明日丑刻冬至，拟以镇逆生津，安和胃气。千万休养少劳，至嘱至嘱。

旋覆花布包，二钱　代赭石先煎，一两　川贝母去心，三钱　鲜枇杷叶布包，三钱　苏子霜钱五　苦杏仁去皮尖，三钱　全瓜蒌五钱　怀牛膝三钱　生敲瓦楞壳先煎，一两　冬瓜子一两　老刀豆子三钱　朱茯神四钱　鲜橘子皮去白，三钱　柿蒂一钱　姜竹茹三钱　陈廪米煎汤代水，一两　鲜金斛露四两，匀两次冲入药内

五诊：十二月二十三日

呃逆偶作，其势甚微，冲气未动，冬至安然而过，可喜可慰。左脉细缓而濡，右寸关仍滑，舌苔黄，质绛，咳嗽有痰，大便未通。病似见效，拟再以镇逆安和，生津化痰，仍须安卧少劳。

旋覆花布包，二钱　钉头赭石先煎，一两　苏子霜钱五　川贝母去心，二钱　老刀豆子三钱　姜竹茹三钱　鲜橘子皮去白，三钱　朱茯神四钱　全瓜蒌五钱　新会皮钱五　生熟麦谷芽各三钱　仙露半夏二钱　冬瓜

子一两　柿蒂一钱　小川连七分　苦杏仁去皮尖，三钱　赤苓皮四钱　建泻三钱　陈廪米煎汤代水，二两　鲜金斛露四两，匀两次冲入药内

六诊：十二月二十六日

昨宵得寐，安而小逸，顷间起坐略见气促，呃逆未作，舌绛有裂纹，口干不思饮，大便未通，左寸关脉细弦且滑，右寸关弦滑。气分因冲呃而伤，胃阴不复，拟再以《灵枢》法加味，佐以生津救液之味。

旋覆花布包，二钱　北秫米布包，一两　钉头赭石先煎，一两　苏子霜钱五　鲜枇杷叶布包，三钱　仙露半夏三钱　老刀豆子三钱　生敲瓦楞壳先煎，一两　全瓜蒌五钱　姜竹茹三钱　苦杏仁去皮尖，三钱　生熟麦谷芽各三钱　怀牛膝三钱　朱茯神四钱　建泻片三钱　柿蒂一两　冬瓜子一两　炙陈皮钱五　萸川连七分　鲜橘子皮去净白，三钱　鲜梨连皮去核切片，一个　鲜金斛露匀两次冲入，四两　陈廪米煎汤代水，二两

七诊：十二月二十八日

两脉已平，呃逆冲气皆未发作，大便欲解不得，昨宵夜寐不安，舌上垢苔已化，质绛，口黏。正式之苔未见，乃胃阴尚未全复。拟再以前法加减，仍须休养，安静自摄，饮食宜慎，不可动气，至嘱至嘱。

旋覆花二钱　北秫米二味同布包，一两　钉头赭石先煎，一两　苏子霜钱五　全瓜蒌五钱　法炙陈皮钱五　仙露半夏二钱　萸川连七分，同炒　鲜枇杷叶布包，三钱　老刀豆子三钱　生海蛤壳一两　生敲瓦楞壳二味打，先煎，一两　鲜橘子皮去白，三钱　姜竹茹三钱　朱茯神四钱　怀牛膝三钱　白蒺藜去刺，三钱　生熟麦谷芽各三钱　柿蒂一钱　鲜金斛露四两，匀两次冲入药内　陈廪米煎汤代水，二两

八诊：十二月二十九日

更衣两次，先干后泻，畅而且多。舌苔薄白，质绛，两脉如常，和缓可喜，胃纳不知味。呃逆最伤胃阴，拟以甘和运中，希图渐渐康

复也。

　　香砂养胃丸五钱　**鲜枇杷叶**三钱　**北秫米**一两，三味同布包　**仙露半夏**二钱　**萸川连**七分，同炒　**法炙陈皮**钱五　**老刀豆子**三钱　**料豆衣**三钱　**粉丹皮**姜炒，钱五　**怀牛膝**三钱　**姜竹茹**二钱　**生熟麦谷芽**各三钱　**连皮苓**四钱　**陈廪米**布包煎汤代水，二两

　　按：此病例原分类归属于"关格"病下。按：关格因脾阳亏损，肾阳衰微，浊邪壅盛，三焦不行，上而吐逆曰格，下而不得大小便曰关。故以格逆不食，便溺不通为主症。此例虽有大便不通，但无小便不利与格拒吐逆，且以呃逆昼夜不止为主症，随病情好转，呃逆之势由剧而缓，最终停发，大便得解，脉象和缓而愈。因此本病当属呃逆而非关格。从发病机理和苔脉看，虽禀质素健，终因高年营阴不足，肝气易升，复由饮食失调，痰食阻滞于中，引起肝火上僭，肺胃肃降失司，气逆动膈，致呃逆连声，甚则气冲上升，其势欲厥。故治疗时选用镇逆安络和中止呃之法，除重用旋覆、代赭、丁香、柿蒂、刀豆等降气止逆制呃之要药外；并以蒺藜、萸连（左金）等辛开苦降，疏肝下气；陈米、莱菔、焦谷麦芽等养胃消食；佐以竹茹、苏子、半夏、牛膝、杷叶等沉潜降逆化痰之属。因肝气过升，导致肺气失降，湿痰逗留，治法当兼顾肺气痹郁，以开上焦之闭为要务，故瓦楞、海蛤、橘皮、瓜蒌、杏仁、川贝、冬瓜子等宣肺开郁理气化痰之品亦数数用之。正如叶天士所说："心胸背部须藉在上清阳舒展乃能旷达耳"。药后呃逆渐减，然气分因冲呃已伤，胃阴亦损，故后期以陈米、秫米、鲜梨、穞豆衣、茯苓、香砂养胃丸等养营补阴，和中生津，调治而安。冬至一阳生，恐冲气因阳气生发而妄动，致呃逆加重，故汪老于冬至前后尤为谨慎，频以安神静摄不可动气为戒。

（《泊庐医案》）

董建华

痞满通降慎开破，气血燥润每同求

董建华（1918~2001），北京中医药大学教授，工程院士

胃痞壅滞，主用通降，慎用开破

胃痞是指胃脘部痞塞满闷、疼痛、嘈杂纳少，大便或干或稀的一种病证，其病位在胃，与肝、脾关系密切。生理上，胃主通降，以降为顺；肝主疏泄，调畅气机；脾主升清，以升为健。若脾失健运，胃失和降，肝气郁结，疏泄不利，均可直接影响气机的通畅，三者相互影响，互为因果。如木郁不能疏土，可致肝胃不和或肝脾不调；脾不升清，胃不和降，则升降气机痞塞，或逆乱失常，导致气滞中满；脾胃不和，则木可侮之，使气机乖常而生痞满。董师认为其总的病机是以气机停滞，脾胃升降失常，以"滞"为重点，因此治疗强调以通降为法，顺应胃的生理特性。董师临床上见胃气壅滞者，治以和胃理气通降；肝胃不和者，治以疏肝和胃通降；饮食停滞者，治以消食导滞通降；湿热中阻，治以清热化湿通降；实热壅滞者，治以清热泻腑通降；脾胃气虚者，治以健脾益气通降；脾胃阳虚者，治以温养脾胃通降；胃阴不足者，治以养阴益胃通降。具体运用理气通降之药既要区分上焦、中焦、下焦和气滞所属脏腑，又要区别药性的寒热温凉。如

病在上焦，用旋覆花、广郁金、柴胡、降香；病在中焦，选用陈皮、枳壳、香橼皮、佛手；病在下焦，则选用乌药、槟榔、川楝子、小茴香等；病在肠道，则多选用木香、枳实、槟榔等。

如需温而通滞，多用乌药、陈皮、木香、砂仁、苏梗、荜澄茄等。因胃痞多为本虚标实之证，董师治疗常先通后补，或通补兼施，做到补而不碍气机，调气而不伤正，慎用开破之品，如三棱、莪术等药。

痞满兼痛，气血同病，调和气血

胃痞初起多见胃脘痞塞满闷，触之无形不痛，久之多兼有胀痛、灼痛，或刺痛。胃为多气多血之腑，外邪内积，郁于其中，气血必受其阻。一般初起在气，日久病由气入血，导致气血同病。气滞则血行不利，血行迟缓而形成血瘀。董师常采用调气以和血，调血以和气之法进行治疗。症见胀满疼痛并重者，属于血瘀轻证，予自拟金延香附汤，药用金铃子、延胡索、香附、陈皮、枳壳、大腹皮等。金铃子行气中之血滞，延胡索行血中之气滞；香附入肝理气解郁止痛，主入气分，行气时兼行气中血滞，为气中血药。上述三药配合，既能活血止痛，又能理气宽中。陈皮理气和胃化湿，与金铃子、延胡索、香附为伍，既能活血止痛和胃，又能舒肝理气，配合枳壳、大腹皮，取其下气消胀除满，通利大小肠。如气血郁久，化热化火，伴见灼痛或烧心、反酸者，可加黄连、吴茱萸清火解郁行气，煅瓦楞子化瘀止酸。若见胃脘胀痛，喜温畏寒者，可加用高良姜、肉桂、甘松以行气散寒止痛。如见心烦喜呕、舌红苔黄者，可加山栀、黄芩清热除烦。血瘀日久，瘀久入络，阻滞血脉伴见胃脘刺痛，则为血瘀重证，予自拟猬皮香虫汤治疗，药用炙刺猬皮、炒九香虫、炒五灵脂、金铃子、延胡索、制乳香、制没药、香橼皮、佛手等。方中刺猬皮逐瘀滞、疏逆气，九香虫通气止痛止血，再配合五灵脂、金铃子、延胡索、乳香、没药等行气活血、化瘀止痛之品，以加强其疗效。兼出血者，加蒲黄炭、三七粉、海螵蛸等化瘀止血；热象明显者，加山栀、黄芩等清热泻火；大便干结者，加酒军等泄热通脏腑；阴液不足者，加沙参、石斛、芦根等养阴益胃。

痞满壅塞，湿邪为犯，燥润相济

脾喜燥恶湿，胃喜润恶燥，脾胃互为表里，相互影响，相互为用，共同完成饮食物的消化吸收功能。湿为阴邪，易首先犯脾，困阻脾胃，阻遏气机，影响脾胃升降功能，导致痞满的发生。治疗应以祛湿为主，但有芳香化湿、苦温燥湿、淡渗利湿、健脾化湿之分，热化者宜清热，寒化者宜温燥。症见胃脘痞满，纳呆乏力，舌苔腻，脉濡滑者，宜芳香化湿为主，或佐以淡渗利湿、苦温燥湿，药用藿香、佩兰、枳壳、大腹皮、香橼皮、佛手、芦根、焦三仙等；口干不欲饮，苔白腻者，宜加苍术、厚朴、陈皮、清半夏等苦温燥湿之品；小便不利者，宜加茯苓、通草、车前子等淡渗之品；湿邪化热，湿热阻滞脾胃，气机不畅，症见胃脘痞满，纳呆乏力，口干口苦，大便黏滞不畅，小便黄赤，舌红苔黄腻，脉濡数，宜清热化湿，药用黄芩、黄连、清豆卷、滑石、藿香、佩兰、芦根、香橼皮、佛手、大腹皮、焦三仙等；大便干结者，加用枳实、全瓜蒌或酒军。脾失健运，水湿内停，脾虚湿阻，气机不畅，症见脘腹胀闷，食后更甚，大便稀溏，苔薄腻，脉濡细，宜健脾化湿为全，药用扁豆、木香、砂仁、藿香、佩兰、生苡仁、茯苓、通草、枳壳、香橼皮、佛手等；脾阳不振，腹中振水声，加用肉桂、干姜等。芳化、苦温、淡渗之品，均易伤阴，湿从热化，热易伤阴，故治疗时不忘在治湿的同时，加用芦根之类，生津而不留湿，养阴而不敛邪，燥润相济，而达到治疗目的。

痞满纳呆，脾胃同病，健脾益胃

食欲不振是胃痞最常见症状之一，临床表现初起见胃脘痞满，食后加重，空腹时痞满减轻，后期餐前及餐后胃脘痞满均甚，厌食纳呆。胃痞之初，食滞内停中脘，症见胃脘痞满而胀，厌食纳呆，嗳腐吞酸，大便泻出臭污如败卵等，治以消食导滞法，药用鸡内金、焦三仙、陈皮、清半夏、茯苓、莱菔子等；呕恶嗳腐者，加黄连、砂仁；大便稀溏者，加木香、砂仁、扁豆、炒白术。食滞内停，郁久化热，无形邪热与有形燥屎互结于内，出现腹胀而痛，大便干结难解，舌苔黄腻或黄燥焦黑，脉弦滑，当清热通腑、理气消胀，药用酒军、枳实、全瓜蒌、大腹皮、大腹子、香橼皮、佛手、黄连、黄芩、火麻仁、焦三仙、鸡内金等；药后大便仍不通者，加芒硝冲服；嗳气泛恶明显者，加陈皮、清半夏、竹茹。胃痞中后期出现厌食纳呆，董师认为病由胃及脾，属脾胃同病，当分清病位主次。病以脾为主者，脾气虚弱，健运失职，运化无力，不能为"胃行其津液"，饮食后加重脾脏负荷，脾气更惫，导致清气不升，浊气不降，症见脘腹痞胀，餐后痞胀加重，纳化呆钝，或胀有坠感，平卧则舒，神倦乏力等，胃肠钡餐造影或胃镜检查发现胃张力低下，蠕动缓慢，排空延缓，治疗宜健脾益气，药用黄芪、党参、土炒白术、升麻、柴胡调整脾胃运化功能，枳壳、陈皮等理气消胀，提高胃肠蠕动功能。气虚下陷，坠胀较甚者，加干荷叶、葛根以升阳举陷。脾阳不振，受凉或生冷饮食者痞满加重者，宜予高良姜、香附、荜澄茄、甘松、吴萸、木香、砂仁等温阳散寒，消胀除满。病以胃为主者，胃阴不足，濡润失职，顺降功能失常，症见痞塞满闷，或隐痛，知饥不食，舌津少，脉细或细数，胃液分析胃酸分泌功能低下，胃镜下胃黏膜变薄，颜色苍白，分泌物稀少，治宜养阴益胃，理气通降，药用沙参、麦冬、白芍、石斛等濡润胃腑，枳壳、大腹皮、香橼皮、佛手等理气通降。胃有郁火，胃脘灼热者，加丹皮、山栀、黄连清热泻火；口干、舌红等阴虚明显者，加用芦根、乌梅、玄参等。

久痞不愈，寒热错杂，辛开苦降

为久痞不愈，脾胃亏虚，寒湿内生，复因邪滞，郁而化热，寒热错杂而成痞证。胃属腑，脾属脏，胃为阳明，多实多热，脾为太阴，多虚多寒，胃痞病位在中焦脾胃，因此发病过程中易出现寒热错杂的病理改变。临床表现胃脘痞满、灼热疼痛与腹中畏寒、遇凉则泻并见，口干口苦，舌红苔黄腻与腹部冷痛、肠鸣下利并见，辨证属于上热下寒，胃热肠寒，治予辛开苦降法治疗，药用黄连、黄芩、法半夏、陈皮、干姜、太子参或党参、香橼皮、佛手、香附、甘草等；如口干口苦、恶心明显，舌红苔黄腻，热偏重者，加黄连、山栀、竹茹等；若胃脘冷痛，遇寒则甚，寒偏重者，加良姜、肉桂、荜澄茄等；肠鸣下利者，则加扁豆、生苡仁、生姜、茯苓、炒白术等。

（李军祥　整理）

周仲瑛

消痞宜寒温并用，建功需通补兼施

周仲瑛（1928~　　），南京中医药大学教授，国医大师

胃痞以胃脘部位自觉满闷阻塞为其主症。"痞"意有二：一指病理上的胃气不通，一指满闷阻塞的症状。纵观当今医学内科教材，多详于胃痛而略于谈痞，或痛痞混论。然证之临床，现今所称之急、慢性胃炎、消化性溃疡、胃下垂、十二指肠球炎、胃神经官能症等消化系统多种疾病，既可表现以胃痛为主症，亦有痛痞并见，或痞而不痛者，以痛概痞难免失之浮泛。痛为气滞不通，证多属实；痞为气机窒塞，病多虚实夹杂。一般而言，痞演为痛则病进，痛转为痞则病减。明确两者的联系和区别，还将有助深化认识，提高辨治水平。

胃痞发病机理多因外邪入里、情志内伤、劳倦过度，而致寒、热、食、湿、痰、瘀内蕴，脾之升运不健，胃之纳降失司，清浊升降失常，胃气郁滞，窒塞不通而为痞。病机病证虽有虚实之分，气滞、热郁、湿阻、寒凝、中虚多端，或夹痰、夹食，但其基本病机总属胃气壅滞为病。

辨证虽有常规可循，但又每多虚实相兼，寒热错杂。既可因虚致实，亦可因实致虚；或见寒郁化热，热久转寒；甚至寒热虚实杂呈，多证并见，表现为"气滞湿阻""湿阻热郁""寒热夹杂""气滞火郁""热郁阴伤""中虚气滞"等候。

治疗总以理气通降为原则。虚者重在补胃气，或兼滋胃阴，补之使通；实痞则应辨证采用温中、清热、祛湿、化痰、消食等法，泻之使通。临证则当针对虚实夹杂、寒热互结情况，通补兼施、温清并用，或温清消补合法。根据虚实、寒热的主次及其变化，随机调配药味和用量以助提高疗效。

寒热并用，温清互济

脾寒胃热，心下痞胀有阻塞感，纳呆，脘中有灼热感，局部畏冷喜温，口干，热饮为舒，或呕吐黄浊苦水，肠鸣，便溏，舌苔白罩黄，舌质淡、边尖露红，脉弦。治以清热散寒，和胃消痞，温脾阳而泻胃热，寒热并用。方选半夏泻心汤，药用黄连、黄芩、半夏、干姜、砂仁、枳壳、陈皮。寒甚加肉桂、附片，去半夏；热重加栀子、蒲公英，并适当调配姜、连用量比例；肠鸣、便溏加生姜；气虚神疲加党参。

若湿阻热郁，脘宇满闷，口苦口黏，恶心，大便溏或秘，舌边尖红、苔黄腻，脉濡数，当清热化湿，开结除痞，苦温化湿以理气，苦寒清中以泄热。方选连朴饮，药用黄连、黄芩、厚朴、苍术、白蔻仁、半夏、橘皮、竹茹等。湿浊重，口舌黏腻加晚蚕沙、草果；热重心烦，舌红、苔黄加山栀。

若肝胃不和，气滞火郁，痞胀连及两胁，嗳气不畅，干呕，胃中灼热，嘈杂，吐酸，口干，口苦，舌苔薄黄、质红，脉弦或弦数。治当清中泄热，理气开痞，辛通以散郁，苦降以泄热。方选清中蠲痛饮、左金丸，药用黄连、山栀、苏梗、香附、吴茱萸、川楝子、白芍、厚朴花、绿梅花等。吐酸加煅瓦楞子、乌贼骨；气火伤阴，酌加麦冬、石斛、沙参、花粉、芦根。

虚实共筹，通补兼施

脾虚胃弱，运纳不健，中虚气滞，脘闷如堵，空腹较著，少食小安，多食胀窒，恶进生冷，神疲倦怠，便溏，舌质淡或胖、苔薄白，脉细弱。治当运脾健胃，理气和中，补中寓通，以冀补而不滞，通而不破。方用异功散，药予党参、白术、茯苓、炙甘草、陈皮、山药、玫瑰花。气不化湿，口甘，苔腻，脉濡加苍术、厚朴；气虚及阳，胃冷喜暖，遇冷加重，口渗清水，舌质淡嫩、边有齿印，脉沉迟，加干姜、附片、花椒壳。

若气滞化火，或热郁阴伤，胃阳不能濡润，胃气失于通降，脘痞似饥而不欲食，脘中灼热，口干舌燥，舌质红苔少，脉细数，当甘寒濡润，复以酸味，酸甘化阴，养中寓通，滋而不壅。方如一贯煎、连梅汤，药选北沙参、麦冬、石斛、生地、白芍、乌梅，参入玫瑰花、佛手花、川楝子、麦芽等理气而不辛燥之品，或少佐黄连以清郁热；如津亏因气虚者，可配太子参、白术、山药、炙甘草。

兼证兼施，复合配药

由于胃痞的基本病机为胃气壅滞，故治疗当以通降为原则，辨其寒热虚实，予以温清通补。但临证所见，常有夹食、夹湿、夹痰、夹饮、夹郁、夹瘀等兼证，为此，还当兼治并顾，随证配药。

脾胃运纳不健，食反为滞，嗳腐吞酸，舌苔垢腻，大便不畅者，酌加六曲、焦山楂、莱菔子、槟榔、焦麦芽；若食积为湿，脘胀如阻，口黏，舌苔白腻，舌质暗紫，酌加草豆蔻、白蔻仁、藿香、佩兰；湿积生痰，呕恶痰涎，咽中如物梗阻，酌加半夏、苏梗、厚朴、茯苓；夹饮，胃有坠感，食后加重，胃中有振水音，苔白质淡，酌加桂枝、白术、枳实、川椒壳；肝郁胸闷，脘胀连胁，嗳气不畅，舌苔薄白，酌加柴胡、佛手、香橼、厚朴花；若久病由气及血，舌紫，脉涩，用气药而少效者，可酌加莪术、郁金、丹参、当归。

马某 男，47 岁。

胃病史 5 年余，经胃镜检查确诊为"胃窦部浅表性胃炎"。近来当脘痞闷、满胀、隐痛，食后明显，纳谷减少，脘部怕冷，嗳气，泛酸不多，大便欠实。舌质红、苔黄薄腻，脉细弦。证属脾寒胃热，湿阻气滞。拟法苦辛通降，清热化湿，理气和胃。半夏泻心汤加减：

潞党参 10g　黄连 3g　炒黄芩 6g　制半夏 10g　淡干姜 3g　炒枳壳 10g　厚朴 5g　橘皮 6g　竹茹 6g　苏梗 10g

服 7 剂痞胀减半，隐痛消除，嗳气少作；但口干、口黏，大便转实而排解欠爽。证兼热郁津伤，腑气不畅，原方去党参，加太子参 10g，芦根 15g，全瓜蒌 10g，7 剂。药后痞胀消失，食纳改善，大便通调，惟诉口干，舌见花剥、苔淡黄腻，脉细弦。原方去干姜，加川石斛 10g，继服 7 剂巩固。随访 3 年，恙平未发。

李某 男，38 岁。

2 月前觉心下痞满，胃中有灼热感，嗳气频而不畅，嘈杂持续不解，口苦。舌质红、苔黄微腻，脉弦滑。胃镜提示为慢性浅表性胃炎活动期。辨证为气滞热郁化火，胃失通降。以清中泄热，行滞散郁法治疗。用清中蠲痛饮损益，药用：

黄连 3g　黑山栀 10g　蒲公英 10g　炮附子 10g　川楝子 10g　苏梗 10g
法半夏 10g　橘皮 6g

7 剂药后，痞、热感大减，惟仍嘈杂、口苦。药证合拍，前方去香附，加吴萸 1g，玫瑰花 5g。再服 7 剂，诸症消失。

周某 男，52 岁。

1 年来经常脘宇痞闷阻塞不舒，食少，食纳不馨，口干苦而黏，间或恶心，大便日行、质烂，面色欠华。苔黄浊腻，舌边尖质红，脉濡滑。曾服中西药乏效。胃镜诊为浅表性糜烂性胃炎。证属久病胃虚，湿热中阻，气机失调。治以清化湿热，开结除痞。连朴饮化裁，药用：

黄连 3g　黄芩 6g　厚朴 5g　草豆蔻后下，3g　炒枳壳 10g　砂仁后下，3g　橘皮 6g　竹茹 6g　芦根 15g　炒谷芽 10g

7剂药后，痞闷明显消退，恶心能平，口苦黏亦已，黄浊腻苔已化，难口干，纳少。原方加六曲 10g，再进 7 剂，思食量增，口干不甚，大便复常，苔中后部薄黄微腻，仅饱餐后脘闷，续予 7 剂巩固疗效。

张某　女，61 岁。

胃痞 10 年，加重半年，既往间断服用中西药（药名不详）可暂缓，近半年痞塞加重，并有隐痛，服药少效。且有口腔溃疡、口中灼热感病症多年，平素性情急躁。曾多次胃镜检查确诊为慢性萎缩性胃炎伴肠上皮化生。症见当脘痞塞，甚则疼痛，饮食不当则症情加重，嗳气，纳少，口干，唇红，口腔有热感，大便或溏或干，排不能畅。苔淡黄薄腻，舌质红，脉细弦兼数。脘部触诊明显不适，深压有隐痛。证属胃弱气滞，津气两伤，肝气乘侮，胃络失和。治予滋胃柔肝，佐以理气和络。拟一贯煎出入，选药：

太子参 10g　麦冬 10g　石斛 10g　白芍 10g　怀山药 10g　北沙参 10g　杞子 10g　乌梅肉 5g　佛手花 3g　川楝子 10g　玫瑰花 5g　丹参 10g　炒谷芽 12g

药服 7 剂，痞塞稍减，隐痛止，余症减不足言。原方去杞子、川楝子，加黄连 3g 清中泻火，续服 21 剂，胃中灼热感明显减轻，诸症渐次缓减，口腔溃疡亦愈，纳馨，便爽。3 月后随访，症平未作。

于某　女，51 岁。

　　胃痞恙延 10 载有余，上消化道钡餐造影提示中、重度胃下垂。患者面色萎黄，形体瘦弱，胃脘痞满，食后为甚，有下坠感，触诊胃脘如囊裹水，有振水音，按压不适，无包块，纳少，大便干结，1~2 日 1 行。舌苔薄白，舌质淡，脉细。此乃脾胃虚弱，寒饮内停，胃气郁滞，升降失司。治以温运中焦，理气化饮。仿理中汤、苓桂术甘汤与良附丸等合方，药用：

　　党参 10g　焦白术 10g　炒枳壳 10g　茯苓 10g　炙甘草 10g　淡干姜 3g 花椒壳 3g　砂仁后下，3g　制香附 10g　高良姜 6g　川桂枝 6g

　　并嘱少食多餐，饭后平卧片刻，勿劳累。药进 7 剂，痞证改善，振水音减少，大便通调，然食后坠感未变，触诊胃脘轻度不适，脉、舌如前。方药中的，再予 7 剂。复诊诉痞满、振水音进一步减轻，食后下坠感亦有转机，胃部触无不适。温中化饮应手，原剂伍生黄芪 12g 补气建中，调治巩固。

宋孝志

权衡升降疗胃痞，治有五法皆调理

宋孝志（1910~1994），北京中医药大学教授

胃痞壅塞，平调升降

宋师认为：胃痞所表现的症状，如胃脘部（上腹部）痞满壅滞、塞而不通、胁腹胀闷、不思饮食、嘈杂等均与脾胃升降功能失其平衡有关。就其生理而言，脾胃同居中焦，脾以升为健，胃以降为顺。脾胃升降有序完成了饮食的消化吸收，通过脾气散精的过程调整阴阳，顺接气血，荣兴百骸。若其脾胃升降不能维系平衡，首先导致的病理改变是清阳不升，浊阴不降，壅塞中焦，痞满乃成。进而可因气机不畅，血脉瘀滞，兼证叠发，或克伐阴阳，中阳虚损，脉络失养致痞满久而不愈。因此，宋师把权衡升降作为治疗痞满的契机枢转，临床十分重视调整脾胃的升降功能，并提出调整升降之法，并非仅限于升提与通下。临证应根据病因的不同，一法专治或多法同用，使壅滞之邪或升散，或消导，或旁达，方可使中焦痞满尽消，气机通畅，运化恢复正常。

宋师以症见胃脘滞塞、胸膈满闷、逆气上冲、恶心呕吐、嗳气噫臭为实痞，投以旋覆代赭汤，降气和胃，调肝，通过条达肝气助胃行

壅滞。以症见胃脘痞满、纳呆、气短、自汗、腹中鸣响、大便溏薄者为虚痞，治疗多用补中益气汤，升发脾阳，旷怡胸脘，脾复健运，胃气自转。以痞满食后加剧、空腹则胃饥思食、大便时溏时秘为虚实夹杂之痞，常用调中益气汤治疗，以补脾健胃，升降并调。方中陈皮、木香降气下浊，通畅三焦，旨在升清利气；黄芪、柴胡、升麻升举清阳，意在驱散阴霾；党参、苍术健脾和胃，升降并用，相得益彰。

久痞不愈，燮理阴阳

胃痞之初，中焦失衡，运化呆滞，渐至损阴戕阳，阳损而胃不濡，阳伤而寒湿停。痞病日深，累及于肾，精之不泽，阳之不煦，病证更笃，变证丛生。宋师主张，久痞不愈者应从调理阴阳入手。温中补阳以健脾运，养阴和络以润胃。在治疗方法上更侧重阴中求阳，阳中护阴，阴阳兼顾。在药物的选择上甚为严谨，以防养阴之寒凉滋腻太过致痞满更甚，又杜助阳之辛温恃强，耗伤胃之阴津而致痞满难消。如临床上脘腹痞满日久，症见烧灼、嘈杂、不知饥、身体羸瘦、舌红少苔之阴虚者，以黄精伍党参、淮山药益脾润胃；山楂配芍药、甘草酸甘化阴，濡养胃络，和胃顺降；佐以黄芪、陈皮、砂仁启发脾阳，助运化。临证见痞满悠悠，晨宽暮急，喜温喜按，面色萎黄，大便清溏，舌淡苔白之阳虚者，常以金匮肾气丸方助阳携阴，温运除满。

痞满兼痛，调和气血

临床观察胃痞之证，初起多见痞而不痛，随着病情的发展逐渐出现疼痛，或胀痛，或刺痛，或灼痛。宋师认为痞病之初，邪之不实，气血尚盛，虽发壅滞，然络脉通畅痞之日久，邪入脏腑，损经伤脉，气滞血涩，瘀滞不行，遂因不通而痛。治疗应予调气和血法。气滞为主者，宋师自拟砂半理中汤，药用：砂仁、半夏、香附、枳壳、高良姜。取砂仁醒脾、降胃、益肾之功能，理元气，通积滞，散寒饮，消痞胀；半夏降逆和胃，消痞除胀，以疏郁结，畅气机；香附行气理血；高良姜温运中气。诸药合用共奏祛壅除滞，调畅气机之功效，消痞止痛。以血瘀为主者，宋师常施以五灵脂散治疗，取方中五灵脂、乳香、没药活血散瘀和络的作用，辅以延胡索行气通络止痛，佐以草果辛窜破瘀逐邪。若临证见气血失和，胃痞而痛，两胁胀痛，面晦暗，月经不行者则两方合用。

痞满纳呆，健脾悦胃

胃痞之证，常有进食则痞满加剧，空腹则痞满减轻者，时延日久，病人常继发厌食纳呆。不知者常以消导为法，久治而不愈。师谓：此非尽为实证，多有因虚而发。虚亦有在脾在胃之分。在脾者，为脾虚不能"磨食"，无力为胃代行消化，每当进食，脾运负荷加重，脾惫更剧，故而痞以餐后为重。此类病人常在胃肠钡餐造影时发现胃肠动力的改变，张力低下，蠕动缓慢，排空延缓。临床证候特点：

痞满而不能食，在胃者，多因胃之津液匮乏，致濡润、顺降功能失常，空腹时尚能自全，而进餐后糜化濡和之力不胜，致中焦痞满。此类病人临床胃液分析发现，胃酸分泌水平以及消化液分泌水平均较低下。由于消化酶质量的变化而致食物消化过程延缓。临床证候特点：不知饥饿，食之无味。治疗因脾虚不运纳呆者，用健脾益气的香砂六君子汤以调整运化机能，可加紫苏、厚朴以理气消痞，提高胃肠的蠕动频率。胃阴不足之痞满者用麦门冬汤加炙枇杷叶、石斛、黄精濡悦胃府，配枳实以调气机顺降。若兼泛酸、口苦、咽干则加大剂量生山楂（30g 以上）以酸制酸，兼可润胃敛阴。

据宋师观察，食积停滞之痞多见于胃痞之初。临床证候特点：脘腹痞胀，嗳腐吞酸，口中异味，舌苔黄厚腻，脉弦滑。治疗常用二陈汤加大黄、焦三仙、木香以行气除滞，消导和胃。大黄配木香可调整胃肠活动节律，促进胃肠排空，荡涤积滞。若因积滞日久，化热生湿，或痰热内壅者，临床证候特点为：脘满胁胀，口苦，烦躁，夜不安寐，苔黄，脉数，治疗常用温胆汤清化积滞，行气和胃。失眠者加秫米，配半夏除痰消滞和胃。

寒热痞满，调理肠胃

胃痞之证演绎为寒热错杂者多有之。宋师认为：这与脏腑的基本属性有关。因胃痞病在中焦脾胃，胃为阳明，多热多实；脾为太阴，多虚多寒。在病证发生发展的过程中，由于脾胃功能失调很容易导致亦寒亦热的病理改变。如《伤寒论》中的"少阳病误下"，或因脾气虚弱，外邪直入于胃，或湿热之邪留恋中焦，湿伤脾阳，热灼胃阴均可导致寒热错杂之痞满证。临床上此类病人多在胃炎的基础上伴发胃肠自主神经功能失调，消化道钡剂造影常提示有肠道激惹现象，临证多表现为胃经郁热，脾寒下移于肠的上热下寒证候。如胸脘窒塞满闷与肠鸣漉漉并见；脘膈灼热、欲冷饮与腹中畏寒、遇凉即泻互见；口苦、烦躁、舌苔黄腻与腹中冷痛，下利清稀兼见。师将此归于胃热肠寒，治以辛开苦降，常选半夏泻心汤。谓此方苦寒清胃热，辛燥散肠寒，甘温补脾气。若兼有呕恶，寒中厥阴经者加吴茱萸，辛开降逆；若表现腹中雷鸣，呕而恶食则加生姜，与干姜守散同用，散寒化饮，降逆和胃；若脘腹痞满，冷痛，大便清稀加川椒配干姜温脾散寒暖肠；若湿热未清，壅滞中焦加白豆蔻、薏苡仁、厚朴清热利湿，除痞厚肠。如此寒热并用，肠胃同调之法，治疗肠胃不和、胃痞壅滞之证，每每获效。

孔伯华

胀满呕逆治肝脾，清化和中总相宜

孔伯华（1885~1955），谱名繁棣，北京四大名医之一

胀 满

杨 男 五月十五日

脾湿肝热，气机失畅，脘腹时感胀满，大便滑泄，舌苔白腻，脉弦滑，左关较盛，亟宜清化和气。

石决明生研先煎，八钱 云苓皮四钱 白蒺藜去刺，三钱 炒秫米三钱 法半夏三钱 旋覆花布包，三钱 大腹绒二钱 川厚朴钱五分 代赭石三钱 猪苓三钱 泽泻三钱 盐橘核三钱 肥知母三钱 小川连钱五分 川牛膝三钱 生滑石四钱 朱莲心钱五分

王 男 十一月初四日

肝脾不和，运化失司，久而渐成腹胀，大便不甚克化，舌苔黄腻，纳物颇佳，脉象弦滑，右较盛大，亟宜清柔和化。

云苓皮四钱 赤小豆四钱 炒莱菔子四钱 大腹绒二钱 生赭石三钱 旋覆花布包，三钱 盐橘核四钱 福泽泻二钱 广木香一钱 川厚朴五分 广陈皮钱半 川牛膝三钱 鸡内金三钱 荷梗尺许 左金丸分吞，二钱五分

马 男 十一月十五日

脾湿肝逆，气机上犯，呃忒泛酸，脘次痞满，口渴舌赤，脉弦滑而数，治以降逆化湿。

云苓皮四钱　炒秫米四钱　白蒺藜三钱　法半夏三钱　石决明生研先煎，八钱　旋覆花布包，三钱　川厚朴钱五分　川牛膝三钱　代赭石三钱　盐橘核四钱　知母三钱　泽泻三钱　生滑石块四钱　荷梗尺许

严　女　七月十二日

肠胃停滞，脾湿颇盛，遂致食后胃脘胀满，大便秘，精力疲倦，口渴喜饮，小便如常，脉弦滑数而实，亟宜清渗芳化。

云苓皮四钱　炒秫米三钱　广藿梗钱五分　代赭石三钱　旋覆花布包，三钱　川厚朴五分　法半夏三钱　青竹茹四钱　焦六曲三钱　莱菔子三钱　炒枳壳钱五分　大腹绒三钱　小川连吴萸二分同炒，八分　滑石块三钱　肥玉竹三钱　天花粉三钱　珍珠母四钱　藕两　保和丸分吞，三钱

邓　男　四月二十五日

肝脾气郁，脘次痞胀、卧则随移左右，咳嗽多痰，中满不欲食，兼作呕逆，脉弦大而实，盛于两关，亟宜攻坚和化。

石决明生研先煎，八钱　白蒺藜三钱　法半夏三钱　旋覆花布包，三钱　代赭石三钱　生石膏生研先煎，六钱　炒黑丑钱五分　炒白丑钱五分　台乌药三钱　大腹绒三钱　生枳实二钱五分　焦槟榔钱五分　川厚朴钱五分　炒莱菔子三钱　生牡蛎布包先煎，四钱　醋军炭一钱　元明粉分冲，一钱　藕两　车前子布包，三钱

二诊：去黑丑、白丑、白蒺藜，加赤小豆、丹皮、三棱、莪术而愈。

孔师认为：胀满治肝脾，左金丸、正气散相佐为用，多属常例。然生石决明、鸡内金一以平肝之阳，一以消磨积滞而和胃，设若单腹胀用三棱、莪术、醋军炭、元明粉、黑白丑、生枳实，是攻其坚而下其实者。

呕 逆

徐 男 九月初四日

脾家湿困，运化遂差，阳明盛而喜食，渐至化热，呕逆脘阻，面色黄滞，脉弦滑而数，舌苔白腻，治当清渗宣化。

云苓皮四钱　炒秫米四钱　茵陈一钱　苦杏仁苏子钱半同拌，三钱　知母三钱　炒栀子三钱　川黄柏二钱　青竹茹四钱　炒谷芽三钱　炒稻芽三钱　枯黄芩二钱　鸡内金三钱　中厚朴七分　杜牛膝三钱　生桑白皮三钱　盐橘核三钱

章 男 十一月二十一日

湿滞伤中，肝胃两盛，呕逆，大便不畅，舌苔腻而黄，脉伏滑而数，左关较盛，当清宣导滞。

青连翘三钱　青竹茹三钱　杏仁泥二钱　炒枳壳一钱　陈皮一钱　炒稻芽三钱　焦六曲二钱　炒莱菔子二钱　橘核二钱　知母二钱　藕两　生桑白皮钱五分　益元散布包，三钱

李 男 十月初一日

湿困中土，转输不行，腹痛无定时，呕逆不得饮纳，二便秘，腹胀，脉滑大而数，亟宜芳化清利之品。

鲜苇根两　鲜竹茹八钱　广藿梗三钱　川郁金二钱　大腹绒二钱　台乌药三钱　橘核四钱　知母三钱　川黄柏三钱　郁李仁三钱　生川牛膝三钱　生赭石二钱　旋覆花布包，二钱　冬瓜仁三钱　紫雪丹分冲，三分

（《孔伯华医集》）

陈道隆

痞胀纳呆，苦辛通降，两调肝胃

陈道隆（1903~1973），字芝宇，申江名医，临床家

杨文莩 男，69岁。1962年10月5日就诊。

痰食气三者互结，蕴聚中宫，胃应降而反升，脾应升而反降，升降失于冲和，气食锢结不化，则酿湿成痰，横梗于中，气机不得通畅，当脘幽幽疼痛，痛引背膂，痞胀不舒，不思纳食。所虑者，大便秘结如羊矢，是乃关格之兆，关格未萌之先，急当辛滑流利，苦辛通降之法，冀其中宫旷达，抒轴自如，痰湿自化，气机自通，一切皆披靡无碍矣。

制川朴一钱五分　制半夏三钱　全瓜蒌杵，六钱　陈薤白三钱　小川连六分　淡吴萸五分　旋覆花包，三钱　代赭石先煎，五钱　广郁金生打，二钱　杏仁三钱　陈霉干菜叶三钱　嫩苏梗二钱　广藿梗三钱　青陈皮各一钱五分

1962年10月9日二诊：痰气互结，胃失冲和，湿浊梗阻，气机窒滞，当脘幽幽疼痛，痛引背膂，不思纳食，大便秘结，虑其关格之兆。续当辛滑流利，苦辛通降之法。

制川朴一钱五分　制半夏三钱　淡干姜八分　全瓜蒌杵，八钱　小川连六分　淡吴萸五分　旋覆花包，三钱　代赭石先煎，五钱　广郁金生打，三钱　杏仁泥三钱　陈香橼皮三钱　嫩苏梗二钱　陈薤白三钱　广藿

梗三钱　陈霉干菜叶二钱　白蜜冲入, 二两

1962 年 10 月 11 日三诊：关格是属阴液不能上承, 阳气不能通达, 痰湿互阻, 胃失冲和。肠运失健, 气机阻塞, 脘痛引背, 不思纳食, 不解大便。再用辛滑苦辛合润腑之法。

生川朴一钱　制半夏三钱　全瓜蒌杵, 六钱　陈薤白三钱　降香六分　檀香五分　广郁金生打, 二钱　炒枳壳一钱五分　小川连六分　白蜜冲入, 一两　人乳冲入, 一杯　半硫丸分吞, 一钱五分　九香虫一钱五分　炒竹茹二钱

1962 年 10 月 13 日四诊：关格病属于阴液不能上承, 阳气不能通达, 痰湿气瘀互阻, 胃肠失于冲和, 胸脘疼痛, 牵引背膂, 服半硫丸通阳泄浊之法, 获有效机。再追踪治之。

生川朴一钱五分　荜澄茄三钱　制半夏杵, 二钱　全瓜蒌杵, 六钱　九香虫一钱五分　降香屑六分　檀香末六分　广郁金生打, 三钱　炒竹茹二钱　白蔻仁杵, 原粒一钱　小川连六分　白蜜冲入, 二钱　陈薤白三钱　麸炒枳壳一钱五分　人乳冲入, 一杯　半硫丸分吞, 一钱五分

1962 年 10 月 16 日五诊：迭服辛滑流利而辛苦通降, 合瓜蒌薤白、左金、杏苏、旋覆代赭、二陈、藿朴胃苓诸法之后, 继用半硫丸润燥之方, 而气痹较展, 痰湿较化, 瘀阻渐舒, 胸脘疼痛已减, 而痛亦散漫而窜动, 难得者, 大便已能自解, 是皆半硫丸通阳泄浊之功, 胃机较展, 已思纳食。病有转机, 安当思危, 怡情适志为要。

生川朴一钱　荜澄茄三钱　制半夏三钱　全瓜蒌杵, 六钱　北秫米包, 四钱　九香虫一钱五分　檀香末六分　冰糖水煮山楂三钱　陈薤白三钱　广郁金生打, 三钱　鸡内金砂仁八分, 拌, 三钱　小川连吴萸五分拌, 六分　枳壳麸皮炒, 一钱五分　白术二钱　白蜜冲入, 二两　人乳冲, 一小杯

1962 年 10 月 20 日六诊：气痹未宣, 痰湿较化, 瘀阻渐疏, 胸脘痞闷如故, 而疼痛已减, 痛亦散漫窜动, 纳谷已苏, 胃机已能和谐,

惟液燥肠痹，便不易解。半硫丸通阳泄浊之法，仍需应用，开展中阳，温化痰湿为要。

生川朴一钱　荜澄茄三钱　制半夏杵，三钱　全瓜蒌杵，三钱　陈薤白三钱　小川连六分　檀香末六分　广郁金生打，二钱　青陈皮各一钱五分　炒竹茹三钱　山楂肉三钱　白蜜冲入，二两　半硫丸分吞，一钱五分　砂仁拌捣，八分　鸡内金三钱　人乳冲，一杯

1962年10月23日七诊：脉来虽然软弱，而尚流畅。可见脏腑阻滞已有疏通之机，气痹较宣，胃机冲和之象。痰湿较蠲，中阳得旷展之能。胸脘渐舒，而疼痛亦减，得谷者昌，失谷者亡，果能纳谷馨香，自用半硫丸通阳泄浊之法，便已自解。病后肢懈神疲，理所当然，惟中气略见式微，今当以和中寓疏之法。

制半夏二钱　茯苓三钱　荜澄茄三钱　冬白术二钱　檀香末六分　陈广皮一钱五分　孩儿参三钱　人乳冲，一杯　广郁金生打，二钱　生熟谷芽各四钱　砂仁拌，六分　捣鸡内金三钱　冰糖水煮山楂三钱　白蜜冲入，二两

1962年10月26日八诊：案列前方。

制半夏二钱　茯苓三钱　荜澄茄三钱　檀香末七分　陈广皮一钱五分　生熟谷芽各四钱　孩儿参三钱　鸡内金砂仁五分拌，三钱　小枳实一钱　瓜蒌仁杵，三钱　半硫丸分吞，一钱五分　冰糖水煮山楂三钱　朱灯心四分　广郁金生打，二钱　白蜜冲，二两　人乳冲，半杯

1962年11月1日九诊：脉来左关略弦，右手较起，尺较有力，尚属沉静。论其脉肝阳尚未靖驯，胃机已渐振作，下元未固。故脘痛彻背之象，已渐隐匿不显，不久可以消声敛迹。有时易于触怒，嗳气频作，寐安思纳。苔仍黄腻。阴阳相拒之关格，已趋效机。续当疏畅气机，调协肝胃，润腑助运，参以养正培元之法，庶不致肢懒神疲。康泰有期矣，尚冀怡情适志，千切为盼。

孩儿参三钱　仙半夏杵,三钱　北秫米包,四钱　旋覆花包,三钱
檀香末八分　青陈皮各一钱五分　广郁金生打,三钱　炒香枇杷叶包,四钱
生熟谷芽各四钱　炮远志一钱五分　白蔻衣八分　合欢皮四钱　炒枣仁研,
四钱　玉蝴蝶四分　白蜜冲,二两　人乳冲,一杯

1962年11月4日十诊:半硫丸,温药中之最滑润者,不但泄浊
通阳,抑且下行降逆,近来便已自解,中阳式微,渐能振拔,脾气有
上升之权,胃机有下降之职。斡旋得司,运化自健,脘痛彻背之象,
已渐敛声消迹,痞能安寐,纳谷较苏。惟阴阳相拒之关格,渐趋和协
调畅。舌苔已化。翳霾湿浊之阴邪,渐得蠲化。续当两调肝胃,升清
降浊,疏气助运,佐以养正培元之法。还冀勿妄动怒,怡情养性,至
盼为要。

孩儿参三钱　仙半夏杵,二钱　北秫米包,四钱　陈皮一钱五分　旋
覆花包,三钱　广郁金生打,一钱五分　合欢皮四钱　生谷芽檀香末五分拌,
四钱　冰糖水煮山楂肉二钱　茯神三钱　佛手片一钱　炒香枇杷叶泡,四
钱　炮远志一钱五分　白蔻衣八分

蔡如蒂　女,72岁,1962年4月2日就诊。

肝阳犯胃,胃机不调,头脑昏痛,胸脘痞闷,呕吐清水,不思纳
食,如是者将近一月。脉微弦、重按濡缓。当以柔和风木,调胃畅气
之治。

旋覆花包,三钱　代赭石七钱　盐半夏二钱　姜竹茹二钱　炒小川
连五分　吴茱萸五分　炒枇杷叶去毛包,四钱　煨陈皮八钱　蒸桑叶三钱
嫩钩藤四钱　炒木瓜二钱　煅瓦楞子四钱　生熟谷芽各四钱　盐水泡白
豆蔻六分　茯苓四钱

1963年4月9日二诊:前服升降开合之法,胸脘舒展舒适,呕
吐白沫已减,惟纳谷尚钝,胃机尚未调和而肠运已渐通降,大便二三
日一解,已不如前之羊矢状也。是赖半硫丸之功,半夏有交通阴阳之

力，盘恒斡旋之助，硫黄有襄赞通腑之能，关格之症，从此始有转机之望，仍当以通阳泄浊、辛滑流利、苦辛通降合而治之之法以攻堡垒，希其清阳上升，浊气下降，则胃能纳食，中宫有权，则水精四布，五经并行。

全瓜蒌杵，四钱　陈薤白二钱　杭白芍二钱，桂枝五分泡水拌炒　小川连一钱，淡吴茱萸五分拌炒　桃仁一两　生川朴八分　旋覆花包，三钱　代赭石六钱　制半夏三钱　淡干姜一钱　茯苓四钱　焦谷芽四钱　煨橘皮八钱　半硫丸分吞，一钱　人乳冲服，一杯。

（丁学屏　陈梦月主编《陈道隆学术经验集》）

陈道隆

腹胀、纳逊案析

陈道隆（1903~1973），字芝宇，浙江名家

腹胀，得食不舒

赵厚堂 男，80岁，1963年5月14日就诊。

肺胃阴津受伤，微咳咯红，月余不瘥。舌光脱液，舌根黄腻。黄腻必有积滞，滞在肠胃，故其气运二阻，腹筒膨胀，得食不舒，能有大便，则觉宽畅，可见内有滞运无疑。与夫脾阳不健、气虚不振之腹胀便秘者，迥然不同。勿欲以为坐起足冷，作胀或肿而断其为阳虚，故进以温补之方，更属截然不同。以其阳气已被阻滞，郁遏而不伸达也，是足冷而肿之理，显然若揭，亦勿庸哓哓置辨也。故津伤则口干，阴亏则烦躁，小便道路已易径而泄，腹既不舒，便又不解，百感猬集，心意荡漾，欲其神定魂安，寐足酣睡，不亦戢戢乎其难哉。况耄耋之年，血少养心，心神离多聚少，寤寐是难宁贴矣。诊其脉见有弦势而中沉，沉按之并未有沉软微弱之象。年虽老而其体质并不过于羸弱，是由气结运滞，浮火游移，肺胃失肃，可见一斑。总之，此症上有热，中下有滞，治颇棘手，清上固属急务，而和中疏下尤为要图，使其上得清肃之令，中能沉澄气机，下能疏导浊垢之法，亦泻南

救北之意，但绠短汲深，易于顾此失彼。统筹之方，亦不过续貂之计，是否有当，还请正之。

鲜沙参八钱　天花粉四钱　甜杏泥包，四钱　血见愁三钱　百草霜包，三钱　全瓜蒌　玄明粉一钱五分拌捣，六钱　小枳实一钱　地骷髅四钱　大腹皮一钱五分　鸡内金　砂仁八分拌，三钱　朱茯苓四钱　夜交藤五钱　枇杷叶包，四钱

1963年5月16日二诊：昨进上清、中和、下疏之法，泻南救北之意，胸脘较为舒畅，腹筩膨胀已减，得食不若前之饱胀，可见气滞较为舒展。大便已能自解，但不畅行，亦证肠滞较疏，曲屈之间，渐能下行，是半张承气之效。观其舌苔根黄较化，乃滞在肠胃，已有松动之机。至其舌红略润，烦少能寐，懊憹不悦，究属阴分受伤，津液受耗，心液难蒸，神驰未复之所致也。肺气较肃，络伤渐宁，红已较稀，此症正《内经》所谓"血逆于上，气逆于下，心烦懊善怒"之旨，不期而合，正相符契。气滞渐疏，阳能下达，足虽微冷而肿胀已瘥，未尝非浮游之火已有下降之能。方既获效，仍当坚守一二日，观其动静，再定行止可耳。

西洋参另煎冲，一钱　鲜沙参八钱　天花粉四钱　甜杏仁四钱　血见愁三钱　百草霜包，三钱　全瓜蒌打，四钱　小枳实一钱　大腹皮二钱　鸡内金三钱　砂仁拌，八分　朱茯苓四钱　夜交藤五钱　小青皮一钱　鲜茅根一两

1963年5月18日三诊：《内经》云"血逆于上，气逆于下，心烦懊善怒"之旨，又服上清、中和、下疏之法，原为着重在泻南救北之意，胸脘日渐舒畅，腹筩膨胀已减，烦懊善怒较为愉悦，则其中焦气滞，逆结于下之象，渐能舒展。舌苔根黄虽退，而宿垢浊滞踞于大肠曲屈之间，难以得幽径畅通下行，仍当咸寒之法浣涤其陈莝也。观其舌质红绛，略觉津润，病已伤阴，津气受耗，心营潜消，离火熠

熠，故寐不兴酣。胃机已能敷布，有冲和之能，纳谷渐馨，亦无饱胀之状，后天仓廪有权，自能充沛气血，乃症之佳兆也。精微得能上蒸，肺气能司下降，则络道清宁，血不进逆，红何外溢？脉尚弦而有力。阴虚未能柔养，阳亢未能承制，浮游之火，尚虑僭越难驯，此症之所忧者在斯，其病之难治者亦在斯。总之气进于下，尚为当今治之要策，釜底抽薪，是属泻南补北之法，仍当鞭策续进，清上肃肺，肺金不致过灼，则又何致血进于上而为咯红哉。方循前治。

西洋参另煎冲，一钱　鲜沙参八钱　鲜石斛撕开先煎，五钱　天花粉四钱　甜杏泥包，四钱　血见愁三钱　百草霜包，三钱　全瓜蒌　玄明粉一钱拌捣，六钱　小枳实一钱　大腹皮二钱　鸡内金　砂仁八分拌，三钱　小青皮一钱　朱茯苓四钱　沉香粉包，二钱　枇杷叶包，四钱

1963年5月20日四诊：投以泻南救北之方，阴分渐能濡润，肺金得滋，水源有灌，下溉癸水，水到渠成，便自畅行，已得金水相生之能，然尚仗水之波澜以推动，推动者气也。方中咸寒之内，有沉香一味，能鼓升下焦氤氲之气，则肠回曲屈之间，蕴蓄积滞之物，得能行缓而下，腑气已通，上焦之困厄较苏。肺胃之津液渐能润泽，则络道之破裂，无火以扰动，不复为漏卮不尽。故近来咯红已少，色亦渐淡，而心烦惋善怒之象，渐见平静。老年心神虽离多聚少，但水滋神敛，寐渐夙兴矣。观其舌苔红绛渐淡，剥舌渐起，是心阴胃液已现上荣之显征，不毛之地，已能茸茸孳生之佳机。上焦清旷，已渐畅达，中焦筐郭，亦觉宽舒，浊阴之邪，随阳和而潜消，气滞之积，得便解而舒展，故胸脘渐舒，腹胀渐瘥。仓廪有权，斡旋有力，则胃纳较振，精微上输，水足火息，阳亢自制。前之血进于上，气进于下，不敢妄动，惟所虑者，二手脉尚弦劲，弦属虚阳，劲系风火，老年脉当静而柔和，适见其反，乃由水亏木旺，虚阳上亢，致咯红不易一时救耳，尚虑其虚阳有僭越难制，变端陡出之险，不能不及早绸缪。所以

今日之治，续守养阴滋液，为金水相生之计，疏滞导浊，仍泻南救北之策，辅以潜阳制逆，防亢害窃僭之弊，连辔治之。方候明正。

西洋参另煎冲，一钱　鲜沙参八钱　鲜石斛撕开先煎，六钱　润元参三钱　天花粉四钱　苍龙齿先煎，五钱　宝珠茶花三朵　茜草炭三钱　全瓜蒌　玄明粉五分拌，六钱　沉香曲包，三钱　小枳实一钱　鸡内金　砂仁八分拌，三钱　朱茯苓四钱　枇杷叶包，四钱　海蛤壳八钱

1963年5月22日五诊：大便解而渐畅，地道已通，浊垢得下，气滞渐展，脘闷腹胀，渐觉舒适，可见阴分较复，气运较疏。用甘淡咸寒之方，得能斡旋乾坤者，全仗沉香一味，既能鼓升下焦氤氲之气，又能交通心肾水火之权，得气之推动，所以积蓄浊垢，下撤无遗，自然津液上升，络伤渐弭，故咯血小块，已血是血，痰是痰，不若前之混淆一起也。用龙齿镇静心肝，神较敛摄，故寐得酣睡。中宫渐清，空匮须填，故纳谷较馨，脾阳未振，足时漫肿。脉弦劲之势今较平静，是浮阳渐敛，阴分已得生化之机，症之转机也在此。续当和养气液为治之主题，佐以潜阳制逆，为防亢害之窃僭。但其舌红虽淡，苔根尚有腻层，足见肠回曲屈之间，尚有蓄积未铲。则疏滞导浊之法，仍须制小其剂，探其消息，不过已非泻南救北之决策。方候明正。

孩儿参三钱　鲜沙参八钱　鲜石斛撕开先煎，六钱　天花粉四钱　苍龙齿先煎，六钱　抱茯神四钱　茜草炭三钱　全瓜蒌杵，六钱　小枳实一钱　沉香曲包，三钱　鸡内金　砂仁八分拌，三钱　甜杏泥包，四钱　鲜茅根去心，二两　枇杷叶包，四钱　杜赤豆杵，四钱

1963年5月24日六诊：阴津受伤，气液难充，水少火多，上燥肺金，金炼火灼，阳络伤则血外溢，咯红渐少，已不如前之盈口而来。惟剥伤过甚，舌尚红绛，但较津润。苔根腻层未化。果然肠乃曲屈之间，尚有积结，究属高年，脾虚不振，斡旋无权，推动乏力，不

无影响大便之秘结，况血枯肠痹腑气窒塞，亦是一大原因，所谓有形之积渐去，无形之气暗伤，古人之枳实丸正为此等征象而设。年老须辅以温润以通幽，观其腹胀已渐松宽，即此已可知其梗概。沉香鼓升之功亦已建树，阳气尚虚，水淫下恋，是难温和，肿仍不消。心肝阳浮渐敛，神魂已能敛摄，烦悗已宁，能寐梦少。脉来弦势较为平静，是阴尚伤未还复之象。治之之法，和养气液仍为主要。鼓舞脾土，亦属迫切，清上润下，面面须顾，潜阳制逆，仅仅辅佐。通盘之法，亦兼顾并筹之策，方候明政。

孩儿参三钱　西洋参另煎，一钱　鲜沙参八钱　鲜石斛撕开先煎，六钱　苍龙齿先煎，五钱　抱茯神四钱　蒸白术二钱　麸炒枳壳一钱　茜草炭三钱　藕节七个　鸡内金　砂仁八分拌，三钱　海桐皮四钱　肉苁蓉四钱　瓜蒌仁杵，三钱　香谷芽　上沉香三分拌捣，四钱

1963 年 5 月 26 日七诊：脉来弦劲之势尚未静敛，真阴未复，虚阳上亢，气液两耗，浮火蠢动之征，惟其如此。火尚烁金，肺失清肃，络伤血溢，红已渐淡，混淆于咯痰之内，是症已减轻之兆。舌质红绛渐淡，且生薄苔，不毛之地，茸茸生草。苔根腻层未除，胃肠尚未清澈之象。昨大便自解，尚未畅行，枳术丸之一补一疏，肉苁蓉之温润通幽，已见效果，有形之积渐去，无形之气暗伤。年事已高，脾胃已虚，歉于斡旋，乏于推动。加以血枯肠痹，故大便之秘结，胥由于此耳。进以沉香鼓升之力，中下气滞已能舒展，则腹胀日渐宽松，欲得南风，须通北牖。则煦养气液如洋参、沙参、石斛之类，滋水以制火，养阴而培气，前之浅水搁舟，今能顺水推舟，则有助于大便之自解，则厥功非鲜，阳虚湿滞，逗留于下，足渐温和，肿尚未退。总之症舌两参，渐趋胜地。惟脉尚有搏指之弦。嫌其水火未能平衡，燎原之火，冀其早为平息。经之所谓"血逆于上，气逆于下，心烦悗善怒"之说，已非往昔之鸥张，而获渐次之就范。观其咯红已较弭，即

血迸于上之渐减。腹胀之宽舒，即气迸于下之松舒。心已安澹，寐能安寐，即心烦愦善怒之屏退。由此三者之处佳境，则其正气有渐能回复之机。所以治之之法，扶养气阴，仍为要着。鼓舞脾土，亦属迫切。上清肺金，下润肠痹，续当兼顾，潜阳制逆，安神戢肝，还须辅佐。统筹之计，亦一鼓擒戈之策，方候明政。

移山参另煎，一钱　西洋参另煎，一钱　鲜沙参八钱　鲜石斛撕开先煎，六钱　紫贝齿先煎，六钱　蒸白术二钱　麸炒枳壳一钱　甜苁蓉四钱　茜草炭三钱　鸡内金　砂仁八分拌，三钱　泽泻三钱　瓜蒌仁杵，三钱　香谷芽　上沉香三分拌捣，四钱

1963年5月28日八诊：抑郁于内，外貌似静而内则肝胆郁火炎炎。一阳独啸，夹风木上扰，眉棱酸痛，灼伤气液，舌质较红，犹有裂纹，不毛之地尚茸茸生草，火势鸱张，烁金逼络，络伤血溢，红较多泄。肠痹较宣，便虽解而不畅。气运较疏，腹虽胀而渐宽。络较濡养，逗湿稍化，足渐温和，肿亦渐消。脉来弦势尚未静敛。高年真阴已亏，虚阳亢逆，心肝未能制伏，风阳不时蠢动，浩浩荡荡，易于僭越。以其一水不能制二火。气阴防致虚脱，虑有喘逆、汗、呃之变，不能不预为筹谋。则当毓阴潜阳，为治之主宰。清肺润庚为并顾。方请明政。

西洋参另煎，一钱　剖麦冬四钱　鲜沙参先煎，八钱　鲜石斛撕开先煎，六钱　杭白芍二钱　珍珠母先煎，一两　石决明先煎，一两　生白术二钱　茯神四钱　侧柏炭三钱　藕节七个　炒丹皮一钱五分　甜苁蓉四钱　瓜蒌仁　元明粉拌捣，一钱五分，三钱　香谷芽　上沉香三分拌捣，四钱

1963年6月1日九诊：咯血未弭，肺络不宁，虚热煎逼之所致真阴已枯，气液难滋。舌仍红绛而视之似有茸茸一层，是阴分有回复之机。惟脉象尚弦，虚阳未能敛摄，仍有阳越之变，不能不为之踌躇也。胃肠未和，气运尚滞，大便能解而不畅行。夜半早餐食后尚舒，

中夜就逊，可见蠕动迂缓，斡旋无力之故。但腹胀已渐宽舒，气聚较为疏畅矣。足冷跗肿，仍须顾以温和。治法仍当清金润庚，培土滋水为要。

西洋参另煎，一钱　鲜沙参八钱　剖麦冬四钱　鲜石斛撕开先煎，六钱　蜜炙白术二钱　杭白芍二钱　生打石决明先煎，一两　生牡蛎先煎，六钱　茯神四钱　侧柏炭三钱　藕节七个　甜杏泥包，四钱　瓜蒌仁杵，四钱　泽泻三钱　五加皮四钱　香谷芽　上沉香三分拌捣，四钱

1963 年 6 月 3 日十诊：脉来弦势较为静敛，阳越之险象已趋平夷之坦境。因阳有下降之机，气必较为虚馁，阴必较为潜消。故咯红未弭，色鲜进泄，肺络尚未宁复之象。舌仍红绛，而谛视之如有茸茸一层。但口尚干燥，津液尚未复养之征。脾胃较振，气运较疏，腹胀已减，浮肿渐退，而便解尚未畅行，大肠屈曲之间，蠕动尚作迂缓之状。再当扶正培土、清金润庚之法而进行之。

移山参另煎，一钱　孩儿参三钱　剖麦冬四钱　川石斛五钱　百草霜包，三钱　血见愁三钱　藕节七个　蜜炙白术二钱　杭白芍二钱　生牡蛎先煎，六钱　朱茯神四钱　瓜蒌仁杵，四钱　夜交藤五钱　泽泻三钱　五加皮四钱　香谷芽　上沉香三分拌捣，四钱

1963 年 6 月 5 日十一诊：《经》云："得谷则昌，失谷则亡"，尤其老年纳谷能增，则一切疾患俱能抵挡。所谓饮食于胃，游溢散精，上归传输，宣布俪陈之义，全赖胃气运行之力，可见脾胃为后天之本也。今诊脉弦较敛，浮阳渐能潜纳，不致有外越飞腾之险。惟气馁不振，液少不充，困倦如常，有芝苣不禁风摇之状。口尚干燥，舌仍红绛，虽有茸茸一层，而剥蚀尚未全起。虚火尚灼，肺络失宁，红未获弭，色已较淡。中州已渐提挈，气运较为疏展，腹胀先消，浮肿继减，便解尚未畅行，蠕动蹒迟，腑失润降耳。续当扶正培土，清金润庚，养津宁络，安神醒胃诸多法门，汇而治之。

移山参另煎，一钱　孩儿参三钱　剖麦冬四钱　川石斛六钱　侧柏炭三钱　仙鹤草四钱　藕节七个　蜜炙白术二钱　杭白芍二钱　苍龙齿先煎，五钱　朱茯神四钱　柏子仁四钱　瓜蒌仁杵，四钱　泽泻三钱　海桐皮三钱　香谷芽　上沉香三分拌捣，四钱

1963年6月7日十二诊：脉来弦劲之势渐能敛摄。浮阳较戢，痉厥喘呃之险象，已成过去，惟气液两亏，未能复养，神疲困倦，如隳如废。纳谷渐增，谷气充实中州，后天有资，气血自能化生。虽疲乏于一时，定能振作于一月，是可期卜耳。口尚干燥。舌仍红绛。津液究属未复，气火尚燔灼不息。阳络受伤，红未获弭。老年脾肾往往不足，釜底易于乏薪，气运常致窒滞。近来阳气通畅，少火生气，既能承接又能分泌，故腹胀先消，浮肿继减。蠕动蹒迟，便解未畅。仍须以扶正培土，清金润庚之法，为不二法门之方。

移山参另煎，一钱二分　孩儿参三钱　南北沙参各三钱　剖麦冬四钱　川石斛六钱　宝珠茶花一钱五分　茜草炭三钱　蜜炙白术二钱　活磁石先煎，六钱　杭白芍二钱　朱茯神四钱　参贝陈皮一钱五分　瓜蒌仁杵，四钱　泽泻三钱　香谷芽　上沉香三分拌捣，四钱　柏子仁四钱

1963年6月9日十三诊：脉来弦缓。虚阳已渐敛戢，气阴两亏，未能回复，口唇干燥。舌尚红绛，虽有茸茸一层，尚未润泽全舌。气火燔灼，炎腾于上，上灼肺络，咯红色鲜，迸泄未弭。纳谷较增，神疲较振，谷气充实，仓廪有资，气血自能生化，是亦斯症之佳兆也。脾肾已渐沛裕，少火生气，腹胀先消，浮肿继减。腑未通调，便解不畅。再拟扶养培本，金水相生，土庚合一之治，为治之绳墨。

移山参另煎，一钱五分　孩儿参三钱　南北沙参各三钱　剖麦冬四钱　川石斛六钱　小蓟炭三钱　侧柏炭四钱　蜜炙白术二钱　杭白芍二钱　朱茯苓神各四钱　海桐皮三钱　泽泻四钱　生熟谷芽各四钱　血余炭三钱　瓜蒌仁杵，四钱

1963 年 6 月 11 日十四诊：迭进扶养培本、金水相生、土庚合一之法，正气似较回复，而一水不能生二火，金被火灼，红炉燔烁，阴精受伤，津液涸耗。肺络逼迫，红仍未弭。舌尚红绛，虽有茸茸一层，不毛之地，已见润泽。但根尚碎腻，胃纳大动，谷气渐能充实，仓廪有资。灌溉有力，老年之昌机也。脾肾未复，蒸腾无能，足肿未消，肠幽不润，便解不畅。近日来两手脉按之虽弦而无劲势，但亦不静，浮阳未敛，肝阳易动，尚希勿动气恼，于症有助，于脉可宁，是所望耳。续当仍重于金水相生，土庚合一之法，尤当制伏其浮阳，杀其鸱炎之势，使之就范受驯为要。

孩儿参三钱　南北沙参各三钱　剖麦冬四钱　焙丹皮一钱八分　杭白芍藕粉三钱拌,二钱　制花蕊石四钱　侧柏炭四钱　藕节四个　蜜炙白术二钱　泽泻三钱　朱茯神四钱　阿胶三钱　川贝母杵,二钱　生熟谷芽各四钱　瓜蒌仁杵,四钱　川石斛先煎,六钱

1963 年 6 月 14 日十五诊：胃纳渐增，谷气大动，仓廪有资，输布有力，则荣泽五脏，洒陈六腑，俱有益于气血，亦有益于病久羸弱者。得谷者昌，老年惟一有后天之本也，但阴亏火炎，红炉燔灼，阴津被夺，气液两烁，上迫肺络则血外溢，色紫迸泄，略有咳呛。舌仍红绛，苔根碎腻。脾肾尚亏，足肿不消，清浊不分，尿有沉淀。肠幽不润，便解不畅。浮阳未敛，肝阳尚扰。两手脉按之弦而不静。续当滋水养金为主宰，和中宁络为挈目之法，为治之大要。

孩儿参三钱　南北沙参各四钱　川石斛先煎,四钱　剖麦冬四钱　焙丹皮二钱　仙鹤草五钱　茜草炭三钱　杭白芍藕粉三钱拌,二钱　川萆薢三钱　泽泻三钱　朱茯神四钱　蜜炙白术二钱　陈阿胶三钱　川贝母杵,二钱　瓜蒌仁杵,四钱　生谷麦芽各四钱　糯稻根煎汤代水,一两

1963 年 6 月 16 日十六诊：脉来左手尚弦，右手较缓，阳尚亢逆，未能归窟，而气阴两亏，津液潜耗。舌质尚红、苔根碎腻未退，虚火

上炎逼络，红炉未能点雪，阳络伤则血外溢，色紫未弭。脾土卑监，堤防易溃，肿尚不消，转输无力，清浊不分，尿浑不清，肠痹不润，便未畅行。症情如此，渐趋平夷。续当滋水养金，和中宁络之法，为治之大要。

孩儿参三钱　南北沙参各三钱　川石斛先煎，六钱　剖麦冬四钱　仙鹤草五钱　茜草炭三钱　杭白芍藕粉三钱拌，二钱　蜜炙白术二钱　川萆薢三钱　泽泻三钱　海桐皮四钱　陈阿胶炖烊冲，三钱　火麻仁杵，四钱　川贝母杵，二钱　朱茯神四钱　宝珠茶花一钱五分　生熟谷芽各四钱

1963年6月17日十七诊：肾阴不足，肝阳扰动，内风鼓舞，上凌清灵。循太阳经络，后项攀胀。火扰神烦，懊憹不释。易于触怒，神向外役。魂不安窟，寐不兴酣。火炎于上，肺失清肃，咯伤则血外溢，色仍紫黯。中州滞于斡旋，肠胃弱于转运，纳谷不馨，口味觉淡。胃不和则九窍不和，肠痹不宣，清浊不分，便仍不畅，溲色混淆。气液两耗。舌质尚红。脾土卑监，肿尚不消。脉来两手仍有虚弦之象。真阴不足，虚阳上亢，未能归窟之縀。续当滋水养金，柔肝安神，和中宁络之法为圭臬。

煅决明先煎，八钱　苍龙齿先煎，五钱　双钩藤次入，四钱　朱茯神四钱　剖麦冬四钱　川石斛先煎，六钱　杭白芍藕粉三钱拌，二钱　百草霜包，三钱　茜草炭三钱　生熟谷芽各五钱　参贝陈皮一钱五分　蜜炙白术二钱　火麻仁杵，四钱　炒焦枣仁研，四钱　泽泻三钱　海桐皮四钱

1963年6月19日十八诊：真阴未复，虚阳扰动，肝阳僭逆，清灵不清，眉棱酸胀，头脑浑浊。阳旺火炎，逼伤肺络，咯红依然，鲜紫迸泄。水不济火，心阳熠熠，神向外役，宫城失护，烘热阵阵，烦躁不宁，寤不安寐。胃机不协，运化蹒迟，胸痛嗳酸，口味觉淡，纳谷不馨，淫浊阻中。阳气不和，二足觉冷，洒洒渐渐之象，肿胀又未消退。州都不调，清浊不分，小溲混淆而有沉淀。肠痹不宣，便不畅

行。舌尚红绛。脉重按仍有弦劲之势。再当益阴和阳，滋水养津，柔肝安神，和中宁络为要。

生石决先煎，一两　灵磁石先煎，一两　炒滁菊三钱　剖麦冬四钱川石斛先煎，六钱　杭白芍藕粉三钱拌，二钱　朱茯神四钱　首乌藤五钱炒枣仁研，四钱　柏子仁四钱　侧柏炭四钱　茜草炭三钱　参贝陈皮一钱五分　蜜炙白术二钱　川萆薢三钱　胡芦巴一钱五分　甜苁蓉三钱荷叶边四钱

1963年7月4日十九诊：咯红未弭，热伤肺络，未能清肃，略有烦躁，寤寐尚安。州都不调，清浊不分，小溲混淆而有稠汁。腑气艰行，便不易解。脉弦劲之势已缓。舌虽剥而有薄苔。神疲不振，久病胃纳尚佳，脾胃后天仓廪有权，资生有力，诚是病之佳兆也。续当益阴滋水，养津清肃为要。

天麦冬各四钱　侧柏炭四钱　丹皮炭二钱　血余炭三钱　杭白芍藕粉三钱拌，二钱　茯神四钱　炒焦枣仁研，四钱　泽泻三钱　鲜扁斛撕开先煎，六钱　火麻仁四钱　参贝陈皮一钱五分　鲜茅芦根去心节，各一两　象牙屑一钱五分

1963年7月5日二十诊：咯红渐少，肺络较为宁摄。州都渐调，清浊能分，小溲已渐鬯行，稠黏已少，久病二焦不无虚馁，尤其气乏鼓舞，矧在高年。治当扶本益气为亟务。脉舌如昨。续以和养为治。

移山参另煎，一钱五分　蒸白术二钱　怀山药米炒，三钱　茯苓神各三钱　清炙草八分　米炒麦冬四钱　炒焦枣仁杵，三钱　泡远志一钱五分金钗斛撕开先煎，四钱　杭白芍二钱　鸡内金　砂仁八分拌，三钱　生熟谷芽各四钱　稽豆皮四钱　陈皮一钱五分　藕节七个

1963年7月8日二十一诊：脉弦滑，舌中光剥、苔碎腻。咯红未弭，大便溏薄而不畅，小溲浑浊而色红，寤寐不安，神疲不振，纳谷不馨。脉舌症象论之，正气已亏，阴液潜耗，脾运乏动，州都失调。

既宜扶本益气，又当滋阴养津，更须和中健脾为要。

潞党参三钱　土炒于术二钱　朱茯神四钱　霍石斛另煎，一钱五分　米炒麦冬四钱　泽泻三钱　炙内金三钱　平地木三钱　炒藕节七个　川萆薢三钱　橘红一钱五分　生熟谷芽各四钱　杭白芍藕粉三钱拌，二钱　蚕豆花露冲服，四两

纳　逊

钱子钦　男，60 岁，1962 年 11 月 11 日初诊。

胃阳不和，胃阴不足，先贤叶天士所谓阳明脉络空虚，原指胃阴而言，但不得胃阳蠕动，胃阳蒸发，则何以有生化之源。所以凡病不思纳食者，不仅仅于谓为胃阳之式微，而其于胃阴之空虚，尤有攸关。故月来纳呆味淡，百般治之而不苏，其原因在此。其治法当取乎胃阴胃阳并治之方。观其舌苔光削剥，间有潮热。则更须要胃阴之滋养，已刻不容缓矣。

孩儿参三钱　米炒麦冬三钱　米炒怀山药三钱　参贝陈皮一钱五分　仙半夏杵，二钱　北秫米包，四钱　生熟谷芽各五钱　糯稻根七钱　南枣三个　金橘饼一个

1962 年 11 月 15 日二诊：数月来胃口呆钝，其味觉淡，舌麻光剥。胃阳不和，胃阴不足，不得水谷以滋养，则阴液渐耗。虚火有余，肝阳易动，动辄烦躁，易于触怒，沉重声响，心悸摇荡。脉濡细，舌中光。再当煦和胃阳，滋养胃阴，两者并治之。

孩儿参三钱　生白术二钱　米炒麦冬四钱　米炒怀山药四钱　南枣三个　仙半夏件，二钱　北秫米包，四钱　参贝陈皮一钱五分　冰糖水煮山楂肉三钱　金橘饼一个　生熟谷芽各四钱　糯稻根六钱　佩兰梗八分拌炒杭白芍二钱　锅巴一团

1962 年 11 月 18 日三诊：叶天士先生创胃阴之说，李东垣先贤立脾胃之论。二者一主阳，一主阴，实则不能分离以治。胃阳不能敷布，胃阴何以濡润，所谓不得水谷则气液何以蒸腾？见症论治，是为扼要。数月来，胃口纳呆。舌麻光剥，心悸烦躁，易于触怒，口味觉淡，其为胃阳式微可言，其为胃阴不养毋轻。二方中皆以煦和胃阳，滋养胃阴，阴阳二者并治之。脉濡较为有力，舌光较为津润。数月来之胃口呆钝，竟能思食，食亦有味。效机已着，续当前法循序渐进。

孩儿参三钱　生白术二钱　米炒麦冬三钱　米炒怀山药三钱　合欢皮四钱　仙半夏杵，二钱　北秫米包，四钱　绿萼梅一钱　参贝陈皮一钱五分　金橘饼一个　冰糖水煮山楂肉二钱　生熟谷芽各四钱　糯稻根五钱　佩兰梗拌炒，八分　杭白芍二钱　南枣三个　锅巴一团

（丁学屏　陈梦月主编《陈道隆学术经验集》）

痞痛求通降，临证仗经方

江心镜（1916~1991），江西波阳老中医

气窒胀满，善用厚朴半夏

《伤寒论》66 条曰："发汗后，腹胀满者，厚朴生姜甘草半夏人参汤主之。"先生认为，此条所论腹胀满，并非指实满，乃由脾虚，胃气逆阻，痰食滞气不行，虚实挟杂于中所致。"发汗后"必是指汗多伤阳，气窒不行也，攻之则伤阳，补之则愈滞，当然伤阳是为病因之一端，不可拘泥，临床亦有心思伤脾，胃失和降；房事伤肾，脾失温煦；郁气伤脾，运化失常；郁热伤阴，气滞不行，均是胀满气窒之成因，均可用厚朴半夏汤，先生常用此方治胃下垂引起腹胀，同时灵活应用治疗各种胃病。

程某 男，39 岁，教师。

胃脘部疼痛多年不已，8 年前发病是以饭前腹痛，饭后痛减，痛时喜温喜按，时反酸水。经 X 线钡餐示：十二指肠球部溃疡。经服用西药胃得乐，胃痛好转。过 2 年，近胃脘部疼痛复作，每遇情志不遂及春夏之交发病，发时以腹胀满，心中痞塞，呃气纳呆为主。刻诊，1987 年 4 月某日，因批改作业加夜班，复由杂食所伤，而发上

腹部胀痛，腹满呃气，痞塞不舒，纳呆，不反酸水，西医拟诊为慢性胃窦炎，舌质红、苔黄，脉细弱偏弦，大便不畅，初投半夏泻心汤无效。江师辨为：心思伤脾，杂滞痰气阻中，拟用厚朴生姜甘草半夏人参汤。

太子参 15g　厚朴 15g　法半夏 12g　大腹皮 15g　干姜 3g　黄芩 10g　焦楂 12g　谷芽 30g

3 剂后频频矢气，腹胀痞塞逐渐减轻，患者自觉若有沉石自心中拿掉，脉仍细，舌淡。守原方加蒲公英 20g，3 剂病瘥，随访一直未复发。

江师谓此条适应症，常表现心下满痛，痞塞隐隐不舒，呃气纳谷不馨，大便不畅，或溏而不爽，以太子参易党参，党参虽补力强，但味甘易壅塞中阳，太子参性平，气阴双补而无生胀之弊；胀甚除甘草，加大腹皮；如挟湿热滞痰加黄芩；寒甚除生姜，加干姜；兼外感寒湿除人参，加藿香、苏梗、佩兰；胃阴不足，以党参易北沙参、麦门冬，即变一贯煎加厚朴、法半夏；食滞不化加鸡内金、焦楂炭。

疼痛不止，常用大黄通腑

脾胃属中土，主运化吸收，运而不化则易阻滞，食伤不当，也易运化失常，一个是先虚后实，一个是先实后再虚，均因不通而致痛。痛是胃病主症之一，先生根据"所谓五藏者，藏精气而不泻也，故满而不能实；六腑者，传化物而不藏，故实而不能满也"的理论，喜用补脾胃药及通胃腑药相结合治疗胃病之痛症。《伤寒论》279 条："大实痛者桂枝加大黄汤主之。"先生对本条理解是，腹痛本来加白芍，与桂枝就有和解治痛之用，为何加大黄，必定是邪气成聚，实滞不去，以桂枝汤和脾阳，大黄通胃腑也，这是《伤寒论》应用攻补法治胃痛的范例。所谓"大实痛"指胃腑大实，治实而又和调脾阳，脾胃阳虚用桂枝、白芍；胃滞积聚以大黄通之。若属脾气虚，而又挟胃肠之腑实，不是止痛药所能及，必以黄芪、党参益气和阳，用大黄通腑，化瘀止痛；若胃阴虚而挟积滞，先生常用养胃阴与通实滞之大黄相配，相得益彰。

王某 女，42岁。

近因筹建厂房，操劳多虑，复因遇事不悦，而发腹痛。刻诊，患者形瘦，捧腹而至，述其胃脘部疼痛，呃气，时剧时缓，说话声音低弱，食后痛减，原检查有慢性胃炎，睡眠不佳，纳食无味，舌质红、苔薄白，脉细弦。用过解郁理气之类药，呃气稍减，腹痛如前，转江师诊之，细问其大便通否，曰正常，再问其有便欲解而未解完之症，辨为忧思郁气伤脾，胃虚而积滞不去。

黄芪 30g　党参 15g　煅牡蛎先煎, 30g　煅龙骨先煎, 30g　大黄 10g　酸枣仁 15g　桂枝 10g　炒白芍 15g　黄芩 15g　法半夏 15g　香附 10g　降香 10g　谷芽 30g

3剂，药后大便通畅，腹痛减半，睡眠转佳，守原方加淮山药20g，鸡内金 10g，5剂病愈，随访3年多未发。

此案虽以忧思伤脾，运化失职，胃腑挟滞为主要病机，江师用大黄加在大队收敛心气与补益脾气药中，通过泄浊解郁取得止痛的效果，可见先师对经方不仅理解透彻而且敢大胆创新。

病挟不寐，先以安神

前贤早有名训："胃不和则寐不安。"指脾胃有病变，消化吸收不好，会影响神志方面的变化，反过来，由于情志的抑郁不畅，肝气不调达，又会影响脾胃的消化吸收。《金匮》18条曰："虚劳，虚烦不得眠，酸枣仁汤主之。"条文中以"虚劳""虚烦"冠首，说明是阴虚阳胜，虚热内扰而烦不得眠，这与归脾汤的心脾两虚证不同，与心热阴虚的黄连阿胶汤之证亦不一样。先师认为此证是因肝阴不足，疏泄失常，火扰神明而失眠，若犯及脾胃则可腹痛，使脾胃运化失常，相当于现代医学的胃神经官能症，如以失眠为重，而腹痛、胃脘不舒，当以安眠为主，治胃为次。

李某 男，45 岁，工人。

发胃脘痛，数月不愈，形体瘦弱，面色少华，纳差，失眠多梦。刻诊，近因胃脘部疼痛，数日不寐，食量减少，伴头昏心悸，发早脱而稀疏，线检查为慢性浅表性胃炎，舌红苔黄，脉细弦，曾服过许多治胃及安神药无效，患者苦恼，先师辨为脾肾两亏，肝阴不足，郁火上浮，胃纳失常，为《伤寒论》酸枣仁汤证。

酸枣仁 15g　茯神 15g　知母 12g　川芎 10g　太子参 15g　合欢皮 12g　谷芽 30g　甘草 10g

3 剂。服至第二剂得酣睡一晚，胃痛减轻，纳增，舌仍红、苔薄黄，脉细，再拟上方加炒白芍 15g，当归 10g，黄精 20g，3 剂，胃病基本减除，睡眠饮食正常，以六味地黄丸善后，随访 4~5 年未发。

本案以安神宁志为主，并未专治胃而使胃病好转。因本患者由于劳累过度，而致肝肾两亏，虚火扰及脾胃，而导致胃痛，和一般胃病不同，故抓住不寐、虚劳之主症，使病得到扭转而痊。

（章新亮　整理）

刘渡舟

邪气痞塞用泻心，湿热蕴结大柴胡

刘渡舟（1917~2001），北京中医药大学教授，著名中医学家

火热痞（自主神经功能紊乱）

王某 女，42岁。1994年3月28日初诊。

患者心下痞满，按之不痛，不欲饮食，小便短赤，大便偏干，心烦，口干，头晕耳鸣。西医诊为"自主神经功能紊乱。"其舌质红，苔白滑，脉来沉弦小数，此乃无形邪热痞于心下之证。治当泄热消痞，当法《伤寒论》"大黄黄连泻心汤"之法。

大黄3g，黄连10g，沸水浸泡片刻，去滓而饮。服3次后，则心下痞满诸症爽然而愈。

《伤寒论》第154条云："心下痞，按之濡，其脉关上浮者，大黄黄连泻心汤主之。"本方为治疗火热邪气痞塞心下的"火热痞"的正治之法。心下位居中焦，脾主升，胃主降，心下部位，乃是阴阳气机升降之要道。如果有邪气阻塞其气机升降，则反映心下部位发生痞塞，气机不得畅通之证。因无实物与之相结，所以按之不硬不痛。火为阳邪，上扰于心，则见心烦，下迫火府，则见小便短赤。至于舌脉之象，皆是一派火热之证，治以大黄黄连泻心汤清泄心胃无形之邪热，

热汤渍服，取其气而薄其味直走气分，则痞塞自消。

本方临床运用广泛，不仅治疗心下热痞，而且还能治疗火邪所发生的诸般血证，以及上焦有热的目赤肿痛、头痛、牙痛、口舌生疮、胸膈烦躁等症。

水 气 痞

潘某 女，49 岁，湖北潜江人。

主诉心下痞塞，噫气频作，呕吐酸苦，小便少而大便稀溏，每日三四次，肠鸣漉漉，饮食少思。望其人体质肥胖，面部浮肿，色青黄而不泽。视其心下隆起一包，按之不痛，抬手即起。舌苔带水，脉滑无力。辨为脾胃之气不和，以致升降失序，中挟水饮，而成水气之痞。气聚不散则心下隆起，然按之柔软无物，但气痞耳。遵仲景之法为疏生姜泻心汤加茯苓：

生姜 12g　干姜 3g　黄连 6g　黄芩 6g　党参 9g　半夏 10g　炙甘草 6g 大枣 12 枚　茯苓 10g

连服 8 剂，则痞消大便成形而愈。

本案为胃不和而水气痞塞心下，其病机在于脾胃气虚不运，水气内生波及胁下，或走于肠间。《伤寒论》概括为"胃中不和，……胁下有水气"，故用生姜泻心汤治疗。本方为半夏泻心汤减干姜加生姜而成，重用生姜之理，借助其辛散之力，健胃消水散饮。临床上，凡见有心下痞塞，噫气，肠鸣便溏，胁下疼痛，或见面部、下肢浮肿，小便不利者，用本方治疗，效果甚佳。如水气明显，浮肿、小便不利为甚，宜加茯苓利水为要。

呕　利　痞

平某　男，44 岁。

感冒后头痛，周身酸痛，无汗，胸满，不欲饮食，午后身热，体温 37.5℃ ~38℃，小便黄，舌苔白腻，脉弦细而浮。刘老辨为湿热羁于卫、气之间，治以芳化与淡渗相兼为法。

白蔻仁 6g　杏仁 9g　薏苡仁 9g　半夏 12g　佩兰 9g　连翘 9g　滑石 12g　通草 9g　大豆卷 10g

服 2 剂，头身疼痛大减，但午后发热仍不解，新转下痢黏秽，里急后重，腹中疼痛，心胸烦满，胃脘痞塞，呕恶而不欲食。视其舌苔黄，根部苔腻，脉弦滑任按。刘老根据六经辨证认为表邪入里，湿热蕴结三焦，少阳枢机不和，阳明胃肠不调之证。疏方：

柴胡 12g　黄芩 9g　半夏 12g　生姜 12g　枳实 10g　大黄 5g　白芍 10g
大枣 5 枚

服第一煎，周身汗出，肠鸣咕咕作响。第二煎后，大便排出许多臭秽之物，腹痛随之缓解。再剂后，则下利、痞满、喜呕等症悉愈。

本证为太阳表证已罢，病人少阳而兼见阳明里实之证，故用大柴胡汤治疗。《伤寒论》165 条云："伤寒发热，汗出不解，心中痞硬，呕吐而下利者，大柴胡汤主之。"邪入少阳，枢机不利，气机阻滞，故心中痞硬，邪在胆，逆在胃，故见呕吐。加之里气壅实，升降失常，故呕恶更急。其下利当属热结旁流，虽下利而里实燥结仍在，加之少阳气机不舒，故下利伴有腹痛与里急后重。用大柴胡汤，在于和解少阳疏利气机，兼能通下里实。

呕利痞在大论涉及较多，临床应仔细辨证。若呕利痞，而见肠鸣，大便频数，腹部柔软，困倦乏力，舌淡苔白者，则为脾胃虚弱，升降失常，水气痞塞，寒热错杂于中所致，可用生姜泻心汤加茯苓治疗；若呕利痞伴见引胁下疼痛，痞硬而满，呕吐痰涎，呼吸不利，属于水饮内停，走窜上下，充斥内外，泛溢三焦，当用十枣汤攻逐水饮；而本证心下痞满不舒，下利黏秽，伴腹痛，里急后重，呕恶，心烦，苔厚腻，脉弦滑，显为少阳枢机不利，兼有阳明里实之候，故刘老用大柴胡汤治疗。可见，同为呕吐下利，心下痞满，临床却有寒热虚实之分，故当详察细审而不拘于一格。

颜德馨

老年纳呆，疏调以和

颜德馨（1920~2017），上海铁道大学教授

老小之疾，有不少类似之处，诸如易感风寒，每多咳嗽；易于伤食，积滞中州。其病机不外肾气不足，脾运不健。不过一则向衰，一则向旺；一则难已，一则易调。而老人又每多夹杂七情。其厌食一证，除注意寒热、虚实外，尤当注意气机之调畅，积滞之有无，切不可滥补养患，以成沉疴。

积滞当去，调其升降

周某　男，69 岁，住院号 118862。患者 1977 年行胃大部切除术。平时常服健脾和胃之品及西药胃复安等。

2 个月来不思饮食，食后腹胀，头晕神疲。近半月逐渐加重，3 日来每日只饮 15g 葡萄糖，腹泻日 2~5 次以上。入院后胃镜检查"吻合口黏膜慢性炎症、充血"。经投参苓白术散不效。1985 年 9 月 21 日就诊，症见不思饮食，纳后腹胀，得矢气而舒，时觉胸闷心悸，口淡无味，面色不华，形体消瘦，肌肤干燥，动则汗出，夜梦纷纭，大便次数不一，舌淡苔微，脉沉细无力。此为久病气阴两虚，术后瘀浊交阻，运化失司。法当去积滞，调升降。

炒白术 9g　炒枳壳 5g　蒲公英 9g　砂仁后下, 2.4g　生麦芽 30g　檀香 1.5g　陈皮 9g　丹参 10g　佛手 4.5g　炙鸡内金 9g　八月札 9g　娑罗子 9g

8 剂，水煎服。服 3 剂后，开始食稀粥，食后饱胀减轻，二便调，8 剂后病愈，出院。

本例高年之残胃胃炎，缘由胃大部切除术后瘀浊交阻，脾胃升降失职，运化失司。虽具气阴两虚，总属瘀浊中阻，虚实夹杂，用药不能仅着眼于"虚"上。本案以张洁古之枳术丸固本清源为主。其中白术一味健运中土；以生麦芽、炙鸡内金、丹参、蒲公英导滞化瘀清热；八月札、娑罗子疏肝理气，以病久多合生麦芽以复其春夏之令；佛手、陈皮行气化痰，合枳壳而取其苦降。积滞去，脾运健，升降复，一方而效。故高年胃疾，每多虚实夹杂，气机失常。而调理气机之升降，特别是以轻去实，则为治疗关键。

木郁土壅，法当调疏

顾某　女，81 岁，住院号 110231。1984 年 7 月初，因情志抑郁，感胸脘痞满不适，胃纳大减，伴恶心欲吐，喜饮汽水、啤酒等，饮后嗳气或得矢气则舒，大便日行 1 次，色黄量少，曾间断予以清暑化湿、疏肝和胃之剂，诸症时轻时重。9 月 1 日来诊，症见胃纳不振，伴脘痞，胸满，得嗳气或矢气则舒，口干苦，食乏味，心悸，下肢轻度浮肿，苔厚腻色淡黄，脉细滑稍弦。患者年逾八旬，其气自衰，复因七情，肝气郁滞，横逆脾胃，运化不及。治以疏肝和胃，理气化浊。

苍术 9g　半夏 9g　川朴 4.5g　苏梗 9g　茯苓 9g　生姜 2 片　柴胡 6g　枳壳 5g　绿萼梅 4.5g　代代花 4.5g

3 剂，水煎服。

3 剂后，苔腻渐化。改代代花为川朴花 4.5g，继进 3 剂。患者脘闷恶心大减，口干不欲饮，纳增便可，食后仍觉满闷之象，苔薄腻，脉细。上法佐以升降为宜。处方：

半夏 9g 陈皮 6g 川朴花 4.5g 旋覆花 9g 代赭石包，30g 枳壳先煎，6g 桔梗 4.5g 绿萼梅 4.5g 茯苓 12g 代代花 4.5g

进 3 剂后气机已畅，胃气亦和，转以香砂六君收功。

本案因七情不遂，木郁土壅，取半夏厚朴汤合四逆散出入，疏肝理气，和胃化浊而效。诊治中颜老师始终重视两点：一则注意顾护阴分，故湿浊渐化即停用苍术、川朴，只取川朴花、代代花之类；二则注意气机升降，老人其气亦衰，故用药其剂亦小。

胃失滋润，滋中兼调

孙某 女，84 岁，住院号 133257。患者有胃病史约 30 年，每遇天气变化即感胃脘部隐痛，泛酸嗳气，与饮食无明显关系。1982 年因劳累曾上消化道出血，经治好转。胃肠钡餐造影示"十二指肠球部溃疡"。上月初，因天气转冷，起居不慎，胃病复作，黑便伴头晕心悸，神疲乏力，经治血止。入院后胃肠钡餐检查"十二指肠动力障碍、十二指肠郁滞"。1984 年 12 月 12 日颜老师查房，症见不思饮食，胃脘胀满隐痛，口干苦，不多饮，眩晕神萎，四肢乏力，舌红绛苔净，脉细小数。此乃胃阴不足，运化无权，中焦壅滞而升降失司。治以养胃阴法。

北沙参 12g 芦根 30g 麦冬 9g 天花粉 9g 生地 12g 玉竹 9g 生麦芽 12g 檀香 1.5g 砂仁 3g 乌梅后下，6g

6 剂，水煎服。服 3 剂后纳增，舌绛好转；6 剂后纳又增，闷胀大减，舌边薄白苔，精神亦振。

本案胃疾兼见舌光绛，乃胃失柔润，运化无权，滋阴养胃为正治之法，然单纯滋阴反济其壅。颜老师进而指出："阴中求阳"。取醒中流动之品，生麦芽、檀香、砂仁是也。加入一味乌梅，不仅增水，且寓柔肝、疏肝之意，以免中土克伐。《神农本草经》云乌梅"主下气"，与生麦芽之升，二者相伍，亦成一升一降之妙。胃阴来复，升降复常，纳谷当馨，生化复矣。

湿阻厌食，调气化湿

吴某 女，60岁，门诊号24—2495。长夏之际，湿热蕴蒸。患者饮食不节，贪凉啖冷，继之知饥不欲食，累服消导开胃之品不效，迁延至今，1985年9月7日初诊。诉饥而不欲食，喉痒稍咳，苔厚糙，脉滑涩。此乃湿阻而脾胃，运化稽迟。治以三仁汤法：

杏仁 97g　白蔻仁 3g　薏苡仁后下，12g　川朴 9g　姜半夏 9g　白通草 3g　竹叶 9g　六一散包，12g

5剂，水煎服。

二诊：纳增，晨则口干不欲饮，目赤，便可尿少，苔薄润舌红，脉小滑。再守旧制，上方加桑叶 9g，5剂。服后诸症全罢，知饥能食。

"邪之所凑，其气必虚"，虚处留邪。年值六旬脾胃本馁，复加饮食不慎又不节，以致湿趋中道，留着为患。郁极则由湿而见燥化，津气不得上承而见糙苔。取三仁汤宣上、畅中、渗下，三焦宣通，肺气亦顺，则诸气皆顺。气化则湿亦化，湿化则津气流通，不治"燥"则"燥"自已，脾胃升降复常，故亦不"消导"而能食矣。若用消导，岂不误哉！

颜老师治老年病常守三法：其一，轻可去实。其剂宜轻，其量宜小，不可滥攻滥补。其二，顾护胃阴。老年以脾胃为本，胃阴一伤则胃气必失，生机危矣。其三，注意升降。老年病注重脾胃升降，尤其是治疗中焦疾病，更被视为最佳方法。

（俞关全　章日初　整理）

徐景藩

痰饮中阻小半夏，苓桂术甘亦良方

徐景藩（1927~2015），南京中医药大学教授

　　胃病患者常伴有呕吐症状，其中属于痰饮中阻者，因饮停于胃，胃气不和，上逆为呕，该类病人常自觉胃脘部痞胀不适，畏寒喜暖，胃中辘辘有声，头目昏眩，吐出多量液体，兼有未消化的食物，轻则数日一呕，重者每日呕吐。徐老认为此由中焦阳气不振，水谷不归正化，水反为湿，湿停成饮。加以胃中津液与饮食之物俱合，不易顺利排入十二指肠，至一定容量即随胃气上逆而呕出。不少患者小溲渐少，形体逐渐消瘦，气血亦随之而不足。此证常见于胃、十二指肠球部溃疡而伴有幽门不完全性梗阻。凡有胃下垂者，尤易并发此疾。

　　徐老根据张仲景《金匮要略》中所述"诸呕吐，谷不得下者，小半夏汤主之""胃反而渴欲饮水者，茯苓泽泻汤主之"等方论，把小半夏汤作为诸种呕吐的通用方。茯苓泽泻汤由茯苓、泽泻、白术、桂枝、甘草、生姜组成，包含苓桂术甘汤方，又是五苓汤的类似方，功用为祛饮止呕而利小便，也是常用之方。临床表明，运用上述两方为主，治疗溃疡病合并幽门不完全梗阻而呕吐的病例，颇有效果。其中茯苓和泽泻各用20~30g。配加通草增强通利之功，加蜣螂以祛瘀通络，或再加红花活血以助其药力。一般服药数剂后，呕吐止而小溲增多，诸症亦随之而改善。

药物的煎服方法亦很重要。根据徐老经验，汤剂要浓煎，最好每剂药煎 2 次，合并浓缩成 150~200ml。待病人在吐后约 20~30 分钟温服，半小时内勿进食、勿饮水。服药后取右侧卧位，腰臀部稍垫高，这样可以使药液充分作用于幽门部位。或先插入胃管，将胃中留液抽出后，旋即注入药液，然后拔出胃管，体位同上所述。

如病人胃气上逆不和，呕吐较频，可令其在服药前先嚼生姜片，舌上知辛辣后吐出姜渣，随即服药半匙，可防其吐出药液。或令病人嚼生姜，同时针刺内关穴，平补平泻，频频捻针，服药后仍行捻针。如有恶心欲吐之状，再加针刺天突穴，能控制其呕吐，有利于药物停留体内发挥作用。

若幽门部位梗阻较甚，可另加云南白药，每日 1~2g，与汤药一起调匀服下。饮食以半流质少量多次为宜。一般服药 5~7 剂，呕吐可渐控制或改善。若效果不着，仍然呕吐，提示幽门病变较重，梗阻难通，则应考虑手术治疗。所以在运用以上方药时，也寓有诊断性治疗之意。

徐老认为《金匮》茯苓泽泻汤，立方之意旨在利小便祛饮而止呕吐。从服药后取得止呕的效果分析，似由药物作用于幽门部位，消除梗阻病变组织中的水肿，使幽门管得以通畅，胃内容物包括潴留的液体下入十二指肠、小肠，运化随之而改善，才使小便量增多。所以，其机理可能由于茯苓泽泻汤首先消除幽门组织的水肿，然后达到利小便的作用。其中的原理，值得进一步研究。

关于半夏与生姜二药。半夏性味辛温，燥湿化痰祛饮，降逆止吐，仲景治呕吐每以半夏为主要药物。生姜辛温，入脾、肺、胃经，《千金方》誉之为治呕吐的"圣药"。生姜止吐的机理大致有三：一是由于生姜所含主要成分姜辣素等，刺激舌上味蕾及胃黏膜的神经感受器，反射性地抑制视丘下的呕吐中枢；二是具有调整食管和胃的蠕动及胃的分泌、消化功能；三是具有解毒作用，能消除胃中有害因素的刺激。因此，生姜止呕具有较广泛的适应症和良好的效果。半夏与生姜的药量多寡需根据病情，并参考配用药物的作用而确定。

　　小半夏汤原文"水七升，煮取一升半"，说明煎煮时间宜长些。用生姜汁之方，先煎半夏，后入生姜汁，煮取量为水的1/2。根据徐老的经验，治呕吐用生姜，一般为，吐甚而胃寒盛者20~30g，处方勿写"片"，因为"片"的大小厚薄不一，不如计量为好。煮时不宜过久，沸后20分钟即可。一般宜温服，如用量较大者，药宜稍冷服下。

刘荠村

欲治脘腹痞满疾，苡朴相伍最相宜

刘荠村，陕西名医

脘腹痞满乃胃气不降，脾虚湿胜，气与湿结，加之食积化热，从而形成脘腹痞满，患者虽呃逆而痞满不消，服消导药亦常罔效，用泻下剂而胀满尤甚，舌苔厚腻、脉象弦涩。此一结滞之病机表现，为患者难忍，医者棘手。先生每遇此证，除以宽中理气，清热消导之剂外，并佐以健脾化湿之品，在先生从医60余载，发现此证用厚朴伍生苡仁确有成效。他所组成的基本方剂是：

川紫朴　生苡仁　大腹皮　条黄芩　连翘　广木香　炒元胡　生山楂　鸡内金　小枳实

川朴为宽中和胃之要药，但伍以生苡仁以求健脾而化湿，二者相伍并与大腹皮、厚朴以消胀，黄芩、连翘以清热，木香、元胡、枳实以理气，生山楂、鸡内金以消导，共奏消胀理气、清热消导之功。先生还曾强调说厚朴不佐生苡仁之健脾化湿，效果不著。

继承者以此方治疗各种慢性肝、胆疾病所致的脘腹痞满，疗效颇佳。

叶秉仁

阴伤斛沉丁地宜，止呕全蝎别有功

叶秉仁（1908~？），江苏省江阴市中医院主任医师

阴虚气逆，石斛沉香可制

阴虚指胃阴之虚；气逆指肝气之逆。盖病人久呕，胃津必伤，胃虚则肝气更为亢逆而呕吐不止。症状每见干呕频频，心烦面红，胸脘痞闷，口干苔剥起裂或苔薄少津，脉细而弦，治当滋阴清热，平降逆气。我常用石斛配沉香为主，酌情选用北沙参、麦冬、绿萼梅、制半夏、陈皮、竹茹等。石斛性味甘寒，功专滋养胃阴，如用鲜品，清热之力尤胜；沉香性味苦辛，功能泄降逆气，两药配合，滋胃阴而顺气，泄肝逆而护阴，刚柔相济，疗效较好。

我在40年前曾患疟疾，寒热起伏，发作定时，口干喜饮，饮而复吐，再饮再吐，汤液难进，诸方无效。寻思温病以保津为要，久呕不止，阴液日见消耗，应急急止呕进液。于是，用沉香磨细末吞服少许以降逆，石斛文火煎汤频饮以养胃生津，另取鲜藿香、鲜佩兰用飞滚开水泡汤代茶以清暑化浊，初服即觉心胸舒畅，呕吐顿减；再服能进汤水而不吐，遂配合抗疟治疗，疟疾亦获痊愈。由此切身体验到石斛与沉香并用，对治疗胃液耗伤的呕吐，有一定疗效。

近年治一高姓女病人，患胃神经官能症合并习惯性便秘，大便数天不解，脘腹胀满，呕吐频繁，用西药爱茂尔、氯丙嗪等止呕效果不明显。因思其胃气不降，是由腑气之不通，遂用硝、黄与降气镇呕药同用，结果大便依然不解，呕吐反而更甚；再服西药果导片，腹胀非但不减，反增腹痛。细察患者尚有精神疲倦、舌质较红、苔干而少津、根部微黄等病征，实属胃之气阴两伤，肝经气火上逆。改方用鲜金石斛30g，沉香片3g，以此两药为主，再加太子参15g，代赭石30g，紫苏叶2.5g，黄连1g，姜竹茹4.5g。服1剂后呕减，3剂后呕止，能进稀粥，而大便仍不解，给服更衣丸钱半，大便即行。可能是由于肝逆一平，胃气得降，加以滋补气阴，所以服更衣丸好比顺水推舟，不费大力。

热呕液伤，丁地相配颇宜

早年跟随闽籍无锡魏老先生临诊，见他治多例重症呕吐，每用丁香、黄连、吴茱萸、半夏、陈皮等而获效，遂知丁香不专治呃，尚能止呕。查《古今图书集成·医部全录》呕吐门中列方103张，而用丁香的有22张，《蜀本草》谓其"疗呕逆甚验"，决非虚语。惟其性温热，一般只用于胃寒呕吐，然而临床上又每见火旺阴伤之证，如《素问·六元正纪大论》就有"火郁之发，民病呕逆"之说。于是，在石斛配沉香的经验体会下，我遇到热呕液伤，出现舌质红赤者，试将丁香与鲜生地配伍应用。丁香下气止呕，鲜生地既可清营救液，又可减少丁香温燥助火的副作用，如此配合，相反相成，用之确当，每获良效。忆曾治一尤姓老妇，患急性胃炎，呕吐发热，胃脘作痛，经西医补液、抗菌、止呕等治疗，呕吐仍然不止，病人憔悴疲乏，要求中医会诊。察其舌质干红、苔黄浊，脉象细弦而数。是肝胃有热，津液受灼。处方用：

鲜生地 30g　公丁香 1.2g　黄连 1.5g　吴茱萸 1g　制半夏 6g　鲜芦根 30g　陈皮 4.5g　姜竹茹 4.5g

连服 2 剂后，呕止热退，痊愈出院。

此外，肝气郁结、幽门痉挛引起之呕吐，我常用全蝎 2.4g，配合代赭石、延胡索、郁金、香附等药，往往获效。一般习知全蝎之功能镇痉息风，治惊厥抽搐，而不知它能解痉止呕，为别有一功。凡遇小儿吐蛔后呕不止，单味乌梅煎汤，兑入橘汁，频频送服，止呕甚佳。

梁乃津

治疗食管贲门失弛缓症的经验

梁乃津（1915~1998），广州中医药大学教授

中医认为，食管即为脘管，其连接胃。胃属中焦，与脾土相表里，胃主受纳，以通降为和；脾主运化，以升清为顺，脾升有助于胃降。肝主疏泄，能调节脾升胃降。故倘若胃、脾、肝之病变，均可致胃失和降。梁老认为，本病之发，多因忧思伤脾，脾失健运，痰浊内生；或恼怒郁思伤肝，肝气横胃，气机郁滞；或饮食燥热，耗伤津液，胃阴受损。痰浊与郁气交结阻于脘管，或阴津不得以上承，脘管涩滞，均可致胃气不通，难以顺降，产生胸脘疼痛，吞咽受阻，食入即吐之症。本病以气滞痰阻为标，以气阴不足为本。初起标实为主，中期虚实挟杂，后期多为本虚。有的病例可因水谷不入，精微乏源，气血不得生化，五脏失养俱虚，最终致面色㿠白，头晕目眩，形体羸瘦，肢体浮肿等阴伤血枯、阳气虚亏之危候。

梁老认为辨治本病关键在于早期诊断和早期治疗。初起的临床表现是吞咽困难、食物返流和胸骨后疼痛三大症状。辨治主要根据其脉症分为：气郁不舒、痰气交阻和津伤热结三型，分别施以疏肝理气、开郁化痰、养阴清热之法，选用柴胡疏肝汤、半夏厚朴汤、沙参麦冬汤等。梁老认为辨证分型选药固然重要，但还应重视抓主症，定专法，用专药。其辨治本病的主要方法有以下几种。

辛开苦泄法：即以辛味药与苦味药合用。梁老认为，本病之吞咽不顺、胸骨后疼痛与情绪因素关系密切，常因情绪波动而时轻时重。这是因为肝郁不畅所致。当胸骨后呈烧灼样痛，则为气郁化热，灼伤脘管。所以重视用辛开苦泄法。辛开可宣通气机，苦泄可清泻郁热，两者合用，调和寒热以止噎。常用辛开药有郁金、法半夏、橘皮、香附等；苦泄药有黄连、黄芩、蒲公英、枳壳等。本法之运用，难免有伤阴之弊，因而遣方之中可适加柔润之品以防过燥，如麦冬、花粉、白芍等。

降逆止呕法：病情稍重患者除了进食吞咽不顺，胸骨后疼痛外，还出现食入即吐之候。梁老认为，此病虽在脘管，但脘管乃属胃气所主，此症因胃失和降反而上逆所致，所以降逆止呕是治疗本症的重要法则。常用药有法半夏、生姜、橘皮、藿香，适用于痰阻气滞者。若为燥热伤阴，则选用竹茹配芦根，或竹茹配花粉，以清润降逆。对于用一般降逆止呕法不效者，常用重镇降逆法，选用代赭石配旋覆花。但梁老指出，在用降逆止呕法时，勿忘行气解郁，因本病之胃气上逆与肝气郁结有关，故常配用郁金、枳壳、佛手、香附等，意在"泄厥阴以和阳明"。

升阳降浊法：本病之发，有部分是因脾气虚弱，痰浊内生，阻滞气机，胃失和降所致。对于此类病人，梁老主张运用升阳降浊法。升阳即升脾之阳气，降浊乃降胃之痰浊。常用黄芪、党参配柴胡、升麻以升清阳，用法半夏、陈皮、藿香、沉香以降浊阴。笔者始恐用升提药会加重吞咽不顺及食入即呕症状，后来在临床实践中体会到病人不但不会因服升提药而使胃气上逆，反而其胃之和降较顺畅，吞咽困难及呕吐症状减轻或缓解，此乃"脾升促胃降"之理。

当然，不能单纯用健脾益气升阳法，而是要结合运用和胃降浊法或降逆止呕法，通过健脾、醒脾、燥脾，以断痰浊之源；化痰、降浊、和胃以顺胃降之气，从而起到畅膈顺咽止呕作用。

祛风解痉法：一般医家较少运用祛风解痉法治疗脾胃病，而梁老认为脾胃病与肝的关系密切，肝主疏泄功能可调整脾之运化、胃之受纳功能。肝为刚脏，体阴用阳，性烈主动。即使肝气郁结，郁久也可化气为亢，旺气为风。肝气过亢，则"侮己所不胜""木旺乘土"，影响脾升胃降功能。所以，对于肝气由郁致亢，化旺为风之噎膈者，梁老常结合运用敛肝祛风解痉法，如方中选加白芍、威灵仙、僵蚕、干地龙、全蝎等。根据现代中药药理研究，此类药有解除平滑肌痉挛作用。

张某 男，45岁，因吞咽不顺反复发作2个月来诊。患者于2个月前因工作紧张后出现吞咽不顺畅，进食时胸骨后顶痛感，症状时作时止，有时饮水亦发。曾做纤维胃镜检查未发现食管、胃、十二指肠器质性病变，X线钡餐检查示钡剂通过贲门困难，诊断为"食管贲门失弛缓症"。服用安定、心痛定、普鲁苯辛等药治疗，症状时有发作，不能完全缓解，遂来求诊。症见口干苦，睡眠差，易烦躁，舌质红，苔微黄腻，脉弦略数。中医诊断为噎膈。辨证为肝郁气滞，痰气交阻，兼有郁热，胃失和降。治以疏肝化痰，清热和胃。处方：

郁金 15g　佛手 15g　延胡索 15g　枳壳 15g　瓜蒌皮 15g　竹茹 15g
麦冬 15g　川黄连 10g　僵蚕 10g　木香后下，10g　蒲公英 30g　白芍 30g

连服7剂，吞咽顺畅，胸痛缓解。后续以原方加减调治，一直无发作，精神状态颇佳。

陈某 女，38岁。因发作性吞咽不顺3个月，食入即吐5天而来诊。患者3个月前因过食生冷后出现吞咽不畅，曾在外院检查诊断为食管贲门失弛缓症。近5天来食入即吐，伴疲倦，面色㿠白，胸闷不畅，胃纳不佳，腹胀便溏，舌质淡胖、苔白腻，脉缓无力。中医诊断为噎膈。辨证为脾胃气虚，痰浊中阻。治以健脾益气，升清降浊。

处方：

黄芪 30g　党参 30g　代赭石 30g　白术 15g　法半夏 15g　枳壳 15g
旋覆花 15g　威灵仙 15g　柴胡 10g　藿香 10g　橘皮 6g　升麻 6g

服药 1 剂，吞咽困难及食入即吐症状减轻。继续调治 2 个月，精神胃纳均好，面色红润，大便正常，腹胀缓解，无吞咽不顺及呕吐发作。

（黄穗平　整理）

许玉山

丁香柿蒂止呃用，开郁降逆平呕方

许玉山（1914~1985），字宝昆，三晋名医

呃逆，古谓之"哕"。有虚实寒热之分。临证所见，寒多于热，实多于虚。慢性病单独出现呃逆，单用一味柿蒂30g，加生姜4片，数服即愈；如效差，复加化刀豆9g即已。急性病出现之呃逆，即当辨证施治。在热性病中，过用苦寒之品伤胃，而至呃逆者，多属危恶之候。又有病久体弱或脾胃虚寒日久而出现之呃逆，则多主胃败之坏证，应大补脾胃，温中和胃，而不可用降逆之品。

胃气虚弱，寒邪内客

张某 75岁，男，干部。

患呃逆数年，屡愈屡犯。1个月前因饮食不当，呃逆又发。复又因用苦寒药伤胃，遂致呃逆频频，昼夜不已，呃声低微，腹部胀满不适，纳减神疲，时有咳嗽，吐痰不利，大便微溏，舌淡苔薄，脉沉细而弱。证属胃气虚弱，寒邪内客。治以温中散寒、降逆止呃之剂。

炒柿蒂 12g　化刀豆 10g　公丁香 6g　砂仁 6g　姜半夏 9g　陈皮 9g　川朴 8g　荜茇 6g　良姜 9g　炙甘草 6g　生姜 4片

方中柿蒂苦涩，降气止呃；丁香温胃降逆；化刀豆、荜茇、良姜

温胃散寒，降气止呃；砂仁、陈皮醒脾理气和胃；姜半夏、生姜降逆祛痰，散寒止呃；炙甘草补胃和中。

二诊：服上方2剂，呃逆立止，咳嗽减轻，饮食稍增，脉较前有力。仍按上方继服2剂，诸症悉已。

肝气郁滞，横逆犯胃

张某 女，21岁，学生。

呃逆3个月，近日逐渐加重，言语对答时，亦未见歇止。胃脘胀闷，时有隐痛，牵及两胁，胸闷善太息，纳食减少，有时泛酸水，舌苔白，脉沉弦。证属肝气郁滞，横逆犯胃。治以降逆止呃、疏肝和胃之剂。

急用炒柿蒂30克，水煎，分2次服。

二诊：服药后，呃逆明显减轻，今日未发作，惟觉胃脘胀闷，有时隐痛，泛酸食少，恶冷饮食，此胃寒也。再进疏肝理气、健脾温中之剂。

白芍 12g　青皮 9g　白术 9g　茯苓 9g　砂仁 5g　良姜 9g　生姜 4g

方中白芍、青皮疏肝理气止痛；白术、茯苓健脾补胃；良姜、砂仁、生姜温中降逆止呃。

三诊：服上方3剂，呃逆停止，胸膈畅快，诸症痊愈。

呃逆一症，总由胃气上逆动膈而成。凡胃气素虚，肝郁气滞，燥热内盛，痰浊中阻，皆能导致呃逆。故张景岳云："凡杂证之呃，虽由气逆，然有兼寒者，有兼热者，有因食滞而逆者，有因气滞而逆者，有因中气虚而逆者，有因阴气竭而逆者。"诸凡所因，临证时须详辨之，然后分别采用散寒、解郁、清热、消食、补养脾胃、滋阴养液等法，此是治其本也。但呃逆之标必须刻刻顾之，无论何法，都须酌用止呃之品，如丁香、柿蒂、化刀豆等味。

以上两例呃逆，一年高脏衰，久患呃逆，胃气本亏，复因寒凉伤胃冲肺（手太阴经脉，还循胃口，上膈，属肺），致成呃逆之症。胃失和降，气逆而上，故见呃逆频频，昼夜不已；胃气虚弱，故呃声低微，纳减神疲，腹胀便溏；寒气冲肺，故咳嗽吐痰。舌淡苔薄，脉沉细而小，皆为胃气虚、寒邪盛之象。应以降冲逆之气、温胃散寒之法治之，不数剂，呃即止矣。

一属情志不畅而引起，《古今医统大全》尝谓："凡有忍气郁结积怒之人，并不得其志者，多有呃逆之证。"病者证情，亦合于此。但呃逆之甚，尚属少见，曾经中西医多次治疗，都未获效。首先采用急则治其标的方法。先投柿蒂一味煎服（此乃治呃逆之要药，性苦平，归胃经；降逆止呃，用时须炒过，去其涩滞，经济简便），不意竟获大效，后继用常规治法，疏肝和胃而愈。

呕吐乃胃失和降所致，有因于外者，亦有因于内者，而有寒热虚实之别。一般实者易治，惟痰饮与肝气犯胃之呕吐难疗，且易于复发。虚者多起于病后。重病患者，往往呕吐不止，食难入口，入口即吐。西医之"尿毒症"之呕吐即很顽固，不但影响治疗，脾胃运化功能亦为之受损，而继发更多病变。危重患者因呕吐而致死亡者亦多见，应予警惕。

肝气郁结，胃失和降

段某 女，25 岁，教员。

因事不遂意，而致脘腹胀满疼痛，恶心呕吐，今已半年之久，经地区医院、县医院输液，多次治疗无效，而来就医。症见嗳气频繁，厌食，烦闷不舒，口干不欲饮，身倦无力，骨瘦如柴，不能睡眠，大便不爽，小便短赤，面色不华，舌苔薄白，脉弦滑。证属肝气郁结，胃失和降。治以疏肝解郁、降逆止呕之剂。

代赭石 12g　竹茹 10g　半夏 10g　生姜 10g　陈皮 9g　茯苓 10g　党参 10g　白术 12g　焦三仙各 12g　香附 10g　白芍 12g　广木香 6g　枳壳 10g　藿香 10g　炙甘草 6g　伏龙肝 30g，研细末，水飞，纱布过滤，用此水煎他药

伏龙肝为镇吐要药；代赭石率党参纳气归原，兼以镇安其逆；白芍、广木香、枳壳、香附以疏肝解郁，宽胸止痛；呕吐日久，胃气亏损，故以白术、党参、茯苓、炙甘草补脾和中；焦三仙健脾胃而进饮食；半夏、竹茹、陈皮、生姜降逆止呕除烦；藿香芳香化浊止呕。

服法：先备好醋半茶碗，再将生姜片放入口中咀嚼，感觉口舌麻木时，再徐徐服药，切不可速进，如有恶心，可用筷子蘸醋放在舌根，俟其呕止，药不复出，方可继服。

二诊：药后 1 剂知，2 剂减，服 3 剂后，精神好转，睡眠食欲皆可。仍按原方服 2 剂，嘱其心情怡悦，避免怒气。愈后随访数次，安然无恙。

肝气犯胃，胃气上逆

谢某　女，19 岁，纺织工人。

平素性颇倔弩，一应衣食稍不遂意，即不思饮食。近日又因心情不快而致呕吐不能食，急用车送至医院，作消化道造影定为"胃扭转"，外科即欲施行手术，其父母不从，经输液 1 天，病情稍稳定后，随即出院。然未及半日，呕恶即加重，因来求诊。察知近 10 余日时时烦闷，呕吐吞酸，不欲食，面色萎黄，形体消瘦，两胁疼痛，头晕目眩，嗳气频繁，舌苔厚腻，脉象弦滑。证属肝气乘脾犯胃之呕吐。治

以疏肝健脾、和胃止呕之剂。

白芍 12g　白术 10g　姜半夏 9g　陈皮 9g　竹茹 10g　藿香 10g　枳壳 10g　甘草 5g　生姜 4 片

方中白芍、枳壳、陈皮疏肝理气，宽胸止痛；白术、半夏、生姜、竹茹、藿香健脾和胃，化浊止呕；甘草和诸药而益胃。

为防止服药时呕吐，先将生姜放入口内细嚼，直至麻木，将药频频而饮，少量多次为佳。

二诊：服上方 3 剂，呕吐已止，食纳增加，时时恶心。再拟补脾消食、疏肝理气、和胃止呕之剂以巩固疗效。

台参 5g　白术 12g　茯苓 10g　砂仁 5g　姜半夏 9g　陈皮 9g　藿香叶 12g　白芍 12g　香附 10g　炙甘草 5g　生姜 4 片　焦三仙各 12g　广木香 5g

服上方 3 剂症状全部消失，造影显示胃位正常。

呕吐一症，是由胃失和降、胃气上逆所致，而《圣济总录》谓："呕吐者，吸气上而不下也。"前人以有声无物为呕，无声有物为吐，其实，呕吐常常同时出现，很难分开。一般分为虚实二类：实证多由肝逆犯胃，或痰饮内阻所致，所谓"足厥阴所生病者，胸满呕逆"，"诸逆冲上，皆属于火"；虚证多由脾胃虚弱，胃阴不足，胃虚夹热所致，李用粹云："阴虚成呕，不独胃家为病，所谓无阴则呕也。"故临证时须详辨其寒热虚实，分别论治。如肝逆犯胃者，宜疏肝理气降逆，或泻肝和胃，方用四七汤、左金丸、柴胡疏肝散等，皆为得当之剂；痰饮内阻者应温化痰饮，和胃降逆，方用小半夏加茯苓汤、平胃散、二陈汤；如见痰郁化热，呕伤津液者，宜清热化痰，可用温胆汤去半夏、茯苓加石斛、花粉、山栀以清热除烦；脾胃虚弱者，宜温中健脾，和胃降逆，方用半夏干姜散、理中汤等；胃阴不足者，宜滋养胃阴，补虚清热，方用麦门冬汤加石斛、竹茹、花粉之属；胃虚夹热者宜补虚清热，理气降逆，方用《金匮要略》橘皮竹茹汤，若有痰可加茯苓、半夏，胃阴虚加麦冬、石斛。大凡暴病呕吐多属实邪，治宜祛邪为主，正复则呕吐亦愈。

以上两例医案，皆由情志所伤而然，木气乘脾克土为其病机所在，故治疗皆不忘疏肝扶脾，而以生姜、半夏、竹茹、陈皮、藿香之辈治其呕吐之标。一例因呕吐日久，脾胃虚弱至极，故首用大剂量伏龙肝一味，辛温入脾胃，其质重又足以降肝之逆，合群药而取效。一例则证情较急，似为非手术不可之证。此等情况，用药须精而简，切不可群药围攻，以期一遇。采用止呕为主，兼以疏肝之剂，药味虽少，却能中病，危急之症解矣。

又，呕吐一症，大都拒药，药不入口，孰可取效？其临时止呕法已于案例中述焉，兹不添足。

李克绍

胀满呕哕辨治发微

李克绍（1910~1996），原山东中医药大学教授

脘 腹 胀 满

胀满和痞硬不一样，痞硬在触诊时有板硬、紧张的感觉，只局限在胃脘部。而胀满则是撑胀不堪，轻的也可能只局限在胃部，而重的则能全腹膨胀，腹皮绷急。

由肠胃本身不健康所出现的胀满，都是肠胃充气。肠胃之所以充气，则是胃内或肠腔内的食物没有完全消化，而且向消化道下端的传送力减弱，甚至停止，使胃肠内积存过量的食物、气体或液体而膨胀。

胃肠内的食物，为什么会消化不良？又为什么传送力减弱或停止？这有多种原因。有由于食物太多，超过胃肠正常的负担能力；有由于肠道内有陈旧的粪便等物留滞，挡住新进饮食物的去路，都能使肠胃内容物太多，并产生气体而形成膨胀。另外是胃肠自身有病，如肠热、肠寒或胃肠虚弱等，使胃肠的蠕动功能麻痹或减弱，因而食物积存，出现胀满。总而言之，胀满的病理是虚实寒热都有，因而治疗的方法，也有温凉补泻的不同。

一、实胀

进食过多，致使消化不良而形成的胀满，必不断地嗳出伤食的气味，或兼呕吐和腹泻，当用神曲、麦芽、山楂、莱菔子等消食药为主，或者再加点枳实、枳壳等行气药，消去积食，胀满就会消失。如果是大便秘结致使食物停留的胀满，就当以大黄、芒硝等通利大便药为主，再酌加枳实、枳壳、厚朴、木香等促进气机运动的药，使肠道通畅，随着粪便的排泄，饮食物的下行，就可不胀。以上这两种胀满，都属于实证，是最容易治愈的。

二、寒胀

由肠胃虚寒而出现的胀满，必大便溏薄，四肢不温，舌淡不渴，喜热怕凉。这是胃肠功能衰减所致的腹胀，称为"寒胀"。当用热性药振奋胃肠机能，中医术语叫作"温中祛寒"。温中祛寒的特效药是干姜。以干姜为主，再配上一点炙甘草，叫作甘草干姜汤，主要用以振奋肠胃功能。甘草干姜汤再加入一味炮附子，就叫四逆汤；若加入人参、白术，就叫理中汤，都是治寒胀的常用方。也可以在这些方中加入少量的辛温行气药，如砂仁、草豆蔻、木香等，效果会更好。

三、湿热胀

热胀是肠胃有热。热胀夹湿的最多，常见大便酸臭，黏溏不爽，舌苔黄腻，小便黄浊。这样的胀满，必须清热燥湿，再加行气药。黄连配枳实，就能起到这样的作用。下面介绍治湿热胀满的两个常用的有效方。

枳实导滞丸（东垣方） 治脾胃湿热，胸闷腹痛，胀满泄泻。

枳实 15g　白术　黄芩　黄连各 9g　泽泻 6g　炒神曲 15g　煨大黄 30g

共研细末，为丸，如梧桐子大，每服 9g，空心热水送服。

中满分消丸（东垣方） 治腹满热胀，二便不利。

厚朴 30g 黄芩 半夏 黄连 枳壳各 15g 泽泻 9g 干姜 茯苓各 6g 白术 猪苓 人参 炙甘草各 3g

共研细末，蜜丸如梧桐子大，每服 100 丸，食前温开水送下。

四、热胀

热胀也有不兼湿的，大便不黏不溏，脉必洪大有力，口干喜凉，当重用石膏泻胃火。名医李延罡，曾治过一个福建人，名周东志。此人形体较瘦，却食量很大，忽然得了胀满病。一般医生都怀疑他饮食过量，给予槟榔、枳壳、山楂、麦芽、神曲、厚朴等消食行气药，越吃越重。后来经李延罡诊治，右手脉特别洪滑，知是胃火，改用石膏、黄连、栀子、木香、陈皮、酒蒸大黄等清热泻火药，只服了两剂，就完全好了。

五、虚胀

除了前面讲的实胀、寒胀、热胀、湿热胀等以外，还有一种胀满是在胃肠功能极衰弱的情况下出现的，这叫虚胀。虚胀的腹部外形，也能像实证那样，膨满胀大，兼之患者又都迫切要求消胀，所以医生往往习惯用消食破气诸药，而不敢大温大补，以致越治越胀。怎样认识肠胃虚弱与胀满的关系呢？可以这样来体会：停食的胃胀，虽然属于过食的实证，但胃肠消化力很强的人，就比较少见。而虚胀的病人在病情严重时，哪怕只多吃了一口食物，也会胀满不堪，辗转不安，甚至想法吐出才好，因而常常形成畏食。只这一点，就要从胃肠机能衰弱上去考虑，而少去考虑消食、宽胀。

虚胀的病机既然是肠胃虚弱，治疗时就应当用温补药，而禁用消食宽胀药。因为消食宽胀药，只有在胃肠消化功能还不算太虚弱的情况下，才能发挥消化饮食的作用，如果胃肠虚弱的程度已很重，那只能先健补脾胃，不能设想撇开胃肠的作用，只靠一包神曲、麦芽就能把所进的食物消化掉。相反，在胃肠功能极为衰弱的情况下，这些药非但不能消食，而且还能消耗胃气。有这样一些例子，最能说明问题：有不少食后容易胀饱的人，初次给与一些消食行气药，效果很好。后来再胀再消导，效果就差些。如果把这些消食行气药再不断地继续下去，胀满反而会继续加重。这就是消导药能消耗胃气的证明。在医学上叫做"虚虚"。

促成虚胀的原因有两种：一是疾病本身的发展，如久吐久泻，胃肠功能逐渐衰减而形成的。但是这样的虚胀，一般地说，还不至于达到丝毫不能进食和腹胀难忍的严重程度。临床的虚胀重证，往往是因长期服用消食药或破气药，伤败了胃肠功能，改变了胃肠的冲和之气而致成。

服药伤残胃气，能使脉象出现两个极端：一是极细极弱，虚不任按。这是久服神曲、麦芽等消食药，使胃气逐渐消耗到极严重的时候出现的。这种脉象容易诊断。另一种脉象是弦大鼓指，即脉管又硬又粗。这是服了过量的破气宽胀药，如枳实、厚朴等，胃气受了破气药的冲击，发生了反作用。这种脉象，按之有力，容易给人造成假象。但是按之绷紧，一点柔和之气也没有，这叫"脉无胃气"。

弦大鼓指，是真虚假实的脉象，如果没有丰富的临床经险，可能难以掌握，但是可以根据下列特点，得出正确的结论。

（1）消食药、行气药丝毫不能解决问题；

（2）病情进展缓慢，不是暴胀（腹暴胀大，多属于热）；

（3）服宽胀药似乎略有轻松，但一会又和从前一样，甚或加重；

（4）久不进食，而脉反弦大；

（5）进一口食也胀满难忍；

（6）胀减时，腹软无物。

弦大鼓指，毫不柔和，既然是脉无胃气，治疗时就当温补脾胃，或少佐养肝之品，绝对禁用行气消导药。

吕某 女，年四旬余，患腹胀半年。曾服药治疗不效，且越治越胀。求先生诊治，患者骨瘦如柴，腹胀如鼓，腹皮薄、绷紧，叩之有鼓音。自述每进一口食，就胀满难忍，必欲吐尽才好。出示曾服用厚厚一叠中药处方，约五六十张，都是神曲、山楂、槟榔、麦芽、五谷虫、木香等消导药物。舌淡苔薄，舌体瘦瘪。给予圣术煎，处方：

白术微炒，30g 陈皮 3g 干姜微炒，6g 上肉桂 3g

水煎服 2 剂。

上方服用 2 剂，诸症大减。后未再服用其他药物，其病痊愈。

本案之腹胀，实因过用克伐消导药所促成，故以景岳圣术煎，重用白术之补，又少加干姜、肉桂鼓舞胃气，陈皮行滞气，以补为消，故获显效。

刘某 中年男性，山东济南历城人。曾因生气，逐渐食欲不振，不能进食，尤其不能进硬食。略进稍硬食物，就似痛非痛，满闷发胀，嗳气不止。胃脘部按之能出现较浅的指印陷窝，小便略有不通畅的感觉。曾不断服用破气消胀类中药治疗达半年之久，无效。患者因而怀疑是胃癌，甚为忧虑。于 1973 年 3 月 17 日求先生诊治。舌质淡，脉沉稍数而涩。给予温补脾胃，少加疏肝理气之品。

茯苓 9g 炒白术 9g 炙甘草 3g 大枣 2 枚 川椒 6g 吴茱萸 6g 炮姜 3g 刺蒺藜 9g 木瓜 9g 生麦芽 6g

水煎服。

上方共服 12 剂，基本痊愈。

本证食欲不振，进食则胀闷，主症在胃；但因生气而得，怒气伤肝，则病因在肝；久服破气消胀药无效，知属虚胀无疑。故处方健脾和胃，兼以疏肝。配伍恰当，故药量不大而收效迅速。

呕 哕 辨 治

在医学术语上，干呕和呕吐有差别：呕吐是指有呕出物说的，如能呕出食物、脓血、蛔虫等，都叫呕吐；如果患者只有呕的形态，也发出呕的声音，却呕不出什么来，或者有，也只是一些涎沫，这便叫作干呕。干呕能呕出涎沫的，多是胃中有痰饮，治疗时要温胃，促使痰饮消散；连涎沫也没有的，治疗时和治哕逆（俗称打呃）相同。所以，把干呕和哕逆合并讨论。

一、干呕吐涎沫

涎沫是胃中的水液，不能充分吸收，以致随着干呕而吐出。水液不能被吸收，大都由于胃寒，所以治疗吐涎沫一般是采用暖胃药。但是临床所见，吐出的涎沫也有不同。有的是水饮清稀，不黏不稠；有的却是满口黏液丝，扯不断，吐不掉，也吐不完。前者寒而清，应当用温性药把寒饮运化开，以干姜为主药，如半夏干姜散就是。后者寒而浊，应当用温性药把寒饮降下去，以吴茱萸为主药，如吴茱萸汤就是。

半夏干姜散（《金匮要略》）

半夏　干姜各等份

水煎服。

本方就是小半夏汤把生姜换成干姜。生姜止呕效果好，干姜温化水饮的力量大，所以干呕并呕出清稀水液的，用本方效果好。

吴茱萸汤（《金匮要略》）

吴茱萸 12g　人参 9g　生姜 18g　大枣 3 枚

水煎服。

吴茱萸能温胃降浊饮，又重用生姜止呕散水，人参、大枣有扶助正气、消除痰饮的功能。

下面举先生用吴茱萸汤治疗周期性顽固性呕吐病例说明之。

张某 男，50岁，1986年9月14日初诊。

主诉：半年多以来，每月下旬即发生剧烈呕吐。呕吐前几日，自觉疲倦，食欲不佳，睡眠不好。呕吐发作时先将食物吐尽，其后是涎沫，直至呕出苦水，弯腰曲背，声震四邻，致使左右邻人聚观，皆有怜悯之情。约持续一日左右，才逐渐缓解。但呕吐之后，饮食睡眠，反觉舒适，精神好转，体力增加。从第一次呕吐起，已发作过六次。

病史：患者素体肥胖，体重曾达81千克，于1984年春节查出糖尿病。曾到省某医院门诊，先后就诊四次，每次给予中药三剂（是何药物不详）。至第十剂，服后即吐，一连吐了九天，水药不进。遂于1986年3月13日住院输液，并注射止吐剂。呕吐虽已止住，但似乎更不舒适。出院后每月又出现呕吐一次。

辨证：体态一般，舌苔薄腻，脉象濡缓，按之不鼓，自觉腹背略有发胀感。根据呕吐涎沫，考虑是肝气夹胃中寒浊上逆，给予吴茱萸汤原方。

吴茱萸 12g 红人参 3g 生姜 15g 大枣 2枚

9月17日二诊：上方三剂后，胀满等自觉症状似有好转，但不明显。仍用前方，吴茱萸改用9g，又加入苏叶9g，黄连3g，陈皮6g。

10月3日三诊：服用上方五剂后，月末（10月27日）仍按期呕吐，比以前未见减轻，故知此方无效。细查舌苔薄白似粉状，遂考虑用吴茱萸汤加入《苏沈良方》之遇仙丹，去木香、槟榔。方中三棱、莪术宽胀除积，且有黑丑以搜剔顽固之湿邪，少用大黄有利于降逆泻浊。

黑丑 6g 大黄 6g 三棱 6g 莪术 3g 生姜 3片 吴茱萸 9g 党参 9g

1987 年 1 月 11 日，患者前来道谢，自称上方服用 5 剂后，呕吐一直未发。

此患者之呕吐有两个特点：一是持续而严重的呕吐过后，反周身轻松，睡眠良好，食欲增加；一是周期性发作，时间比较准确。脉象不鼓，这可能是屡经呕吐之后，脾胃元气受损所致。舌上薄白粉状苔，说明消化道有湿浊结聚。先生认为，其病关键在于湿浊，湿浊结多才使呕吐。这样的呕吐，实际是人体排异作用，所以呕吐之后反觉一切轻松。但呕吐只能收效于一时，病邪未除，湿浊还会继续增生，直增生到足以再度引起刺激时，呕吐就又再次发生。只有用吴茱萸汤合遇仙丹，温中降浊，搜剔顽痰，方可解决呕吐之根本。

二、干呕、哕

干呕如果连涎沫也没有，就用不着温化水饮，只调调气就行了。实际这仅仅是胃痉挛，止住痉挛，就可以不呕，所以有时和治膈肌痉挛的哕逆相同。如《金匮要略》中的橘皮汤（橘皮 15g，生姜 30g），只两味药，但橘皮能调气，生姜能和胃，所以不管是干呕，或是打呃，本方都有效。

但是哕逆和干呕，其病机有时并不相同，因此治哕逆除了上述的橘皮汤之外，还另有一些专方。如《简要济众方》治寒呃，用丁香 49 粒，柿蒂 27 个，只两味药煎服。又如《苏沈良方》治寒呃，用橘皮、通草、干姜、桂心、炙甘草各等份，人参减半，共碾成粗渣，每付 12g，水煎服。这些方，都只治哕逆，不能治干呕。

从上面这几个治哕逆的方子看，哕逆的病机属寒属热的都有，治疗的药物有的偏热，有的偏凉。但是有一个共同点，就是敛降与辛散合用。试看：橘皮性降，生姜性散，柿蒂收涩，丁香辛散，敛降与辛散其作用是矛盾的，但合用起来，又达到矛盾的统一，所以用于膈肌痉挛的哕逆症，一般会有良好的效果。根据这个原则，古方还有些治哕逆的单方、效方，如伏龙肝配丁香就是。此外，一些降性药，如代赭石、枇杷叶等，都可以用来治哕逆。刀豆子一味，人们都推崇为治哕逆的特效药，就是因为刀豆子性降的缘故。

治哕逆虽然列举了一些简效方，但是促成哕逆的原因，也是极为复杂的，所以有时单靠以上几个方还不够，还要临证化裁，独出巧思，譬如历代医籍的记载，有用活血化瘀法治愈的，有用消食药治愈的，还有用通利大小便药治愈的。总之，遇到顽固的哕逆症，还是要请教医生。

一般说来，哕逆并不难治，但也不要太麻痹大意。中国古代医书《内经》就有"病深者，其声哕"的告诫。的确，哕逆有的是在病情加重的危险期出现，所以重病人出现哕，需要提高警惕，不要过于麻痹。

三、蓄饮呕吐

蓄饮也叫蓄水，它是胃里的水，没有很好地被吸收，又没有呕吐出来，以致停蓄在胃中而成。蓄饮不一定都出现呕吐，但呕吐却常常是蓄饮证的特征之一。上面讲过吐涎沫，涎沫就是水饮，但不是蓄饮。水饮蓄起来，症状就变了。

呕吐一症，如果胃脘部按之似较痞硬，或口干口渴，或头晕眼花，或心慌心跳（痞、渴、眩、悸），就大都是蓄饮所致。在中医术语中，痞硬叫作水饮阻碍，正津不能输布；眩晕叫作水饮阻碍，清阳不能上升；心慌心跳叫做水饮凌心。蓄饮的形成，实际是胃脘部或上消化道有炎症，并且伴有炎症渗出物，这在中医学解释为"脾不散精，水停为痰"。也就是说，胃吸收水液的功能差，而且不断渗出，逐渐积蓄而成痰饮。

蓄饮的呕吐，一般是呕痰呕水，不常呕食，而且也不是天天呕，而是呕出一些宿水宿痰之后，再过一段时间，又蓄到一定程度，再重新呕吐。这样的呕吐，容易使人和其他原因所致成的"反胃"——如癌瘤等相混淆，往往抓不住病因，掌握不了重点，以致药不对证，缠绵难愈。因此还要掌握痰饮呕吐和其他原因所致的反胃之间的鉴别法。

痰饮呕吐，往往在将呕的前几天，口渴贪饮，饮不解渴。这是痰饮积蓄到一定程度，影响消化道腺体分泌功能的缘故，是将要出现呕吐的先兆。此外还有一个特点，就是：一般的呕吐，呕后常感觉到口中多少有些干渴，这是因为呕吐会耗伤胃中津液的缘故。痰饮呕吐，呕后痰饮虽然去了，口中不干不渴，像未曾呕吐一样，这也说明是蓄饮。这是痰饮未曾全部呕出来，而且呕吐之后，水饮又继续浸渍入胃的缘故。

先渴后呕，或者呕吐之后反不渴，以及胃脘痞硬、头晕眼花、心慌心跳等症伴随呕吐而出现，都证明是水饮，用前面所讲的小半夏汤止呕，再加入一味茯苓把陈旧的积水渗出，这个方子就叫小半夏加茯苓汤。

小半夏加茯苓汤

半夏 12g　生姜 24g　茯苓 12g

水煎服。

小半夏加茯苓汤，治蓄饮是很有效的。但是，有些比较顽固的蓄水证，渴而呕，呕后又渴，又饮水，又呕又渴，反复不已，这说明水饮不是呕一两次就呕尽了。水饮既然顽固难除，单靠小半夏加茯苓汤就不行了，还需要在除水的方剂中，加上能促使胃吸收水饮的药物——如白术，才能彻底治愈。如古方中的猪苓散就是这样一张方剂。

猪苓散方

猪苓　茯苓　白术各等份

以上共研成细末，每次温开水冲服 10~15g　每日服 3 次。上述的这些治疗蓄饮呕吐方，都是一些常用药，简单方，平淡无奇。正是由于平淡无奇，容易被人瞧不起，致使本来不是难治的一些病，却去追求大方、怪方、贵药、怪药，结果越治越重，或弃而不治，这实在是令人痛心的。

例如：某地区有个内部资料，报道用小半夏加茯苓汤治好一个诸药不效的多年顽固性呕吐。既然说"诸药不效""多年""顽固"，可以想象这个患者，遭受了多少痛苦，浪费了多少药费，后来却服小半夏加茯苓汤治好了。

又如《新中医》1978 年第一期载有四川唐爱之医案一则，摘录如下：

杜某　女，29 岁，呕吐、呃逆已七年，近几月加剧。头眩、恶心、食则呕吐食物及痰涎，呃逆，胁下隐痛，牵引肩背，胸痞，脘胀，食少，便溏，四肢不温，口渴，喜热饮。痰浊上逆而呕吐，宜温中、降逆、和胃、止呕……。

不要把这个病例看得太复杂，也不要把七年顽固病看得太神奇，其实本案的呕吐，包括了痞、晕、呕、渴等症状，是典型的痰饮呕吐，其处方中就有小半夏加茯苓汤在内，所以取得很好的疗效。

通过上述，我们可以想到，有不少肠胃病呕吐，本来不是难治的，只是搞不清各种呕吐的临床特点，辨证思路不清，诊断不明确，或责任心不强，才把一些本来很容易治愈的病，当成顽固病，使病人遭受了不少痛苦。

反 胃 辨 治

反胃，或称"翻胃"，或称"胃反"，都是一回事。它和蓄饮的呕吐不同，蓄饮是呕吐痰水，并且是蓄到一定程度才呕吐，反胃是呕吐所进的食物，朝食暮吐，暮食朝吐，只要进食，就必吐出，而且必须吐尽，像是把胃翻过来一样。除此以外，蓄饮呕吐，多兼有渴、痞、眩、悸等症状，而反胃没有这些症状。蓄饮由于不常呕食，且常能间歇多日不吐，饮食物一般可以少量进入大肠，所以对于大便的影响不大，而反胃则由于呕吐频繁，每日必吐，饮食不能进入大肠，就会数日或十数日，甚至数十日大便一次，而且坚涩异常，形如羊屎，人们多认为这是胃脘干枯。

胃反的形成，实际多是胃的下口——幽门梗阻。这些梗阻，可能是炎症产物，如瘀血、稠痰，或炎症变形，如瘢痕狭窄、水肿，以及肿瘤或其它脏器肿瘤压迫等。此外，胃反病人往往大便干如羊屎，排便不畅。大便不畅反过来更使饮食不入，食入即出，形成恶性循环，也是胃反不可忽视的一个重要原因。

大便不通畅，也是反胃的重要因素之一，因此治疗反胃，就离不开消除梗阻和润肠通便，或止呕的同时又润大便等几个方面。

一、消除梗阻

李时珍的《本草纲目》载有一治胃反方：柿干三枚，连蒂捣烂，酒服（黄酒）甚效，切勿以别药杂进。他又引用《经验方》一段记载：有一家三代，都死于胃反病，后来到了孙辈，得了一个秘方，用柿干和干米饭天天吃，绝对不喝稀饭，也不喝水，结果治好了。根据"绝对不喝稀饭，也不喝水"，而且柿干烧灰外涂又能治臁疮腿，敷在舌上能治鹅口疮，内服能治大便干燥或下血，可知柿干有清热、润便、燥湿、化痰、收敛愈合溃疡面的作用。所以这样的反胃，可能是食道或胃有腐烂面，或有黏性分泌物的缘故。

二、止呕与润便同用

《金匮要略》记载："胃反呕吐者，大半夏汤主之。"

大半夏汤

半夏 120g　人参 20g　白蜜 200g

用水 600g 加入白蜜，再用勺扬水几百遍，使水和蜜混合得极匀，用此蜜水煎上面二味药，使水减一半后，取下，分两次服。

本方用半夏止呕，用人参养胃，并且蜜内加水，扬之几百遍，使水蜜融合得极匀，以润肠胃，通大便。

这就为后世治胃反病提示了治疗原则。如朱丹溪治反胃，用韭菜捣汁搅在牛奶里喝，或韭汁兑入童便喝，韭汁能散结气，与半夏的作用有些相似。牛奶润肠，童便滋润，也和大半夏汤内加蜜的作用相仿。不过韭汁还有散瘀血的作用，如果梗阻部位充血、郁滞，用韭汁就更为适宜。

三、润肠通便

《局方发挥》有这样一个故事：台州有一个医生，得了噎膈病。这人工作很勤劳，经常喝酒，面色白，脉搏涩，重按则大而无力。朱彦修叫他辞去工作，住在一个养奶牛的人家里，每天都取新牛奶用火加温饮之，每次饮一怀，一昼夜饮 5~7 次，别的食物一概不用，逐渐加量到每天八九次。这样，半个月以后，患者的大便就不干燥了，约有一个多月的时间，病基本上好了，仅仅有时口发干，这是酒毒未解，令其在口干时饮以少量的甘蔗汁。

从这个病案来看，朱彦修认为，患者由于工作劳心，又嗜酒耗伤胃肠津液，以致大便干燥又使食物难下大肠，才出现噎膈病。所以只用牛奶润胃肠，使大便通畅之后，饮食也就正常了。

这个医案也说明了这样一些问题，一是治反胃证的大便燥结，单靠草根树皮不行，牛奶是动物药，最能治胃枯燥，而且要持之以恒，较长期的服用。二是避免过度的脑力劳动，避免燥烈辛辣的饮食，以保持胃肠的津液。因此，苦寒泻下药，辛燥止呕药，都不利于胃肠津液，都必须禁用。

胃反这一病名，有时很近似西医学所讲的胃下垂。《普济方》治胃反呕吐，用刺猬皮焙焦，研末，酒服，或者加入调味品浸渍后烧熟了吃。《摘玄方》治大肠脱肛，用刺猬皮（焙）500g，磁石（煅）15g；桂心15g。共研细末，每服6g，米汤送下。《普济方》用刺猬皮治胃反呕吐，相当于治胃下垂所出现的呕吐。记得曾有一个老药工，传一治胃下垂的秘方：刺猬皮，剪成小块，另将白矾入铁勺加热溶化，俟矾见热发泡将沸的时候，把刺猬皮倾入矾中炸酥，成老黄色，再急倾入铁筛中，使矾从筛孔中漏下，净剩猬皮，取出研成细末，每服9g，米汤送服。

由于猬皮能治胃反吐食，所以《本草衍义》说："猬皮能治胃反，这个字，一旁是虫，一旁是胃，很有道理。"

嘈杂泛酸辨治

"嘈杂"原是众声喧闹的意思。它用在医学上是形容胃中像发酵一般，懊恢不宁，有似饥非饥，似痛非痛，难以名状之感。有的兼有嗳气、恶心或痞硬、胀满等症状。这些症状，只要和嘈杂一症并存，就应以治嘈杂为主，适当加入一些照顾兼症的药物。只有在不兼嘈杂的情况下，嗳气、恶心、痞满等才另有专治。

一、痰火嘈杂

嘈杂是由于平素饮食没有规律，黏、滑、腥、冷杂进，伤了脾胃的冲和之气，不能正常消化吸收，日积月累，变成痰饮，留滞在胃脘而形成的。

嘈杂既然是稠痰浊饮留滞在胃脘之中，所以调和胃气、消除痰饮，就是治疗嘈杂的首要方法。又因为黏腻油腥等物，不但容易酿成浊痰，也容易郁而化热，所以在治痰方中，有时还要加上一些清热泻火药，以保持胃的冲和之气。此外还有一个重要问题，就是要健胃。因为胃本身是消化器官，如果人有一个健康的胃，对于饮食物能消化吸化，本来是不会形成痰饮的，既然形成了痰饮，就已经提示患者的胃肠并不太健康，尤其在病程太久，影响进食，或荤腥杂进的情况下，胃就不能发挥正常的作用。因此，治疗嘈杂，除了消痰、清火外，健胃也是一个重要环节。即使经过治疗，嘈杂症状已经消失了之后，在一定的时期内饮食也要清淡一些，使胃得以休息将养，以巩固疗效，防止复发。

下面就列举几个这方面的方剂，以备应用。

生姜半夏汤（《金匮要略》）

半夏 60g　生姜汁一杯

用水三杯，煮半夏，至水剩二杯时，去半夏，入生姜汁，再煮至一杯半，离火使温，每 6 小时服一次，分 4 次服完。

本方就是小半夏汤去生姜，改用生姜汁，这也是中医学治嘈杂的第一张方剂。生姜汁比生姜更能和胃，少服频服，以散胃中的痰浊。

加味小陷胸汤（《证治准绳》）

黄连 9g　半夏 6g　瓜蒌半个　枳实 3g　栀子 3g

水煎服。

本方能清痰、清热，又有枳实消痞，适用于痰火嘈杂兼觉痞胀的患者。

加味三黄丸（《万病回春》）

苍术 60g　醋炒香附 60g　姜妙黄连 18g　酒炒黄芩 60g　童便炒黄柏 45g

研末打糊为丸，绿豆大，每服七八十丸，卧时清茶送下。

本方有苍术燥湿，三黄清热，适用于湿热痰火，嘈杂泛酸。

三圣丸（《医统》）

白术 120g　炒黄连 50g　橘红 30g

共研细末，作丸服。

本方用黄连清热，橘红调气，白术促进胃的吸收功能，适用于嘈杂兼泛酸的患者。作丸常服，既能消除症状，又可巩固疗效。

把上述各方的药物综合起来分析一下，苍术、白术都是健胃药，芩、连、栀、柏都是调气祛痰药。掌握了这些药物，再根据病情，加以筛选配伍，痰多的多用理气祛痰药，热重的酌加清热泻火药。胃太弱或久病体弱的，配入健胃药。这样，对于治疗嘈杂，一般是没有困难的。

二、血少嘈杂

嘈杂除了上述属于痰火者外，还有一种名血嘈，它是血少嘈杂，和一般的嘈杂治法不同，要特别提出来讨论一下。

一般嘈杂，是不分昼夜的，而血嘈却是白天不嘈，每到半夜才嘈起来，往往把人嘈醒，常兼有心慌心跳。因为夜间属阴，所以血嘈实际是胃阴虚形成的嘈杂。"血少"也就是阴虚的意思，不要和西医学所说的贫血混成一回事。

阴虚是津液亏少又有内热的表现。胃病出现阴虚，往往是胃本身有炎症，病人感觉不舒服，经常服用消痰、泻下、消导等药，就会胃热未消，胃阴先亏，形成血嘈。因为胃里的痰浊，也是阴液所化，如果频频给与克伐药、消导药，专门除痰而不注意保护胃阴，消痰就形成了变相的消烁胃阴，所以就造成了血嘈。另外，如患者曾患过别的伤阴的疾病，或是久病耗伤胃津（如长期呕吐），也能致成血嘈。

血少嘈杂和一般嘈杂，可以根据下列情况作出鉴别：

（1）必是胃阴受到耗伤而促成的。因此多出现于久患呕吐或者屡用消食化痰药之后，或其他热性病伤及胃阴之后。

（2）所谓血少，实质是局部胃阴虚，夜间属阴，所以往往夜间嘈醒。

（3）吃猪血可以缓解。

血嘈既然是胃阴虚，所以治疗时就应当以补血养阴药为主，尤其是生地、熟地、白芍、麦冬等养阴药，本身就具有退内热的作用，治疗时更为常用之药。如果还需要加入清热、消痰、健胃药的话，如栀子、黄连、半夏、白术、茯苓等药，也要少于补血养阴药，因为这些药大都有苦寒伤津的缺点，和补血养阴药是相矛盾的。

现列举几个治血嘈的方剂如下，以便于临床选用。

当归补血汤（《万病回春》方） 治血少而嘈。

当归　白芍　生地　熟地各9g　人参1.5g　白术　茯苓各2.4g　甘草0.6g　麦冬　栀子仁　陈皮各2.4g　朱砂研冲，0.6g　乌梅一个　炒粳米100粒

本方就是八珍汤去川芎加麦冬、五味子、生地、栀子、陈皮、朱砂。要注意方中四物汤的用量大于四君子汤三倍有余，又加麦冬、五味子、生地，说明本方是养血生津为主。不兼见心慌心跳的，朱砂可以不用。

养血四物汤（《寿世保元》方） 治血虚嘈杂，兼有火郁。

当归9g　川芎4.5g　白芍炒，6g　熟地姜炒，12g　人参6g　白术4.5g

茯苓 6g　半夏姜炒，6g　黄连姜炒，2g　栀子 9g　甘草 2.5g　生姜 2 片
水煎服。

泛 酸 辨 治

胃中痰火而有酸味上泛的，叫作泛酸。古人把酸水上冲咽喉，还没有来得及吐出，又复吞咽下，好像咽了一口米醋似的，叫作吞酸；酸水直从口中吐出的，叫做吐酸。其实吞酸吐酸，都是胃酸过多，所以这里把二者合称为泛酸。

《内经》曾讲："诸呕吐酸，皆属于火。"但是临床证明，酸来不吐又复咽下，酸味刺心的，确实是属于火。朱丹溪认为肝属木，其味酸，称之为肝火燥盛。至于吐酸，也多属于火，但有些患者大吐无声，连食吐出，并且面黄肌瘦，肢体倦懒，大便溏薄，则不是火而是寒。所以治疗泛酸，有适合于用寒凉药的，也有适合于用温热药的，应当根据不同的情况采取不同的方剂。

一、火性泛酸

左金丸（朱丹溪）治肝火燥盛，吞酸吐酸。

黄连　吴茱萸盐水泡

上药用量，以六比一的比例配合起来，研成细末，水泛为丸，或以米粥调和作丸亦可。每服 9g，热水送服。

泛酸多是慢性胃病的反应，服药暂时有效，也不等于痊愈，必须坚持服药到一定时期，才有治愈的希望。因此左金丸也以少量久服为最好。据先生经验，每次只服 3g，每日服 2~3 次，连续服用，不可停顿，一般服至 30~60g，就有显效。即使是较重的病人，一般也不当超过 120g，疗效巩固可靠。此方最好丸服，不要煎服，丸服可以使药持续作用于胃肠，

使胃肠壁黏膜早日恢复正常。若服煎剂，则短期不能巩固疗效，长期又给病人增加麻烦，而且药物的浪费太大，疗效亦差。

茱连丸（《寿世保元》）

苍术　陈皮　半夏　茯苓　黄连　吴茱萸各 30g

蒸饼作丸，绿豆大，每服 30~50 丸，白滚汤送下。

此方的作用和左金丸基本相同，只是比左金丸多了二陈汤和苍术，去痰湿的力量大些。又因黄连的比重，本方比左金丸少，所以适合于郁热不太重，或者服左金丸觉得胃中发凉的病人。

二、虚寒泛酸

吴茱萸丸（《寿世保元》）

苍术 30g　吴茱萸 15g　肉桂 15g　陈皮 15g　炒麦芽 15g　炒神曲 15g

为末，粥和为丸，梧桐子大。每服 60 丸，米汤水送下。

本方除用苍术燥湿外，又有吴茱萸、肉桂等热药，助火以暖胃。陈皮、麦芽、神曲消食行气，所以适用于泛酸症之兼有饮食减少，大便稀薄、手脚发凉等胃气虚寒的病人。

吴茱萸治疗胃寒泛酸，这只是一个启发性的例子，临床不一定拘守此方，只要在制酸药中加些温热药就能有效。譬如理中汤加黄连就是。因为方中有干姜温胃，人参、白术、炙甘草补胃，黄连去湿热制酸。

广济槟榔散（《外台秘要》）

槟榔 16g　人参 6g　茯苓 8g　橘皮 8g　荜茇 6g

共捣为散。早晨空腹时用生姜和药 3~4g，温水送下。

本方的作用和前方相同，只是槟榔泻痰水的力量和人参补胃气的力量，都比前方大。

除上述各方外，还有一些制酸药的小方单方，可以选择配合使用。

煅瓦楞、煅牡蛎、乌贼骨，具有制酸的作用，可以单味服，也可以加入其他煎剂中服用。

生嚼核桃仁、花生仁，煮食萝卜片等，有助于缓解胃酸。

痞 硬 辨 治

正常人在饮食物已经消化之后，胃脘部触摸按压，一般说是柔软的。如果按之觉得发板发硬，或者病人有似闷似痛的感觉，这叫作胃脘痞硬。胃脘出现痞硬，不但其硬度有似硬、较硬的差别，就是摸到的形状也不一样，有的是弥漫性痞硬，没有明显的边缘，有的则边缘清楚，像一只瓷盘嵌在那里一样，不但能摸到，甚至可以用手指沿边压下，好像可以掀起似的。胃脘痞硬，实质是胃壁或胃周围有炎症的反应。从中医角度来分类，有水饮、湿热、胃虚、胃寒之分，在慢性胃病中，以水饮和湿热占的比例为最大。现将胃脘部各种痞硬的特点治法，介绍如下。

一、水饮结聚的痞硬

水饮致成的痞硬，实质是胃壁或兼胃周围水肿，多出现在慢性胃炎的患者，常舌质胖大，口干多饮，饮不解渴，并且小便量大都比正常人为少，有的舌上能出现白沙苔，即像一层白色的沙粒满铺在舌上那样的舌苔。

枳术汤（《金匮要略》） 治水饮结聚的心下坚大如盘，边如旋盘。

枳实　白术各 15g

水煎服。

本方散水消痞，药简效速，被称为健脾导滞的基本方。金代张元素将本方白术用量倍于枳实，制成丸剂，名枳术丸，治疗胃虚有湿、食不消化、气壅痰聚、胃脘痞闷等症。李东垣又把枳术丸加味，制成枳实消痞丸，治胃脘痞闷胀饱、嗳气厌食、大便不调等症，功能开胃进食，是有效的名方。

枳实消痞丸方

枳实　黄连各 15g　白术　人参　半夏曲各 9g　厚朴 12g　干姜　炙甘草　白茯苓　麦芽各 6g

共研为细末，汤浸蒸饼和丸，梧桐子大，每服 5~10 丸，不拘时，白汤送下。

二、湿热结聚的痞硬

湿热痞硬，必舌苔黄厚，食欲不振，或兼呕吐，或兼肠鸣腹泻。治疗时以干姜配黄连为主药，干姜味辛，能散；黄连味苦，能降，这叫作辛开苦降。半夏泻心汤，就是以干姜、黄连为主药的治湿热痞硬的一张名方。

半夏泻心汤（《伤寒论》）治心下痞硬及呕而肠鸣腹泻。

半夏 10g　党参　黄芩　干姜各 9g　炙甘草 6g　黄连 3g　大枣 4 枚
水煎服。

三、胃虚痞硬

这样的痞硬，有由久病胃虚出现的，有经过多次服泻下药或破气药、消导药所致成的。这是真虚假实证，它比上述两种痞硬按之更硬，或者按之则痛，服破气消导药，痞硬不但不消散，反而更会加重。应在相应的方药中，重加人参为主，才能使腹软痞消。

四、胃寒痞硬

这是胃阳虚衰，寒凝气滞所形成的痞硬，常伴有腹泻鸭溏，脉迟肢冷，舌淡苔滑等虚寒症状，治疗时忌用寒凉药，当重用干姜，以理中汤为最好。

理中汤方

干姜 9g　人参 9g　炒白术 9g　炙甘草 6g

水煎服。

最后附带说明一个问题：上述治痞硬的方中，用白术的不少，有用以散水行湿的，有用以健补脾胃的。用以散水的，必须生用；用以健补脾胃的，则要炒用。

食欲不振辨治

食欲不振，是什么东西也不想吃，吃什么也不香，常不觉饥饿，勉强吃些，也吃不多。这可能是肠胃本身的疾病，也可能是其他疾病影响到肠胃所出现的兼症（如发高烧、痢疾等）所致。

如果是其他疾病引起的食欲不振，那就要治疗其主病（或适当地照顾一下肠胃），主病好了，食欲也就恢复正常了。如查不出其它原因，就应以增进食欲为主要治疗目标。

食欲不振的病理各不相同，有些医生，一听病人诉说食欲不振，就想到山楂、神曲、麦芽等消导药，其实治疗食欲不振，并不是那样简单，消导药只适合于伤食以后的食欲不振。现将各种增进食欲的治法、方药及其适应症，列举如下，以备选用。

一、消导

这是临床最常用的一种治疗方法。"消"，是消除；"导"，是疏导。就是把胃内过多的食物疏导开、消化掉的意思。本法适用于饮食过多，或饱食以后不注意休息，反伏案工作，致使食停胃中，出现脘腹膨满胀饱，不断地嗳出腐败难闻的伤食气味，见到食物就感到厌烦等症状。可对症选药：伤于肉食者，用山楂；伤于面食或豆类食品者，用莱菔煮服最好，神曲、谷芽、麦芽也很有效；伤于蛋类者，用陈皮煎服；伤酒者，用葛根或枳椇子煎服。总而言之，一物一治，可单味用，也可几味合起来用，如神曲、山楂、麦芽同用，几乎可治疗一切伤食病。此外，民间验方，常用所伤的食物，用火焙成炭，研末服用。譬如伤了米饭，就用米饭在炭火上焙焦，伤了面食，就用馒头焙焦，研细以后，用温开水和服，或搅在稀粥里服下，对于伤食轻症，也很有效。

消导的主要目的，是消去胃里的陈旧食物，而不是像健脾药那样加强胃的消化机能。因此，与健脾药对比而言，消导法是消极的治法，而健脾法才是积极的治法。譬如说脾胃消化功能弱，最容易伤食，而停食之后，又必影响消化力，因此健脾有利于消食，消食又有利于健脾，所以有些伤食的人，需要在消导药中酌加一些健脾药。尤其是对经常伤食的病人，更要这样。清代名医尤在泾认为，饮食物停滞在胃脘，虽然可以用消导药治疗，但是要使这些药物发挥消导作用，还必须依靠胃气运行药力。所以对于经常吃消导药而仍伤食的人，先生常在这些消食药方中，加入人参 9g，效果非常好。

凡用消食药开胃进食，一般是一剂当见效，如果服二三剂后，食欲仍不增进，就应当考虑采用健脾的方法。

二、健脾

饮食物进入胃中，全靠脾来运化，如果脾气虚弱，不能运化，就会见食即饱，所以治疗食欲不振，有时要用健脾药。健脾主药是人参、白术、山药、白扁豆、莲子肉等。也可在这些健脾药中，加入少量的消导药，如神曲、麦芽等，更有利于健脾，常用的方剂有：

异功散（钱氏方） 治脾胃虚弱，饮食少思。

人参　白术　茯苓　炙甘草　陈皮各 3g

加生姜、大枣，水煎服。

参苓白术散（局方） 治脾胃虚，饮食不进。

本方即异功散加山药、莲肉、白扁豆、苡米、桔梗、砂仁，研为散，米汤或枣汤送服，亦可煎服。

资生丸（缪仲淳方） 健脾、开胃、消食。

即参苓白术散再加山楂、神曲、黄连、白蔻仁、泽泻、藿香、炒麦芽、芡实。共研细末，炼蜜为丸，每丸重 6g，每服一丸，淡姜汤送下。

三、补火

健脾虽然是增强消化的主要方法，但是临床证明，只健脾有时效果并不理想，若加入温补下焦的药物，才能起到健脾的作用。因此，增强脾胃消化力的办法，除了健脾之外，还有"补火"一法。

补火，是指用热性药温补命门，"命门"是什么呢？从其性质来说，是下焦属火的器官，有温养脾胃的功能。所以当食欲不振，又有下焦虚寒的症状时，如大便溏泻，四肢常冷，则采取温补命门火这一方法，对于增进食欲，能起重要的作用。

《本事方》有这样一段记载：有人全不进食，曾服过不少补脾药，都不见效，后来给予二神丸（补骨脂、肉豆蔻两味补命门药组成），服后很快就好了。又记载有个黄鲁直老先生，尝把菟丝子用水淘洗干净，用酒浸了以后，晒干，每天取几茶匙，用酒送服，十天以后，食量比以前增进不少。

补骨脂、肉豆蔻均属下焦温热药。菟丝子味苦性平，虽然不热，但也是入下焦肝肾的强壮药。可见温补下焦，对于健补脾胃，也很重要，这在中医术语中叫做"补火以生土"。但是入命门的补火药，都有燥大便的作用，因此，凡大便秘结的病人，多不属于命门火衰的类型，也不宜用补骨脂、肉豆蔻等药。

四、养肝

肝在五行中属木，木味酸，能克脾土，所以肝气太旺和肝火炽盛的人，会出现胸胁满闷，或胃中泛酸，影响进食。但是反过来，肝气不足，也会影响食欲，这叫木不疏土，当以养肝为治。消谷丸效果最好。

消谷丸方（《沈氏尊生书》）

麦芽 90g　神曲 180g　干姜炮　乌梅炒，各 120g

上药研细末，炼蜜作丸，如梧桐子大，每服五十丸，黄酒或米汤水送服，一日三次。不作丸，用水煎服，效果也一样。

吕承全

痞闷呃逆的治疗体会

吕承全（1917~1997），字继武，河南名医

萎缩性胃炎

李某　男，49岁。干部。1992年5月23日会诊。

患者因工作繁忙，饮食不规律，引起胃脘滞闷，嗳气嘈杂，灼痛，咽干，胃纳差近3年，曾胃镜检查多次，诊断为萎缩性胃炎。曾长期服用胃酶素不效，服用中药5月余，病情好转。近因劳累太过，饮食失调，病情加重，精神不振，少气乏力，胃纳呆滞，饮食无味。经复查胃镜，示胃黏膜萎缩肠化。医院大夫动员患者手术切胃，患者不同意，邀余会诊。症见患者精神可，面色无华，胃脘滞闷，饭后嗳气，口干咽燥，脉沉细缓，舌质嫩红，苔少而黄。

诊断为痞证（萎缩性胃炎）。证属脾胃素虚，宿食停滞，胃气受阻，伤及胃阴，营运失权。治宜养阴益胃，行气消导。甘露饮加减。

南沙参　北沙参　浙贝母各20g　太子参　炒枳壳　地骨皮　炒麦芽　山楂各15g　乌梅　鸡内金　麦冬　甘草　厚朴　砂仁各10g　茯苓30g

水煎服。

若工作忙，不能服中药时，可服自拟方胃安散，处方：

海螵蛸　地骨皮　鸡内金　粉甘草各100g　浙贝母150g　胎盘粉60g

1剂，共研细面，装0号胶囊，每次5粒，每天3次，口服。

医嘱：宜食软饭，小米粥。少食油腻，不过食。

1992年8月3日复诊：患者守方治疗2月余，胃脘滞闷、嗳气嘈杂、咽干诸症消失，面色转润，胃纳增加；脉沉有力，舌质淡红，苔薄白。病情基本痊愈，继配胃安散一剂，原方加西洋参60g口服，巩固疗效。

按：该患者所患萎缩性胃炎类属中医学痞证范畴。系因脾胃素虚，气阴不足，加之饮食失调，寒热不均，宿食停滞，胃气受阻，伤及胃阴，营运失权所致。属萎缩性胃炎阴虚燥热型，该病虚实错杂，吕师宗叶天士养阴益胃，行气消导法，拟用甘露饮加减，佐炒麦芽、山楂、乌梅、鸡内金、甘草、厚朴、砂仁等消导之品治之，正邪兼顾。宿食消化，则胃胀除，胃得濡润，则能化物出焉。

高某　男，47岁。干部。1981年3月10日初诊。

病史：患者于1979年初开始胃疼，常呃逆吐食，体质逐渐消瘦。曾按神经性呕吐、胃下垂等病治疗无效。1980年10月27日成都某职工医院据胃镜病理报告确诊为"萎缩性胃炎"。患者在当地服中西药年余，效果不佳，今来郑州开会，经人介绍请余治疗。现症：患者面黄肌瘦，脘腹痞闷，时有隐疼，呃逆纳减，口干不欲饮，无烧心吐酸感。舌质红，舌苔白乏津，脉细数。

诊断为胃脘痛（萎缩性胃炎）。证属脾胃虚弱，气阴两虚。治宜温脾养胃。

黄芪15g　太子参15g　白术10g　南北沙参各20g　麦冬15g　玉竹20g　陈皮20g　厚朴10g　枳壳10g　乌梅炭10g　地骨皮10g　神曲19g

甘草 10g

　　日 1 剂，水煎服。

　　4 月 20 日患者来函：诉上药服 15 剂，自觉胃疼减轻。呃逆吐食已止，食量稍增，二便正常。仍守前方，又服 10 余剂后诸症消失，体重增加。

　　追访患者，半年后作胃镜检查：胃部黏膜大致正常。

　　按：该患者所患萎缩性胃炎，临床以脘腹痞闷隐疼，呃逆吐食，体质消瘦，面黄肌瘦，口干不欲饮，无烧心吐酸感。舌质红，舌苔白乏津，脉细数为主症。属萎缩性胃炎脾虚胃弱型。吕师立温脾养胃法，仿李东垣的枳实消痞丸加减，选用黄芪、太子参、白术、甘草益气补脾，南北沙参、麦冬、玉竹、乌梅炭、地骨皮甘寒生津，滋濡胃阴，枳壳、陈皮、厚朴、神曲开畅气机，调和脾胃，使之补而不滞。脾胃健旺，则升降自如，运化如常。

魏长春

呃逆呕吐病案

魏长春（1898~1987），浙江名医，临床家

肺胃气逆呃逆

徐妇　19岁，住东岙。己巳（1929年）四月十日初诊。

日前受寒夹气，身体倦怠，昨晚哕呃连声，其气从腹上冲，四肢微厥无热；脉象迟缓，舌质淡红。此乃虚寒气呃，治以温中降气，旋覆代赭汤加味治之。旋覆花12克，代赭石30克，西党参、制半夏、公丁香、吴茱萸各9克，炙甘草3克，生姜6克，红枣8个，沉香1.5克。

服后，气降，呃止，病愈。

炳按：肺胃气逆呃逆，以枇杷叶、竹茹、小柿蒂、广郁金等宣降肺气，即愈。

肠胃热蕴呃逆

毕镇华　20岁，住桂花厅。辛未（1931年）十月十三日初诊。

素体强壮，大便艰滞，近服补药，热遏气壅。呃逆连声，气从

腹升，潮热，便闭；脉滑，舌红。此肠胃热蕴，误补气滞成呃之实热证也。切忌泥于冷呃之说而用温降，否则无异抱薪救火。法当降热化积，大承气汤加味治之。生锦纹、玄明粉、莱菔子、竹茹各9克，枳实、川朴、橘皮、乌梅、川连各3克。

次日复诊：便解，热退，呃止，脘满；脉弦，舌色淡红。气机仍未调畅。治以苦辛降逆、和中平肝法。橘皮、公丁香、川连、吴茱萸各3克，竹茹、刀豆子、炒白芍各9克，柿蒂5个，枇杷叶5壮。

服后，气调，胃苏，病瘥。

炳按：若无误补实热夹食诸候，不必先用大承气汤。如次诊方，亦足可治呃也。

虚 寒 呃 逆

傅阿宝 41岁，业泥水匠，住小西门。辛未（1931年）八月二十六日初诊。

操劳过度，真元耗伤，气不归纳，上冲为呃，病起旬日，连声不止，形萎神疲，自汗，咳逆；脉象软弱，舌质淡红。乃元虚气不归纳之危证。拟用旋覆代赭汤加刀豆子，降逆和中止呃，沉香、紫石英、牛膝纳气归根。旋覆花、西党参、制半夏、刀豆子、怀牛膝各9克，代赭石、紫石英各24克，炙甘草、生姜、沉香各3克，红枣4个。

次日复诊：汗敛，呃减，胃呆；脉缓，舌淡红。治以敛汗纳气，酌参和中降冲法。化龙骨、生牡蛎、白芍、刀豆子、西党参各9克，炙甘草、生姜、公丁香各3克，紫石英24克，柿蒂7个，红枣4个。

八月二十八日三诊：呃瘥，汗止，胃苏；脉缓，舌淡。劳倦之体，脾肾气不归纳。用固表和中，纳气归根法。炙黄芪15克，防风、沉香、公丁香、炙甘草各3克，炒冬术、当归各9克，大熟地、紫石英各 30 克，柿蒂 7 个。

八月二十九日四诊：呃差，每日尚作十余声，脉舌如前，精神稍振。治用温纳肾气法，景岳贞元饮加味。大熟地 45 克，当归、炒白芍、怀牛膝各 9 克，炙甘草、厚附子、吴茱萸各 3 克，紫石英、炙龟甲各 30 克，山萸肉 15 克。

服后，呃止，病愈，体力渐强。

炳按：此治下虚冲逆呃逆，故用重镇摄纳之法。

体虚外感呃逆

凌慎甫 52 岁，住十字桥。乙亥（1935 年）三月二十七日初诊。

素体虚弱，旧有胸痹、咯血、便血宿恙，近由常州归来，途次舟车劳顿，感受寒邪。现呃逆，自汗，寒热，肢冷，面黄，泄泻，神疲；脉象虚数，舌绛边裂，苔灰。此乃中虚湿聚，消化不良，受寒致病，冲气上逆，故呃逆，自汗；寒湿下陷，故肢冷，泄泻。证属内伤挟外感、邪少虚多之候。法当和中达表，纳气降逆。柴胡、炙甘草、生姜各 3 克，黄芩 6 克，党参、制半夏各 9 克，红枣 4 个，化龙骨、生牡蛎、天花粉各 12 克。

次日复诊：脉缓，舌质淡红，苔化；气平，溲长，汗敛，寐安。拟予强神化湿。化龙骨、生牡蛎、茯神各 12 克，桂枝 2.4 克，生白芍、制半夏、酸枣仁、远志、天花粉各 9 克，炙甘草、陈皮各 3 克。

四月初二日三诊：呃止气平，泄泻亦止，消化不良，纳食寥寥，耳窍失聪，心悸不宁；脉软，舌色淡红。其病将瘳，当用和剂调理。酸枣仁、远志、制半夏、茯苓、生白芍各 9 克，陈皮、炙甘草各 3 克，桂枝 2.4 克，砂仁 1.5 克（研冲）。

药后，病愈，身体恢复如前。

炳按：中虚浊聚上冲，降逆化浊，使浊下气顺，呃逆自止；再理其虚，治尽其道矣。

阳虚气逆呕吐

朱煦春君 45 岁，业医，住小菜场。乙亥（1935 年）四月初五日初诊。

素体虚弱，诊务操劳，精神倦怠，日前忿怒抑郁，三日来呕吐不纳，稍饮汤水更剧，卧则安，起即吐，头有微汗，肢微厥冷，二便通调，面色㿠白；脉象软弱，舌淡苔白。舌淡为虚，苔白为寒；呕而脉弱，是水寒上越，胃气内虚；但水寒既从上越，则小便当不利，今小便通利，则里寒可知矣。方用旋覆代赭汤补中降逆和肝；真武汤温暖脾胃，驱其内寒；反佐黄连、乌梅，合姜、附、茯苓，以止吐逆。旋覆花、生白芍、茯苓、白术各 9 克，代赭石 12 克，党参、制半夏各 15 克，炙甘草、生姜、厚附子、乌梅肉各 3 克，红枣 4 个，黄连 0.6 克。

四月初七日复诊：呕吐虽止，起坐头晕，自汗；脉象虚大，舌淡，苔白。拟温中补卫，和肝祛风法。明天麻、桂枝、炙甘草、生姜各 3 克，制首乌、白菊花、白术、防风、当归、茯苓、制半夏各 9 克，生黄芪 15 克，生白芍 12 克。

四月十一日三诊：日前药后，吐止能坐；昨因诊务劳动，感受寒邪发热，自拟葛根汤，服后汗出热退，因食鲫鱼腥味，夜间大吐，至今午未止。按其脉象弦滑，舌红，苔白；自汗，便溏。肠胃未清，元神疲乏，深恐呕吐不已，虚脱堪虞。亟拟茯苓四逆汤温中回阳止吐。茯苓 24 克，西党参 15 克，厚附子 6 克，生姜汁 1 小匙(冲)，炙甘草、干姜各 3 克。

四月十二日四诊：脉软，舌淡；泻止，起坐欲呕，静卧则安；胸中嘈杂思纳，得食漾漾欲呕。此胃虚客气上逆。用补中止呕法。别直参9克，龙眼肉7个，生姜2片。

四月十三日五诊：吐止，胃微能纳，便闭；脉软，舌淡，苔白。中气不足，兼夹肝郁。用异功散温和脾胃，佐吴萸、白芍调畅肝郁。陈皮、炙甘草各3克，党参15克，白术、茯苓、白芍各9克，吴茱萸1.5克。

四月十四日六诊：脉软缓，舌淡红，苔白腻；呕吐已止，大便复溏，胃微思纳，晨冷暮热。脾肾元阳衰弱，寒湿未清。治用五苓散温化寒湿；玉屏风散固卫达表，兼退寒热；佐吴萸、生姜温和肝胃。桂枝、防风、生姜各3克，茅术、猪苓、茯苓、泽泻、白术各9克，生黄芪15克，吴茱萸2.4克。

四月十七日七诊：脉象迟软，舌淡苔化；吐止，眩晕，神倦，胸满，胃纳略增，二便通调，已能起坐诊病。乃湿邪虽化，而脾肾两虚，气不归纳，故见胸满。宗古人塞因塞用之法，纳气温中。熟地30克，淮山药、山萸肉各12克，丹皮、茯苓、泽泻、党参各9克，厚附子6克，肉桂、吴茱萸各3克，砂仁粉1.5克（冲）。

五月一日八诊：脉象虚软，舌淡，苔滑；中满腹痛，大便溏薄。脾肾阳虚，寒湿内聚。用四逆汤合五苓散加味，温补脾肾元阳以驱寒湿。厚附子、干姜、炙甘草、桂枝、吴茱萸各3克，猪苓、泽泻各6克，白术、杜仲各9克，带皮苓、生黄芪各12克。

服后，阳气渐强，湿化病瘥。由朱君自拟调补方善后。

劳倦伤脾呕吐，故用健中温中以治呕吐而多剂收效；若肝气犯胃呕吐，别有治法。

肠 热 吐

陈福元幼子 2岁，住学前。乙亥（1935年）五月初九日初诊。

　　胃肠湿火内蕴，下注阴囊，溃烂出水，新吸暑气，夹惊化热。吐泻色绿，昏睡，气促，口干，神倦，目眶低陷，潮热不退；虚里穴动跃，脉象弦数，舌红，苔黄，关纹青紫。证系肠胃蕴热，吸入乳汁变败发酵，产生毒素，血液吸收而起自家中毒。治拟清解肠胃积热，定惊消积。葛根、银花炭各6克，川连1.8克，黄芩、滑石、车前子各9克，炙甘草3克，鲜荷叶1角，牛黄抱龙丸1粒（去壳研烊灌）。

　　次日复诊：吐泻止，潮热退，神醒病瘥；脉软缓，舌红，苔薄。拟健脾和中以善后。葛根、党参、于术、白芍各6克，鲜藿香、炙甘草各3克，广木香1.5克，红枣4个，茯苓9克。

　　服后，吮乳如常，病愈停药。

　　此证三黄解毒汤亦极效。

（《魏长春临证经验集》）

曹鸣高

蜈蚣疗呃逆

曹鸣高（1907~1985），江苏省中医院创建人之一，
第一任大内科主任。吴门名家

呃逆又称呃忒，古称"哕"。《内经》云："胃为气逆，为哕。"多由寒邪犯胃，或燥热内盛，或情志不和、气郁痰阻，或久病正气虚弱等均可导致胃气上逆，失于和降所致。临床据证投以顺气化痰、降逆和胃之剂，一般皆可见效，但个别病例却十分顽固，治之棘手。余曾治一例顽固性呃忒，绵延半年，旋覆代赭、橘皮竹茹、丁香柿蒂等方备尝而效不显。后至我处治疗，于党参、干姜、公丁香、柿蒂、旋覆花、煅代赭石、沉香等益气温中、下气镇逆药中，加入炙蜈蚣二条以镇痉止呃。服药三剂，呕逆即止。又如1977年5月，治陈姓脑外伤后遗症，继发性癫痫，伴发呃逆，终日无休止。拟方息风化痰，活血化瘀，佐以辛开苦降，方中亦用蜈蚣。当时处方为：

钩藤 15g　大生地 15g　杭白芍 10g　丹参 15g　川芎 6g　制僵蚕 9g　陈胆星 6g　远志 6g　川连 2g　干姜 3g　公丁香 3g　炙蜈蚣 2条

药后呃逆即止，癫痫发作次数减少，发作时间亦明显缩短。

考蜈蚣辛温有毒，为祛风、定惊、攻毒、散结之要药。然古今医藉尚未见有治呃逆之记载。余鉴于近人用蜈蚣治疗"痉咳"（百日咳）颇有效验，推测其治呃逆之理，可能在于镇静止痉之效。

　　评按《医学衷中参西录》谓："蜈蚣，走窜之力最速，内而脏腑，外而经络，凡气血凝聚之处皆能开之。"曹老从"痉咳"而悟得，用治顽固性呃逆加入蜈蚣，取镇静止痉之效，诚属大医巧思。

（《吴门曹氏三代医验集》）

祝味菊

痞 满 呕 吐

祝味菊（1884~1951），名积德，字味菊，沪上名家

严女士　老年北江西路安庆里 4 号

一诊：脘痛，苔白，二便不调，食后胀饱，色萎神衰，寐不安，脉息虚迟。气虚血少，消化不良，饮邪中聚，阳失潜藏。水饮。当与温养心脾，兼培气血。

生西芪 15g　姜半夏 24g　当归身 6g　云茯神 18g　炒茅术 15g　大腹皮 12g　酸枣仁打，先煎，24g　金黄附片先煎，18g　良姜炭 9g　生谷芽 15g　陈皮 9g　生牡蛎 30g　灵磁石先煎，45g

病人为广东籍梅医生介绍，嘱再注射肝精。

脘痛，苔白，二便不调，食后胀饱，是消化不良，饮邪中聚，脾阳不足。色萎神衰，寐不安，是气虚血少，心神不宁。治当与温养心脾，兼培气血，温化水饮。以附片、良姜、磁石、牡蛎、枣仁温养心脾，温化水饮；黄芪、当归培气血；半夏、茅术、陈皮、大腹皮行气化饮。半夏量重。

二诊：白苔化，腹满，二便不调，脉虚缓。再与前法损益。

灵磁石先煎，45g　云茯神 18g　生西芪 15g　金黄附先煎，18g　酸枣仁打，先煎，24g　仙灵脾 12g　上安桂后入，4.5g　炒茅术 15g　巴戟天 18g　姜半夏 24g　大腹皮 12g　西砂壳 9g　良姜炭 9g

苔化而余症未解，加安桂加强气化行水作用。

三诊：胃纳略醒，腹满亦差，二便已调，苔化，脉虚细而缓。心脾之阳稍复，气血仍衰。再与温养心脾为主。

灵磁石先煎，45g　酸枣仁打，先煎，24g　巴戟天18g　生西芪18g　金黄附片先煎，24g　炒茅术15g　云茯神15g　仙灵脾12g　胡芦巴12g　淡干姜9g　大腹皮12g　川桂枝6g　西砂壳9g

胃纳略醒，腹满亦差，二便已调，苔化，是水饮已去，故以温养心脾为主。

四诊：苔化，纳醒，食后胀饱，二便调，脉息虚缓。气血两虚，脾运不良。再与扶阳益气，兼培心脾。

灵磁石先煎，45g　甘枸杞15g　仙灵脾12g　生西芪18g　胡芦巴15g　巴戟天18g　金黄附片先煎，24g　酸枣仁打，先煎，24g　炒茅术15g　大腹皮12g　带皮苓18g　川桂枝6g　带皮砂仁9g

水饮化后，加强补益。

五诊：纳谷渐增，腹满较差，二便调，睡眠不熟，脉虚缓。再与温培心脾为主。

灵磁石先煎，45g　制首乌15g　云茯神18g　生西芪18g　金黄附片先煎，24g　巴戟天酒炒，24g　当归身6g　酸枣仁打，先煎，24g　炒白术15g　淡干姜6g　仙灵脾12g　带皮砂仁9g　胡芦巴12g　香谷芽15g

六诊：腹满已瘥，纳增，睡眠较安，脉虚缓。气血仍衰，脾运尚薄。再与温培气血。

灵磁石先煎，45g　巴戟天酒炒，24g　金黄附片先煎，24g　龙眼肉先煎，15g　带皮砂仁9g　酸枣仁打，先煎，24g　生西芪24g　生鹿角打，先煎，15g　云茯神18g　制首乌18g　炒白术15g　川杜仲15g　破故纸15g　淡干姜9g

转为以补益为主。

谭小姐

一诊：胃痞，面浮，溲短，脉细迟。中寒脾弱，三焦失化。胃痞。治法：温中。

黄厚附先煎, 12g　仙灵脾 15g　西砂壳 6g　上安桂 2.4g　炒白术 15g
带皮砂仁 9g　黄郁金 6g　带皮苓 15g　淡干姜 6g　藿梗 9g

患者临床症状虽廖廖数语，但已点睛般地明确其痞之部位乃是中焦脾胃处，当责之于脾胃中阳久虚，中焦失其健运，运化水湿之职失司，以致于水湿滞留，故而面浮；三焦气化不利，水道滞涩，故溲短；脉来细迟则表明此胃痞属虚性无疑。本着"实痞，可散可消；虚痞，非大加温补不可"之治则（明·王肯堂《证治准绳·痞》）。故祝氏首用黄厚附、上安桂、淡干姜散寒健脾，振奋心阳；藿梗、郁金行气开郁散结；砂仁（壳）同用辛散温通，健脾和胃；尤用仙灵脾"补命门，益精气，利小便"，补肾壮阳更助附子一臂之力。

二诊：溲增，胸痞，纳少。脾运未复。温中理脾，仍与前法损益。

黄厚附先煎, 15g　生牡蛎 30g　大腹皮 12g　姜半夏 12g　上安桂 3g
藿梗 6g　西砂壳 6g　炒白术 15g

溲增，乃示三焦气化始行其职，仍须再接再励，故在上方基础上生牡蛎易仙灵脾与白芍同用抚育肝阴，以防肝郁横逆犯胃。姜半夏助淡干姜辛温开结散寒之力，用大腹皮更增下气宽中，利水消肿之功效。

三诊：溲行较增，浮肿减，纳食增，脉仍细迟。再与扶阳理脾。

黄厚附先煎, 15g　仙灵脾 12g　生白术 15g　带皮苓 9g　生谷芽 15g
藿梗 6g　大腹皮 12g　川椒目 6g

药证合拍，诸证俱减，溲行较增，说明三焦气化，尤其是肾阳得复，使滞留之水湿有了出路。中焦脾胃阳气渐复，表明运化功能得以逐步健全，故见纳食增而浮肿减。脉来仍细迟，盖中阳振奋决非朝夕而就，仍需循序渐进而收全功。

吴奶奶　哈同路333号

一诊：2月9日。腺肿，纳呆，中满，便溏，苔腻，脉紧。少阳三焦失化，脾运不良，水谷失化。脾病。当与温化三焦。

生牡蛎先煎, 45g　北柴胡 4.5g　西砂壳 9g　竹节白附先煎, 9g　姜半夏 24g　黄郁金 9g　水炙南星 12g　藿梗 9g　云茯神 18　淡干姜 6g　大腹皮 12g　茅术 12g　青皮 4.5g

二诊：2月11日。胃纳稍醒，口腻溲少，脉略缓。再与前法损益。

灵磁石先煎, 60g　北柴胡 4.5g　茅术 15g　生牡蛎先煎, 45g　水炙南星 12g　云茯神 15g　竹节白附先煎, 9g　姜皮 24g　刺蒺藜 15g　淡干姜 9g　川桂木 4.5g　西砂壳 9g　大腹皮 12g

腺肿（疑为扁桃腺），少阳三焦失化所致。纳呆，苔腻，中满，便溏，是脾运不良，水谷失化。柴胡、刺蒺藜、牡蛎、白附、南星舒肝化痰，治腺肿。苓桂术甘汤、平胃、二陈燥湿运脾。

李先生　康脱路

一诊：纳呆，呕酸，便秘，饥而不能食，脉息弦大。中阳不足，水谷不化，饮聚于中。宿饮。当与温中涤饮。

生牡蛎先煎, 30g　姜半夏 30g　生白芍 15g　云茯神 18g　良姜炭 9g　藿梗 9g　茅术炒, 15g　黄附片先煎, 15g　郁金 9g　带皮砂仁 9g　桂木 6g　麦芽炒, 15g　陈皮 9g

纳呆，饥不欲食，是胃中无火。脉弦大，是饮聚于中。《临证指南医案》云："病久，发不焦、毛不落、不饥不食，乃痰饮为患。饮属阴类，故不渴饮。仲景五饮互异，其要言不繁，当以温药和之。通阳方法，固无容疑惑。大意外饮宜治脾，内饮治肾，是规矩准绳矣。议用苓桂术甘汤。"可见叶天士亦遵仲景法。本例以苓桂术甘汤、真武汤温阳化饮，平胃、二陈燥湿和胃。

邓先生

一诊：中满呕恶，间日寒热，苔白脉细。风寒相搏，客于小肠。

呕恶。当与温化。

处方：北柴胡 4.5g　制川朴 3g　藿梗 9g　川桂枝 4.5g　草果 3g　生姜 9g　威灵仙 9g　姜半夏 12g　炒茅术 16g　陈皮 4.5g

二诊：寒热虽作，较前减轻，苔白纳呆。少阳寒热不解。再守前法出入。

生牡蛎先煎，24g　炒茅术 12g　草果 3g　北柴胡 6g　制川朴 3g　威灵仙 15g　生姜 9g　仙半夏 15g　带皮苓 15g　川桂枝 4.5g

三诊：寒热已减，胸腹已宽，苔白脉紧。少阳枢机渐达，而虚寒仍盛，脾肾阳虚。再与温化。

川桂枝 4.5g　生牡蛎 24g　炒茅术 12g　乌附块先煎，9g　北柴胡 4.5g　姜半夏 15g　草果 12g　大腹皮 9g　生姜 9g　陈皮 4.5g

四诊：纳增脉和。正气渐调，体质虚寒。再与温养。

乌附块先煎，9g　姜半夏 12g　川桂枝 3g　炒白术 12g　炒西芪 9g　西砂仁 4.5g　生谷芽 15g　朱茯神 12g　炒白芍 9g　陈皮 4.5g

风寒相搏客于少阳，阻于中焦，中寒脾弱，湿浊内生，故见中满呕恶，间日寒热，苔白脉细均为虚寒之候。祝氏认为当从温化为法，遂以柴胡、桂枝和解达邪；生姜、半夏、陈皮温化痰湿；草果、制川朴、藿梗、炒茅术通阳化气，健脾渗湿，诸药合力共奏温阳化湿，和解少阳之功。二诊时，寒热已减，胸腹已宽，但苔白脉紧，仍示脾肾阳虚，因虚生寒之本尚未扭转，乃添入乌附片以增温阳之力，待纳增脉和，正气渐复时，祝氏则温化转为温养治法为主，去草果、牡蛎、柴胡、生姜，以乌附块、川桂枝温补肾阳；炒西芪、炒白术、炒白芍温补脾阳；陈皮、半夏、砂仁、茯神、谷芽顺气燥湿，温通中阳，扶正固本以收全功。

连先生　中年，山东路

一诊：呃逆不已，苔腻，纳呆，溲赤，便溏，脉息虚细。表虽解而中阳大伤，三焦失化，胃气上逆，肾不摄纳。呃逆。扶阳强心，降逆摄肾。

金黄附片先煎，24g　云茯神 18g　酸枣仁 24g　姜半夏 18g　炒茅术 15g　丁香后入，2.1g　柿蒂 9枚　淡干姜 9g　黑锡丹先煎，15g　大腹皮 12g　仙灵脾 12g　上安桂后入，4.5g

呃逆一症，乃胃气上逆所致。本案因外感，表虽解而中阳大伤，胃失和降，故呃逆、纳呆。又因三焦失化，津液不布，湿阻饮停，故苔腻、便溏、溲赤。方中用丁香、柿蒂温中降逆，半夏、茅术、干姜燥湿化饮。此为常法。祝氏独特之处在于，以脉息虚细为肾不摄纳；以附片、安桂、黑锡丹温肾纳气。诚然，肾为胃关，肾主纳气，如此用药，于理颇顺，又兼祝氏有温潜一说，更觉用药贴切。至于附子配枣仁，有调节神经作用，对呃逆应有帮助。另从四诊所见，当有不寐之症。

二诊：呃逆稍减，腻苔略化。再与温中降逆。

金黄附片先煎，30g　姜半夏 18g　云茯神 18g　酸枣仁打，先煎，24g　炒茅术 12g　淡干姜 9g　灵磁石先煎，30g　黑锡丹先煎，15g　仙灵脾 12g　柿蒂 7枚　上安桂后入，4.5g　丁香后入，2.1g　制川朴 4.5g

按：药证相合，见效迅捷。

三诊：呃逆止，苔白腻，脉虚缓。中阳未复，湿邪尚盛。再与扶阳和中。

灵磁石先煎，60g　金黄附片先煎，30g　酸枣仁打，先煎，24g　姜半夏 18g　仙灵脾 12g　黑锡丹先煎，15g　川桂木 6g　大腹皮 12g

药已对症，加重磁石以潜降。

四诊：呃止，苔仍腻，已得寐，脉虚缓。中阳渐复，寒湿尚盛。

灵磁石先煎，30g　金黄附片先煎，30g　酸枣仁打，先煎，24g　胡芦巴 12g　巴戟天后下，18g　炒茅术 15g　淡干姜 6g　大腹皮 12g　炙苏子 9g

云茯神 18g　炒茅术 15g　淡干姜 9g　云茯神 18g　仙灵脾 12g　姜半夏 18g　西砂壳 6g

五诊：黑苔已化，溲长纳醒，头昏，脉缓。再与潜降理脾，兼扶阳气。

灵磁石先煎，30g　金黄附片先煎，30g　云茯神 18g　酸枣仁打，先煎，24g　胡芦巴 12g　仙灵脾 12g　炒茅术 15g　巴戟天后入，18g　明天麻 6g　姜半夏 15g　淡干姜 9g　大腹皮 12g　炙苏子 9g

首诊溲赤，重用温补之后反见溲长，原因何在？因为当初溲赤，并非有热，乃三焦失化，水道涩滞之象。药后中阳已复（故纳醒），三焦气化（故苔化），水道通畅，故小溲复长。

（《祝味菊医案经验集》）

丁光迪

气痹胀满，温通泄浊

丁光迪（1918~2003），南京中医药大学教授，著名医学家

仇某 男，42岁，工人。

初诊（1990年4月7日）：腹部胀满，时轻时重，已经2年余，腹胀阴天为甚，受寒饮冷亦加重。须得肠鸣矢气，才觉宽快。小便快利，亦感轻松。腹胀欲得宽带，否则闷塞不舒，短气不得平卧，引及腰痛。腹胀甚时，伴见腹痛，但痛不甚剧。测量腰围，略大，但不十分显著，形体亦大约相称，不甚消瘦怯弱。腹部皮肤无异常，但欠柔和，按之无明显包块，亦无喜按拒按差异。饮食不多，多则胀加，但无嗳腐伤食见症，大便始终不爽，似乎排泄不尽。据述病从一次食后，劳动过度，脱衣受寒引起。叠进中西药，偶见效，但始终不愈。近因连日受寒，其症加重，腹胀见痛（经多方检查，肝脏、胃肠，均未发现明显病变，亦无血吸虫病史，怀疑腹膜结核，但未确诊，B超检查无腹水）。诊查：面色晦滞，语声重浊，口有臭气，按皮肤凉湿。舌苔浊腻罩灰，质淡稍胖，脉弦，按之微涩。分析证情，是为湿浊中阻，阳气痹窒，气不流行，所以为胀为痛，观其欲得肠鸣矢气，小便快利，即感轻松，可以证明。此属湿胀、寒胀病情。法为通阳泄浊，参以解秽。取《千金·胀满门》大半夏汤（夏、枣、姜、草、附、归、参、朴、桂、苓、枳、椒）出入。

姜半夏 10g　姜川朴 10g　炒枳实 10g　炒川椒 5g　干姜 7g　石菖
蒲 10g　大腹皮 10g　桂枝 15g　茯苓 15g　生姜 5 片

5 剂。

二诊：药后仅得矢气数次，余无动静。自感形寒身困，坐卧不
安。考其能得矢气数次的见症，说明药病相当；而无动静者，盖由天
气阴雨不解，寒湿外困，表里气窒所致。加重通阳化湿，希望获得转
机。原方去大腹皮，加麻黄 4 克（先煎），制附块 10 克，苍术 10 克。
5 剂。

三诊：分析病情，符合实际，用药亦有力（在此参用麻黄附子甘
草汤和麻黄加术汤意）。服至第二剂时，一阵烦躁，周身发热，汗出
蒸蒸，湿透被褥，汗黏且有腐臭气，约及二小时，神困入睡，竟然连
睡六七小时。口渴欲得温饮，晨起进稀粥一碗。又服第三剂药，腹中
自感有气转动，渐即肠鸣如雷，暖与矢气俱至，并得大小便畅行，脘
腹顿时宽泰，神疲欲睡，又睡四五小时，才觉神情清醒，腹胀几乎若
失，正如《金匮·水气病篇》所云："阴阳相得，其气乃行，大气一转，
其气乃散"，属于气分之病。而通阳泄浊的功效，于此亦反映得最为
具体而灵验了。刻诊脉弦已去，转为濡弱；灰腻浊苔全化，布薄白苔
露边。神气见困乏，而身体自感轻适。这是阳气通，邪已退，但又显
正气不足之象。再参扶正，以事廓清。前方去麻黄、苍术、石菖蒲，
余药减量三分之一，加炒党参 10 克，炒当归 10 克。5 剂。

四诊：饮食二便正常，脘腹宽泰，但神困欲睡，喜得温暖。二
年多的腹胀，从此获得转机。再为调补荣卫，兼顾脾肾。桂枝理中
加味。

桂枝 10g　炒白芍 10g　当归 10g　炙甘草 4g　党参 15g　白术 10g
干姜 7g　茯苓 10g　制附块 7g　益智仁 7g　生姜 3 片　大枣 5 个

5 剂。

五诊：药后甚适，自己连服 10 帖。天气阳和，精神明爽，并应亲戚之邀，至无锡小游 2 日，亦不感甚累。饮食生活起居正常，面色转亮，脘腹宽和，午后欲得小睡。舌苔薄白、质嫩稍胖，脉小浮弱。荣卫之气未全恢复，中气亦未壮，还当扶元培本，巩固疗效。仍从脾肾着手。前方去制附块，加炙黄芪 15g，菟丝子研，15g，10 剂。

此后病人即上班，因其畏药，便停服。观察三年多，一直平善。

按：寻此病例，脏腑并无实质性改变，而腹胀竟达 2 年有余，其中机理，很值得研究。观其或轻或重，久久不已，又未变坏，可知其病仍在气分，病久痹塞，始终不得开化。再究以前用药，香砂枳术、胃苓、中满分消等，亦不为大谬，然不能愈，盖是徒治其标，理气化湿，亦属较轻一等，未能触及根本。此病湿浊的凝聚，是由于太阳膀胱气化不行，邪无出路；而阴霾之气为胀，亦是离照不能当空，阳不胜阴，以致重阴无阳，聚而不散，为胀为痛，缠绵不已。执其要领，用通阳泄浊方法，开其痹塞，通其卫阳，疏其下流，使阳能破阴，表里气化流通，所以一举而病得转机；而第二诊的用药，尤为得效的关键一着。

此病本为气实，但一得效机，反见气虚，探其原因，可能与多用苦温燥湿、辛香理气、耗气伤津有关。长时间表面的为胀为痛，实已隐藏着正气日虚的真情。另有一点，病情转机后，较多地出现荣卫不和的症状，这与久久腹胀的气道痹涩，阴阳两伤，经络荣卫，脏腑内外，瘀浊较多有关。虽然气化来复，而荣卫之行涩，叠用桂枝理中方法，温中阳以达于表，化太阳以和于里，推动荣卫之气宣行，最后获得成功。于此可知，久病恢复，廓清调理的一番工作，亦很重要。

刘某 男，38 岁，建设银行职工。

初诊（1993 年 3 月 15 日）：病由去年秋季、一次饭后恼怒引起。当时即感食停心下，噎塞不舒。情绪遏抑，病情日渐发展。上为胸脘痞闷，欲嗳不畅；下则腹满作胀，二便不爽。似乎上中下一身之气不通。食不得下，谷入胀加。寐亦不安，平卧更似气塞。急去医院就诊，作全面检查，肝、胆、肠、胃均无明显病灶。血象虽偏低，亦不能反映什么问题。中西药并进，似有好转，但过几天又仍然如故，为痞为胀，不能饮食，形神日见萎疲，心事重重。延至目前，仍以胸脘痞闷为甚，气塞腹痞，大便不行，仅似有浊气上逆，眠食不安。两手脉弦滑，舌色晦滞，苔腻罩灰。

分析病情，虽经半年有余，尚属邪实为患。从脉息舌苔合参，定有痰湿浊邪郁滞，与气互结，成为胀满之病。这是留气结在胸中，浊气又加上逆，以致气塞不通。法当宽胸下气，化痰泄浊，以通治塞。枳实薤白桂枝汤加味。

焦枳实 10g　姜川朴 10g　桂枝 7g　薤白头 10g　全瓜蒌杵, 15g　姜半夏 10g　川连 4g　陈皮 7g　茯苓 10g　嫩苏梗 10g　生萝卜片 100g

5 剂，缓缓服。

二诊：药后较适，自感脘腹有气转动，得嗳与矢气，小便亦见爽利。药病相当，效议再进。原方 5 剂，缓缓服。

三诊：上得嗳气，下又二便畅利，胸脘日见宽舒。知饥欲纳，竟然吃了一碗稀粥，能安然入寐。舌色转活，苔灰腻已化薄。仅吃了 10 剂药，病情大见好转，情绪振奋了，向愈有希望。再为效议出入，廓清余邪。原方去苏梗、萝卜片，枳实、川朴各减 3 克；加炒谷麦芽各 10 克。7 剂。

四诊：胸脘通泰，痞闷全除，腹中亦自觉安适，饮食渐趋正常。脉弦滑亦减，舌色转红，苔亦薄白。气顺痰化，调理善后。

炒蒌皮 10g　川百合 10g　炙甘草 3g　炒于术 10g　茯苓 10g　厚朴花 5g　焦枳实 5g　陈皮炒, 5g　谷麦芽各 10g

7 剂。

此后即停药，以炒谷麦芽、玫瑰花，泡汤代茶，理气和胃收功。

按：此证原本是小病，不过一时郁怒，食不消化，是个伤食病。但由情志转伤脏气，即无形有形相纠葛，成为结气胀满之病。壮年血气盛，气郁成疾，亦易成为实证。所以脉来弦滑，舌色晦滞，苔见灰腻，一派邪实有余之象出现了。针对这一病情，用枳实薤白桂枝汤，药力亦是较猛的。但药病相当，见效亦很迅捷。所以经方之用，只要对证，效果是很好的。

此证前医作为肝胃气病，用疏肝和胃方法，不能见效。这里实际似是而非。观其病位在胸脘胸腹，而不是脘胁；主症只有为胀为满，没有胁痛脘痛。更明显的，这里的脉息舌苔，一派痰气结实之象，是肝胃病中所没有的。所以疏肝和胃之药，几个月都不能奏效。而改用治结气胀满之药，实邪实攻，10剂就扭转了局面。于此深深感到"辨证要细，施治要准"，前人的告诫须要记取。

周某 男，32岁，武进美蓉乡农民。

初诊（1993年8月25日）：病已二三年，开始是两足发冷，有时麻木。逐渐向上发展，延及两小腿、两膝、两大腿，肌肉冷湿发木，作胀。肤色晦黄，按之强硬，无凹陷。更向上及于小腹，现已及脐腰部。自感腹中胀满，时有一股冷气上窜；甚时胃中吐清水。冷气还有向上发展势，殊感焦急。

患者年青时即以养鱼苗为副业，一年要有半年时间下水塘中。自知感受水寒之气太深，中水毒了。目前纳谷尚可，但日渐减少，吞咽慢，似乎有冷气顶着。大便时溏，不爽，小便涩少。一年四季常畏寒，夏季尚需棉裤袜，夜卧尚须盖棉被。近年已不能下水，穿着皮衣裤尚觉冷。行动迟缓，举步沉重，身重，但疼痛不显著。已经四五年无房欲。曾经多次去医院检查，心、肺、肝、肾无明显病变。中西药都用过，但不见效。

面色晦滞，似乎虚浮。表情迟钝，亦多忧虑。脉细而涩，舌苔滑腻。分析病情，此证湿从下受，逆而上行。似乎脚气，但无风毒；亦似湿痹，又不身体疼痛。病的重点在身半以下，是为湿聚三阴，阻气为胀，属于湿胀。如果阳气不能化湿，湿浊再向上攻（其实已有浊阴上逆之势），则三焦之气俱为痹塞，胀满更甚，预后堪虑。急以温阳化湿为法，理苓汤加味。

　　干姜 10g　　白术 10g　　炙甘草 3g　　桂枝 15g　　茯苓 15g　　泽泻 10g　　公丁香 4g　　炒川椒 4g　　吴萸 4g　　槟榔 10g　　木瓜 10g　　姜川朴 7g　　陈皮 7g生姜 15g

　　5 剂，缓缓服。

　　另用大灰袋一个，做垫褥，卧身下，一日二换。灰用草木灰。又用小灰袋一个，其灰先用香醋拌湿，在铁锅中炒热，炒至稍干，灌入袋中熨小腹，揉抚至腹中热，转气，或得大便或小便，或微汗出，均为见效。灰冷再炒热，约半小时，再卧于身下，一日一次。

　　二诊：前方以理中汤温中阳（因舌苔滑腻，暂去人参），是治湿之本；五苓散（暂去猪苓）化膀胱之气，是开通去湿之路。丁香、川椒、吴萸协同理中汤，温三阴而降湿浊；槟榔、木瓜、川朴、陈皮行气滞而祛湿邪；更佐生姜，散水去满。合成温阳化湿之剂，以治湿胀。回去连续服用了半月，一切按医嘱，很见效，肠鸣大作，大便小便随之通行，颇感轻松。上攻的冷气和清水，都减轻了。胃纳亦转顺。如此顽重之病，初见效机，说明药病相当，乘胜再进。原方加炒党参 10g，再服半个月。大小灰袋继续用。

　　三诊：服药一月，效果大显，竟然畏寒大减，能够脱掉一件皮衣。据述汤药入口，感到有一股热辣气直往小腹，随之肠鸣有响屁，热气又下注大腿两内侧，得小便畅行，腹中胀满，似乎尽去，是几年来从未有过的快感。小灰袋温熨，虽然麻烦，但其醋香温暖之气满被窠，一身舒畅。最近几天，上半身竟能微微汗出，起身亦不如以往那么畏寒，天晴时就不必再套上皮衣了。观此很兴奋，病愈有希望。纳谷渐趋正常，大便亦已能成形。气色转亮，步履较前灵活。按之腹软，皮肉亦不像以往冷湿。脉转细滑，苔化薄白。阳气已渐来复，湿寒亦随之见化，是为佳机。但有年之疾，不同暴感，见效欲其巩固，非得培本不行。渐撤标药，转加扶正。原方去川椒、生姜、槟榔、泽泻；加生黄芪 15g，川萆薢 15g，大腹皮 10g，再服半个月。

大小灰袋暂撤，改用热水袋 2 个，温熨腰腿足两侧，时时上下移动位置，自己多翻身几次。水袋温度不能太烫。

四诊：畏寒之症进一步好转，中午能够脱掉棉裤。从腰腹以下肌肉逐渐放松，按之冷湿感大减，自感伸缩行动亦转便利。被窠亦觉温暖，纳食、二便几近正常。舌质亦见红活。重视扶阳固本，提防秋冬风寒再袭。上方再去川朴、吴萸，党参、黄芪加一倍量，白术加 5g。另加胡芦巴 10g，当归 10g，白芍 10g，再服半月。

热水袋继续用。并嘱在有人照顾下可温浴。

五诊：第一次风汛降温经受住了，能照常出门活动。腹中亦觉宽和，胃口较好，出现奇迹。穿了棉鞋，两脚丫作痒，很高兴。原有脚湿气病，已经三四年不发。今天作痒，一方面说明阳气已经通达于脚下；另一方面亦是久蕴之湿，有了一条下泄的出路。身半以下肌肉，亦确实温软了。温阳化湿的疗效，至此已经显著。再为脾肾两顾，温阳益气，调和营卫，通和表里，调理巩固，促其康复。

黄芪 30g　党参 20g　白术 15g　炙甘草 4g　干姜 10g　桂枝 15g　白芍 15g　胡芦巴 10g　巴戟肉 10g　当归 10g　川萆薢 15g　木瓜 10g　陈皮 7g　茯苓 15g　生姜 10g　大枣 7 个

再服半个月农村开始劳动忙碌，秋收秋种，全家动手，服汤药有些不便，嘱在汤药服完以后，再摄 10 剂，改为煮散，分作 20 日服。

六诊：据述忙季没有停药，煮散亦较方便。中间并能二次参加割稻子劳动，忙得周身汗出淋漓，并不过累，这是三年来第一次参加农业劳动。面色气色已亮，形态亦较活利。新米粥饭，胃口特好，棉裤棉鞋亦脱掉了，能够单独来宁复诊。舌苔脉息，基本恢复正常。效议出入，力争早日康复。上方去萆薢、木瓜，加炒杜仲 10g，怀牛膝 10g。摄药 10g 剂，制为煮散，分作 30 日服。服完可以停药。

按：这种三阴寒湿病，在渔乡不为少见，盖与养鱼作业水湿环境有关。

方中灰包熨法，出自北宋韩祗和《伤寒微旨论》，用以治疗腹中阴寒之病。临床屡用屡验，可以推广运用。

此例曾在一年多以后，得便追访，患者完全康复，其妻亦已怀孕了。

李培生

哕逆临证指要

李培生（1914~2009），字佐辅，湖北中医药大学教授、主任医师

从《伤寒论》哕证的条文来进行分析，哕逆之证，有虚寒、实热两大类型，虚寒者温补之，如吴茱萸汤、甘草干姜汤或理中汤丸。并可酌加镇降逆气之品，如代赭石、旋覆花之类。喻嘉言医案，对此证甚有心得，堪可师法。实热之哕，因腑实燥结、大便不通者，三承气汤选用。若胃有停饮，小便不利，则宜通阳化饮渗利小便之法，如五苓散、茯苓甘草汤之类。至于热病末期阳盛阴虚之哕，自是危重证候，仲景未出方治，惟从"小便利者，其人可治"句来探索其义，则育阴滋液息风镇逆之法，后世温病方书，可以补其未备。又杂病之哕，《金匮》治哕三方，如痰郁者宣化之，气结者温散之，可供参用。至于血瘀者活血，食停者消积，治法在人，不可尽述。

李某 某年夏，因胃病特来就诊。因其直系亲属数人，死于消化道癌症，因此忧心忡忡，请求一决。愚视其舌苔黄厚，诊脉滑数，口中气臭，胃脘部疼痛拒按，不能纳食，强食则稍顷吐出，呃忒连声，小溲黄，大便不畅，行年四十，而月事量少。细询发病原因，始知平素酷嗜辛辣，又因家境不顺，久郁积热，化痰生火，火热结于中焦，致成此证。缠绵年余，诸治无效。此时救治，拟用清降镇逆之法，以作和胃解结之用。遂与小陷胸汤（瓜蒌仁、法半夏、炒黄连）加炒竹

茹、枳实、橘红、枇杷叶、代赭石、旋覆花、鲜芦根。服五剂，病势依然如故。因思本病症结在胃，胃气以下行为顺。气郁火结，阻其和降之机，故脘部不通则痛；气逆火上，肆其冲激之势，故纳食入口则吐，频频作哕。《内经》谓"诸逆冲上，皆属于火"，可为此病之最好说解。而《金匮》"食已即吐者，大黄甘草汤主之"，当可为治法之重要依据。遂与前方中，加酒洗川大黄12克，炙甘草6克。又两剂，大便通畅，脘部自觉甚快，吐势少止，哕声亦稀，略能进食。前方再去大黄，仍与前方数剂服之，遂愈。

徐某 某年初夏，胃痛大发，不能食，食即呕，痛益甚。当时西医会诊，诊断为幽门狭窄症。令其来省住院医治，徐未允。或劝其暂服中药试治，延诊：愚视其舌苔白而质淡，脉弦而缓，呃逆频作，得食即呕，胃脘时发剧痛，得食益甚，得温暖稍快，大便不爽，小便尚可，盖由平素胃阳虚寒，又因客居吃饭条件过差，遂兼冷食阻滞，以致胃痛发而加剧，上逆而为呕、哕也。当主用温中和胃降逆止呕之法，而兼消食导滞之品为治。方用旋覆代赭汤减生姜增代赭石用量，并加干姜、炒枳实、焦三仙。服两剂，痛势缓和，呕哕随止。再诊：仍用温中和胃降逆消导之法，只将前方略予加减，以善其后。

热病末期及久病见哕，均属危重之证，甚或成为不治，但间有可治者。忆愚初学医时，族人李某之父，年逾花甲，体素弱，并有咳喘宿疾。某年冬，喘嗽复发，杂治数月无效，并从喘促中出现呃逆数声，医皆束手，后请某老医诊治，处方用《金匮》肾气丸少佐黑锡丹与服，数服有小效，后去黑锡丹，用肾气丸加胡桃肉、补骨脂、五味子、蒸牛膝、煅磁石、橘红等药，以温纳镇摄，坚持半载，始告痊愈。但此是阳虚而寒之证。阳虚水泛而为痰嗽；阳不归根，则为喘、为哕，故治法如此。若据愚以后历年所治此证，似以仲景所言阳盛阴虚者为多。如邻村李某老翁，某年春，患温，卧床两月，病已危殆，其子坚请愚往一诊，至则见患者神情恍惚，语声低微，气息似不相连续，并间现呃逆数声，虚象显然。而五心时热，舌干少津，唇焦齿槁，耳聋不食，脉象细数，自是阴虚有热而非阳虚而寒之证。视从前服方，大抵皆温燥之剂。此证胃津既竭，肾液又伤。此时救治之法，纯用滋肾，则有腻膈壅逆之嫌；稍涉温燥，恐有戕胃伤津之弊。拟用金水相生法，胃肾兼顾为治。方用六味地黄汤去泽泻加白薇、玉竹、麦冬、五味子。又因患者月余未进米粒，胃气受损太甚，并用参燕冰糖饮（西洋参6克，燕窝15克，橘饼三枚，冰糖适量，饭上蒸熟）时时呷服，以苏醒胃气、补救津液为治。服药十剂后，病情逐渐好转，热势亦和，渐能纳食。因哕声仍时间作，遂于前方中去白薇、玉竹加酥炙龟甲、煅磁石、蒸牛膝、橘红，以潜镇摄纳，随服参燕冰糖饮如前。使用以上两方加减调理约两月，而病痊愈。惟耳聋终不能复。哕证治法，愚从临床实践治疗之观点来进行分析，常谓实证重点在胃，虚实兼夹证治兼及脾；若虚证及危重之证，则胃肾并治。

（原载《中医杂志》1989，30（4）：111）

印会河

肝性腹胀须疏肝，开利肺气畅三焦

印会河（1923~2012），北京中日友好医院主任医师，临床家

肝性腹胀是有肝炎病史，而后出现以腹胀为主症的一种病证。其中有的是肝痛和消化症状已经消失，检查肝功亦基本正常。但也有的是肝功尚未恢复，肝痛和消化道症状继续存在。更有的病人，是从来未发现过肝炎，但初起即以腹胀为主，而使用中药、西药治疗腹胀，日久不见功效者（这种病例，为数不甚多，有可能患过隐性肝炎）。这种肝性腹胀的特征，一般不受饮食的影响，即在未进饮食时，亦同样有腹胀发生，而且这种腹胀，常常不因矢气或嗳噫而有所减轻，其症状一般以晚间为重。

肝性腹胀在现代医学上，多数是属于慢性肝炎、迁延性肝炎或早期肝硬化的阶段。肝炎初起见者不多，有时乙型肝炎亦可见之。从中医辨证来看，往往是由于血结于肝，由肝血瘀阻而发展到气滞不行的阶段。有的除自觉腹胀以外，还可出现腹部膨满，但叩之无移动性浊音，腹腔尚未积水，中医见到这种情况，一般称为"气臌"，是"水臌"（晚期肝硬化腹水期）的前期症状，失治则易生腹水。

肝炎特别是无黄疸型肝炎的早期见症，最多是以肝区（右胁）定痛、压痛和肝肿等为主，这种定痛、压痛，中医一般认为是由瘀血所造成。治疗方法，一般是以疏肝理血为主，最常用的方剂是以逍遥散

加减（加活血行瘀和清热解毒药物，一般不用健脾之品），疗效基本是可靠的。若此时失治或调治不当，则其病可以由血瘀而转生气滞，并可以因肝气横逆而干犯脾胃，故其所表现的症状，重点即在于腹胀。有的胀重在脘腹，但亦有上起胃脘胸胁，下迄少腹，同时见有胀满，甚至出现腹部膨大者。若再治不如法或失于治疗，则病由气滞而又可转变成为水停，即气不行则水湿不行，进一步发展成为水停腹中，发为臌胀（又名单腹胀），最后至于"鸡头牛腹"的"蜘蛛臌"（指头面、四肢、胸胁等部位瘦小而腹独大）阶段，因正虚邪实，昏迷、出血等而造成死亡。亦有经过救治而邪消正长，水去胀除而回生者。不过病至臌胀（肝硬化晚期腹水）阶段，就有相当一部分病人，会因肝所受的破坏过大而致不救。

由血瘀在肝，进而发展成为气滞于肝，则出现了腹胀为主的症状，从而可以测知其病血瘀，必然是有所加深加痼，故用加强磨化久瘀之虫类、介类药物，亦属势在必行。更有一层，此病的主症已在腹胀，而腹胀的出现，又端在于气（滞气主胀、瘀血主疼），这种气滞由瘀血在肝所产生，它和胃肠道的滞气不同，故而一般行气、理气、下气、破气之类的药物，如木香、槟榔、青皮、陈皮、厚朴、香附、苏叶、苏梗、砂仁、豆蔻、枳实、枳壳、莱菔子等，根据经验，对它几乎不起作用。从多次失败中找到的一条出路证明，这种气胀只有从三焦这条"元气之所终始"的"气道"中加以驱除。

考三焦这一"孤府"，它上通于肺，下达膀胱，而肺主周身之气，故欲治三焦，使"气道"通畅，不能舍开理肺气而它求。为此，联想到紫菀、桔梗这两味药物，在临床常用于呼吸道气郁、气闭、气失宣降而造成气逆喘咳痰出不爽的多种疾病中，常常是行之有效的，故而选用这两味药，作为开利肺气、以通三焦的主要药物。并结合治肝炎初起时的常用方逍遥散加减，和治久瘀所习用的虫类、介类药物，于是便组成了治疗肝性腹胀的"抓主症"用方，命名为舒肝开肺方。

舒肝开肺方

柴胡 10g　赤芍 30g　当归 15g　丹参 30g　生牡蛎先下，30g　广郁金 10g　川楝子 12g　桃仁 10g　䗪虫 10g　紫菀 10g　桔梗 10g

本方用柴胡、赤芍、当归、丹参、郁金等仍守治肝治血之本；川楝子是疏肝气以去痛的，取"气为血帅，气行则血行"之意；桃仁破血行瘀，以泄血结；䗪虫、牡蛎是虫、介类药物，能磨化久瘀，软坚消积，对血积深痼，尤为适用。紫菀、桔梗，则从治肝治血的基础上开利肺气，使三焦通利，气畅滞消，从而消除腹胀。在本方中，后二味药是不可缺的。若因气滞而出现水停，发为臌胀者，则于本方中加入葶苈子 10g，椒目 10g，以通利水道。有时对晚期肝硬化腹水期，亦能取得效果，但治疗效果的可靠性，已远不如肝性腹胀的阶段。故治疗这类疾病，在抓紧战机这一问题上，还是十分必要的。

本方经使用多年，愈病数以百计，现举 1 例，以资说明：

孟某　男，62 岁。河北省某县医院门诊病人。

患腹胀半年余，从未发现过肝炎病史。经多方使用西药治疗无效，后又改请当地中医治疗，服过较长时间中药，腹胀有增无已。且腹部日见增大（但无移动性浊音，未出现腹水）。检视前服中药处方，皆行气、破气、理气之剂。询病人两胁之部，不觉有痛感及不适，检肝、脾亦均正常大小，肝功未见异常。惟舌苔略腻，故初诊时即未按肝性腹胀论治，而用平陈汤（即平胃散、二陈汤的合方）加减治之，借以燥湿和胃，以畅气机。乃药水如饮白水，不效依然。在不得已的情况下，乃度以治肝性腹胀之方治之，令服 5 剂，病人来复诊时则谓：此方服后，1 剂知，2 剂退，5 剂服毕，则病已霍然。观察半年，病未复作。此后，在遇有不明原因的腹胀，久治不愈者，辄以此方投之。

胡国俊

呕吐证治析微

胡国俊（1946~　），安徽中医药大学第一附属医院主任医师

刘某　女，68 岁。1983 年春因患食后呕吐迭治不愈，延余为治。病始于去冬晨起浣洗而触寒，旋即漾漾泛恶，口溢清涎，即制姜葱热面食之，借以驱寒，食后胃中胀满不适，似觉有物上涌，稍顷呕吐大作。所吐皆未化面食外，尚有痰涎白沫甚多。吐后反觉舒快。嗣后每餐进食稍时必吐，无一次幸免。曾多次求治，有谓幽门痉挛、梗阻，或曰神经性呕吐，治不见效。又疑胃中有癌肿，建议摄片或做胃镜检查，老妪不从。病延 3 月有余，身体极虚，自知难起，故不愿再治。其子不忍坐视，苦苦相劝请余一决生死。

察患者体虚神颓，面虚浮晦暗无华，诊脉沉弦，舌质淡苔白。询其所苦，曰：胃中终日胀满，心下常出现阵发性如火灼烫燎之热感。每在烧灼之前，先觉面部火升烘热，顿时胃中即出现此莫可名状之"难过"。少顷面热潜灭，胃中的"难过"亦随之消失，如此者一日几度。平时口干喜冷饮，然饮后胃胀殊甚，必待呕出方快。大便不爽，时硬时溏。小便色如米泔，腰常酸痛。扪其腹胀且实，腹肌如冰。病症颇为复杂。仔细分析，应属寒痰锢冷停积中焦，阳气被遏，郁而难伸。拟附子理中合小半夏茯苓汤试投，初服 3 剂尚能对证，于是坚持上方剂量递增。干姜由 6g 增至 18g，附子从 3g 加至 9g。病证基本控

制，不仅食后不复呕吐，且心下的烧灼"难过"亦很少出现，四易其诊，当药服至 17 剂时，其子匆匆来告：晨起母刚服完第一煎药不久，突然感到胃中扰动，心中慌乱，难过至极，似有物逆涌，无法遏制，急趋户外，已经停止多日的呕吐又作，初为涎沫，后竟呕吐出蛋黄大的球状物 4 枚，母大骇，令拾一枚送先生察看究为何物。视之，乃一灰褐色不规则固体，质韧，以棒捣之滑动不碎，形似炙脔绝非炙脔，亦非柿石（患者无食柿之嗜好），殆为久积于胃中之痰块耳。询其母吐后病况，告曰：此物吐出后，顿觉心下空虚，荡然若有所失，余证霍然，仅觉心有虚悸耳。余曰：病根已拔，保无虑也。现已 4 年，刘妪健在。刘妪一案本不足奇，初诊即已断中阳亏虚，寒痰冷饮停聚所致。故投以附子理中合小半夏茯苓汤契合病机，所奇者患者胃中竟贮有 4 枚痰块，确是未能料及，不是偶然得之吗？胃为六腑之一，其生理特点以通降为和，今因冷痰冰结伏于胃中，既阻遏阳气宣发，又阻遏胃气的通降。不降则上逆，特因食后食物难以腐熟，停聚胃中，更无法完全通降于肠腑，故不久即随气之上逆而呕出。至于胃中烧灼、面部火升、腹肌如冰等证，都是冰痰冷饮阻遏阳气的种种病症。

大陷胸汤治疗十二指肠壅滞症

李某 女，36 岁，1985 年 9 月 12 日诊。间歇性反复发作性上腹胀满、嗳气，疼痛 6 年余。俯卧或胸膝位则能缓解，时有进食 2~3 小时后，吐尽胃内容物，甚则夹有胆汁。经某医院钡透确诊为十二指肠壅滞症，胃下垂 8cm。近年来发作频繁，疼痛持续，按之更甚，食欲锐减，中脘胀满，水声振振。形体消瘦，面白无华，短气乏力，腹肌松弛，腰脊酸楚，头昏且痛，目眩心悸，手足不温。食少纳呆，小便色黄，大便秘结，常 3~5 日一次。舌红苔薄黄，脉弦细滑数。四诊合参，此为水热壅滞胃脘之恙。遂宗仲景大陷胸汤，拟峻剂轻投之法，冀能缓逐水热之邪。

　　生大黄 3g　甘遂 1.2g　芒硝 6g（2 次冲服）　生姜 4 片

　　3 剂，分多次温服。服药当晚，解先硬后稀之宿粪甚多，顿觉体轻脘舒。尔后虽每日便泄 3~4 次，但无体倦身困之感，胃中之水声若失，有思谷纳饮之念。再予原方 3 剂，嘱其分 6 日服完。1 周后，除虚极之体未复外，临床诸症消之殆尽。养胃阴益脾气善后，随访 2 年未见复发。

　　该患者经余治疗前，所服之药皆甘温益气、升提燥湿之品，非但虚体下垂之症未得补提，而且壅滞之处交结更甚，且有化热秘便之弊。此壅滞由水热久羁所致，胃下垂因水热积物不能下泄而起。水热互结，饮食少进，体虚邪实，如此至虚之体内藏水热盛候，在除邪不伤正的前提下，选用主治水热结胸的大陷胸汤，峻药缓投，增辛热宣泄之生姜，一则监硝黄苦寒伤胃，一则助甘遂逐饮止呕，药症合拍，果收显效。

万友生

噫气呕吐医案

万友生（1917~2003），江西中医药大学教授，临床家

张某 男，41 岁。

今年 7 月中旬患噫气症，至今 3 个多月，久治少效。现仍每日噫气频作，动则增剧，静则稍减，心下痞硬，不思食，口干渴饮，1973年 10 月 30 日初诊，投以旋覆代赭汤合橘皮竹茹汤加减。

旋覆花 30g　代赭石 30g　橘皮 30g　竹茹 10g　半夏 15g　枳壳 10g　麦冬 15g　枇杷叶 15g

连服 7 剂，噫气减去十之六七（自云前 2 剂缺代赭石则无效），心下痞硬全除，脘腹舒适，食增（每餐能食 200g 米饭），渴止，前昨两日噫气完全停止。守上方再进以巩固疗效。

本例临床表现，恰与《伤寒论》所谓"心下痞硬，噫气不除者，旋覆代赭汤主之"吻合。但因旋覆代赭汤方药性偏温，只适宜于胃寒痰阻气逆之证，又和本症噫气不除心下痞更而口干渴饮的胃热痰阻气逆之证同中有异。因此，采用旋覆代赭汤合橘皮竹茹汤加减，既用旋覆花、代赭石、半夏、橘皮、枳壳、枇杷叶以化痰降逆为主，又用麦冬、竹茹以养阴清热为佐，由于药证相符，故获显效。

范某 女，33 岁。

一诊：1964 年 5 月 23 日。

去秋起病即神疲肢倦而难以起床，久治少效。现仍四肢乏力，时当夏月，犹穿毛衣，不思饮食，稍多食即吐出，并带酸水，时时噫气或唾痰，心下痞满，肠鸣，大便溏泻如蛋花状，腹中时有气上冲胸，舌淡苔白，脉象沉弱，投以理中汤合吴茱萸汤加味。

　　干姜 5g　白术 10g　党参 10g　炙甘草 10g　吴茱萸 5g　半夏 6g　陈皮 6g　云苓 10g　黄芪 10g　红枣 5 枚　生姜 5 片

　　二诊：5 月 28 日。

　　服上方 6 剂，诸症均减，知饥思食，胃纳日增，白苔见退，脉力渐旺，惟仍时有噫气，守上方加旋覆花 15g，代赭石 15g 再进。

　　三诊：6 月 12 日。

　　继进上方 12 剂，诸症渐除，噫气渐止，食香寐安，惟大便先成条后微溏而色黄黑，守上方加减以善后。

　　本例证属脾脏虚寒，胃气上逆所致。故用理中汤以温利脾阳，合吴茱萸汤以温降胃逆，并加旋覆花、代赭石，获得良好效果。

　　李某　女，25 岁。

　　心下但痞满而不痛，饮食减少，大便易溏，时时噫气，口苦，舌苔白黄厚腻，脉迟而弱。投以半夏泻心汤加减：

　　半夏 10g　干姜 10g　黄连 3g　黄芩 5g　党参 10g　炙甘草 6g　红枣 3 枚　旋覆花 15g　代赭石 15g

　　连服 3 剂，病即基本痊愈，继守上方加减以善后。

　　本例从其心下痞满、噫气、纳减、便溏、脉迟弱来看，固属脾脏虚寒；但从其口苦、舌苔白黄厚腻来看，则属湿热蕴结胃腑。病属寒热虚实错杂，法当温清攻补兼施。故采用半夏泻心汤方加味获得速效。半夏泻心汤为《伤寒论》治疗水火交痞的主方。此方法兼温清攻补，具有辛开苦降的优点，对病在脾胃，寒热错杂，升降失调之证，其效果之良好，是历验不爽的。

呕　　吐

叶某　男，31岁。1972年1月10日初诊。

呕吐时作时止已20年，常发作于冬春季节。近时呕吐月余不止，每日午饭后必呕吐一次，呕吐物为酸、苦水和白痰，呕吐前有时脐腹剧痛，呕吐后其痛即止，但早晚饭后不呕吐，口干渴喜热饮，虽尚知饥思食，而口淡乏味，食下脘胀，嗳气，肠鸣，大便软条色黄而日行2次，舌苔前几天黑而润滑，现已减退，仅余少许在舌心，根部黄腻，舌质红。脉稍滑。投以芩连二陈汤合小半夏汤。

黄连5g　黄芩5g　半夏30g　云苓30g　陈皮30g　生姜15g　生甘草10g

二诊：1月13日。

上方昨进第1剂，午饭后未呕吐，但微有恶心。今日继进第2剂，午饭后既未呕吐，也不恶心，肠鸣渐止，黑苔全退，黄苔亦减，守上方再进。

三诊：1月17日。

再服上方4剂，连日均未再发生呕吐，胃纳增加，守上方加减以善后。

本例病机是因痰热中阻，胃失和降所致。故用芩连二陈汤合小半夏汤以清化痰热和降胃气而获效。

芩连二陈汤治痰热阻胃的呕吐实证，不问新久，都有良效。但属于急性新病的痰热阻胃的呕吐不止之症，服药时必须注意少量徐徐饮入，才能受药而渐渐止其呕吐。如果急骤顿服每煎全部药量，必致药下即尽吐出，而无法奏效。本证多见于急慢性胃炎病中。凡急性或慢性胃炎而呈现痰热阻胃等寒热错杂之象者，都可采用此方治疗获得良好效果。

李 可

指甲丝点燃吸入治疗重症呃逆

李可（1930~2013），山西灵石人，临床家

郭存智 40岁，1994年5月11日来诊。从入室至诊脉的5分钟内，连连呃逆达7次。声高息涌，面赤如妆，舌淡水滑，六脉沉细，痛苦不堪。询其始末，据云，经营小煤窑，心劳力拙。常觉口舌干燥，眼冒金星。粗知医，自认火症，服三黄石膏汤半剂，夜半发呃，至今已5昼夜，中西药罔效。

从脉证判断，此公必劳倦内伤之体，肾元久虚于下。火不归原，误作实火，致苦寒伤阳，中焦冰结，阻遏阳气不能上达。已见阳浮欲脱之象，幸在壮年，尚不致危殆。法宜大剂回阳破阴，开冰解冻之剂。

炙草60g 附子 干姜 吴茱萸开水冲洗7次，各30g 公丁香 郁金各10g 红参另炖，15g 生半夏30g 鲜生姜30g 姜汁兑入，20ml 大枣20枚

加冷水1500ml，文火取浓汁500ml，少量多次服。

另，先令患者将自己指甲剪为细丝，装入烟卷中，点燃，狠吸几口咽下，呃逆遂止。此法来自民间，治呃立时见效。人指甲点燃后极臭，其气下降甚速，吸入喉间，立即呛咳，是肺气先通之兆，符合"欲降先升，升已而降"之理。患者吸烟数口之后，至取药出门半小时

内仅呃逆 1 次，后遇于街头，告知服药约 1/3 剂已愈，惟觉精神委顿而已。

凡久病、重危症见呃逆者，多属危候。于甲烟中加入麝香末 0.15g，吸入立止，为辨证治疗争取时间。

（《李可老中医急危重症疑难病经验集》）

熊继柏

痞满呕吐医案撷萃

熊继柏（1942~　），湖南中医药大学教授

胃胀痞满呕逆案

邓某　男，32岁，长沙市人。门诊病例。

初诊（2010年1月15日）：胃胀，食后益甚，大便不爽，舌红，苔薄白，脉细。气滞中焦。行气导滞。神术散加三仙。

厚朴20g　苍术8g　陈皮10g　广木香6g　砂仁10g　枳实10g　炒麦芽15g　炒山楂15g　炒莱菔子20g　鸡内金20g　神曲15g　甘草6g

15剂，水煎服。

二诊（2010年2月5日）：胃胀显著减少，时有嗳气，大便通畅，舌苔薄白，脉弦细。拟神术散合柴胡疏肝散加减。

厚朴20g　苍术6g　陈皮10g　广木香6g　砂仁10g　柴胡10g　川芎10g　白芍10g　香附10g　枳实15g　乌药10g　神曲15g　甘草6g

10剂，水煎服。

半月后诸症告退，纳食增进，精神良好。

按：胃胀，食则益甚，大便不爽，为中焦湿滞，气聚不散，胃失和降之证，以神术散除湿行气和胃，辅以三仙（麦芽、山楂、神曲）

消食和胃，则气滞消除，胃胀立止。

刘某 女，35岁，长沙市人。门诊病例。

初诊（2005年6月29日）：诉胃中胀满，伴胃脘部畏冷恶寒。询其口不渴，精神疲乏，食纳较差，舌苔薄白，脉细。中焦虚寒。健脾理气，温胃散寒。香砂六君子汤加厚朴、乌药、干姜。

党参15g　炒白术10g　茯苓15g　陈皮10g　法半夏10g　砂仁10g
广木香6g　乌药10g　厚朴20g　干姜6g　甘草6g

10剂，水煎服。

二诊（2005年7月10日）：诉胃中冷胀明显减轻，食纳已增，但少寐，舌苔薄黄，脉细。拟香砂六君子汤加枣仁、炒麦芽。

西洋参片10g　炒白术10g　茯苓12g　陈皮10g　法半夏10g　砂仁10g　广木香6g　炒酸枣仁30g　炒麦芽10g　甘草6g

10剂，水煎服。

服完即愈。

按：《证治汇补·痞满》中有"大抵心下痞闷，必是脾胃受亏，浊气夹痰，不能运化为患。"本证胃中痞胀，伴畏冷恶寒，苔薄白，脉细，显为中虚而寒凝，故以香砂六君子汤酌加辛温理气祛寒之品。二诊时舌苔薄黄，示寒邪已去，并有虚热上扰心神而出现少寐，故加炒枣仁以清心安神。

胃 痞 案

陈某 女，41岁，长沙市人。门诊病例。

初诊（2010年1月6日）：胃脘胀闷4个月，情志抑郁，胸闷，善太息，食少，肠鸣，便秘，口干，口苦，舌红，苔薄白，脉弦数。肝气郁滞，热结肠腑。疏肝解郁，泄热通腑。

柴胡疏肝汤合厚朴三物汤加鸡内金、炒莱菔子、广木香。

柴胡 10g　白芍 10g　川芎 10g　香附 10g　陈皮 10g　枳实 10g　厚朴 30g　鸡内金 20g　广木香 6g　炒莱菔子 20g　青皮 10g　生大黄 2g　甘草 6g　栀子 10g

15 剂，水煎服。

二诊（2010 年 1 月 24 日）：症状已好转，胃胀减轻，仍叹气，口干，口苦，便干，舌红，苔薄黄，脉弦略数。再予前方加味。

柴胡 10g　白芍 10g　川芎 6g　枳实 15g　香附 10g　陈皮 10g　厚朴 20g　鸡内金 15g　炒莱菔子 20g　生大黄 4g　甘草 6g　天花粉 15g

15 剂，水煎服。

三诊（2010 年 2 月 10 日）：胃脘胀、痞闷症状均已消除，情志有所好转，纳食增，大便已正常，舌红，苔薄白，脉弦数。原方再进 10 剂。病告愈。

按：患者素来情志抑郁，并伴有善太息、胸闷，为肝气郁结之证。肝气犯胃，气机不畅，胃气郁滞故胃脘胀，痞闷；气郁化火则口干，口苦，便秘。故用柴胡疏肝汤疏肝之郁，理气消胀，则胃胀可除。用厚朴三物汤通腑行气泄热，则肠鸣便秘亦除。

食少病案

李某　男，57 岁，长沙市人。门诊病例。

初诊（2004 年 7 月 21 日）：诉两周前患感冒，经抗生素等治疗，感冒已愈，但此后一直不欲食，口干。诊见疲乏，少食，口渴，微咳，舌红无苔，脉细。肺胃阴虚。清养肺胃，生津润燥。沙参麦冬汤。

西洋参 10g　沙参 20g　麦冬 30g　玉竹 15g　天花粉 10g　桑叶 10g

扁豆 15g　甘草 6g　神曲 10g

7 剂，水煎服。

二诊（2004 年 7 月 28 日）：诉食欲已增，精神转佳，口渴明显减轻，咳愈，舌红，苔薄黄，脉细。拟原方去神曲，再进 5 剂。

按：《温病条辨》云："燥伤肺胃阴分，或热或咳者，沙参麦冬汤主之。"此案患者系属夏季感冒后，风热之邪未尽，灼伤肺胃之阴分，而导致疲乏、少食、口渴等症，用沙参麦冬汤恰如其分。方证合拍，其症自平。

疲乏食少便溏

文某　男，24 岁，长沙市人。门诊病例。

初诊（2010 年 4 月 18 日）：精神疲乏，入睡后流涎，纳呆，不欲食，食后犯困，耳鸣，自汗，便溏，尿黄色，舌淡红，苔薄黄腻，脉细。脾胃气虚兼湿困。补中益气，和胃燥湿。调中益气汤合连朴饮加减。

葛根 30g　茯苓 30g　党参 20g　黄芪 30g　白术 10g　陈皮 10g　升麻 5g　柴胡 8g　当归 10g　苍术 6g　黄连 3g　厚朴 20g

15 剂，水煎服。

二诊（2010 年 5 月 9 日）：患者精神转佳，便溏已止，汗多，舌紫红，苔薄黄，脉细。拟六君子汤加味，再进 15 剂。

西洋参 6g　黄芪 30g　黄连 3g　炒白术 10g　茯苓 30g　法半夏 10g　陈皮 10g　甘草 6g

15 剂，水煎服。

按：本案患者以疲乏、纳呆、便溏、舌苔腻为主症，发于梅雨春季，为脾胃气虚兼湿热内蕴，故一诊用调中益气汤合连朴饮以补中益气，清热化湿，理气和中。便溏止后，二诊续拟六君子汤加强健脾益气、燥湿之功。

呕 吐 案

朱某 男，72岁，长沙市人。门诊病例。

初诊（2005年3月2日）：患者2天前突然呕吐，并呕出胃内容物，声音高亢，伴有腹胀，便秘，舌红，苔薄黄腻，脉数。痰热阻胃。清泻痰热，降逆止呕。温胆汤加厚朴大黄汤。

陈皮 10g　法半夏 20g　茯苓 15g　枳实 15g　竹茹 30g　甘草 6g　厚朴 20g　生大黄 8g

5剂，水煎服。

二诊（2005年3月7日）：服药后，呕吐已止，大便已畅，腹胀已除，舌苔仍薄黄腻，脉数。原方加味再进5剂。

厚朴 30g　枳实 20g　生大黄 4g　陈皮 10g　法半夏 10g　茯苓 15g　竹茹 20g　甘草 6g　黄芩 10g

5剂，水煎服。

三诊（2005年3月12日）：患者复诊已无不适，察其舌脉亦正常，乃拟保和丸善后。

陈皮 10g　法半夏 10g　茯苓 15g　神曲 10g　炒山楂 10g　炒莱菔子 10g　甘草 6g

5剂，水煎服。

按：患者突然呕吐，当属急症，病势比较严重，然因辨证准确，方药得当，疗效甚速。

李某 男，10岁，长沙市某中学学生。门诊病例。

初诊（2005年8月3日）：诉反复呕吐清水痰涎，以晨起、上午为甚，迁延一个月未愈。症见呕吐清水痰涎，量多色白，脘腹胀满，嗳气厌食，腹痛，吐后觉舒，大便偏溏，舌淡红，苔白滑，脉滑。痰饮呕吐。蠲饮化湿，降逆和胃。胃苓汤加减。

苍术 8g　厚朴 15g　陈皮 10g　炒白术 8g　茯苓 30g　猪苓 10g　泽泻 10g　法半夏 15g　甘草 6g　生姜 3 片　白蔻仁 6g

7 剂，水煎服。

二诊（2005 年 8 月 10 日）：服上药后，症状减缓，虽时或欲呕，然口中清涎明显减少，并觉口苦，头晕，腹微胀痛不舒，大便稀溏如前，舌淡红，苔黄厚腻，脉滑。综合其症状、舌脉，患者湿痰微有化热之象，予黄芩温胆汤加减治之。

陈皮 10g　法半夏 15g　茯苓 30g　枳实 10g　竹茹 10g　黄芩 10g　白蔻仁 10g　苍术 6g　甘草 6g　野天麻 20g　神曲 10g

7 剂，水煎服。

随访，患者服上方 7 剂后痊愈，至今再未复发。

按：患者呕吐清水痰涎，量多色白，脘腹胀满，综合舌脉应为痰湿阻于胃，胃失和降而呕，治以化湿蠲饮，饮去则脾胃自和。复诊时患者舌苔黄而厚腻，已成痰湿蕴久化热之象，故改用黄芩温胆汤化其痰热。辨证选方准确，故取全效。

肠癌术后呕吐案

符某　女，51 岁，长沙市人。门诊病例。

初诊（2013 年 3 月 15 日）：2 年前有直肠癌手术史，去年 12 月肿瘤转移至结肠，今年元月再次行结肠癌切除手术，术后 1 个月以来，呕吐不止，不能进食，进食则呕吐，呕吐清水痰涎。大便色黑，每日 10 余次，质稀，面色淡黄，形体极度消瘦，家人用担架抬入门诊。查舌淡，苔薄白，脉沉细。脾胃虚寒。健脾止呕。姜蔻六君子汤加味。

西洋参 6g　炒白术 10g　茯苓 20g　陈皮 10g　法半夏 10g　干姜 6g　白蔻仁 10g　炙甘草 10g　乌梅 20g

水煎服。10 剂。并告知病危，嘱少量频服。

二诊（2013 年 3 月 27 日）：呕吐已止，已能进食少许，大便溏泻，每日减至 5~8 次，腹中隐痛，舌淡，苔薄白，脉沉细。改用香砂六君子汤。10 剂，并通知解除病危。

西洋参 10g　炒白术 10g　茯苓 15g　陈皮 10g　法半夏 10g　广木香 6g　砂仁 10g　甘草 6g　神曲 10g

三诊（2013 年 4 月 7 日）：呕吐已止，已能进食少许稀粥，大便溏泻，次数明显减少，仍有腹痛，舌淡，苔薄白，脉沉细。再拟香砂六君子汤加味。

西洋参 8g　炒白术 10g　茯苓 15g　陈皮 10g　法半夏 10g　广木香 5g　砂仁 10g　甘草 6g　山楂 15g　厚朴 15g　诃子 10g

10 剂，水煎服。

按：《景岳全书·呕吐》云："呕吐一证，最当详辨虚实。实者有邪，去其邪则愈；虚者无邪，则全由胃气之虚也。"本案乃恶性肿瘤患者，身体极度虚弱，呕吐 1 个月，脾阳不振，不能腐熟水谷，以致寒浊内生，气逆而呕。脾虚健运失司，故纳食少；脾虚水湿下注，而成泄泻。故拟六君子汤健脾补气，加干姜、白蔻仁温运脾阳以治根本。呕吐止后，再用香砂六君子汤补脾胃。《素问·平人气象论》曰："人以水谷为本"。熊师告诫：在诊治危重病患时一定要注意固护胃气，"有胃气则生，无胃气则死。"

心脏术后呕吐案

靳某 男，73 岁，长沙市某高校教师。门诊病例。

初诊（2005 年 5 月 27 日）：诉 2 个月前行心脏手术，术后常呕吐，不欲食，食入难化。饮食稍有不慎，即易呕吐，呕吐酸腐臭物。脘腹痞闷，口苦，倦怠乏力。诊见面色少华，舌淡红，苔薄黄，右脉细滑，左脉细。脾胃虚弱。健脾和胃，清热降逆。六君子汤加竹茹、乌梅、黄连。

西洋参片 10g　炒白术 10g　茯苓 20g　陈皮 10g　法半夏 20g　竹茹 30g　黄连 3g　白蔻仁 10g　炙甘草 10g　乌梅 20g

10 剂，水煎服。

二诊（2005 年 6 月 8 日）：呕吐次数减少，时作时止，伴心悸，自汗，气短。诊其舌红少苔，脉细数。拟原方去黄连、白蔻仁，加麦冬、五味子。服 10 剂。

三诊（2005 年 6 月 20 日）：呕吐偶发，伴心悸，疲乏，食纳有所改善，仍觉脘腹痞闷，大便秘结。诊其面色白，舌淡红，苔薄白，脉细。拟归脾汤加法半夏、竹茹、乌梅、火麻仁。

西洋参片 10g　黄芪 20g　当归身 10g　炒枣仁 20g　炙远志 10g　丹参 15g　桂圆肉 10g　陈皮 10g　炙甘草 10g　炒白术 10g　茯苓 20g　竹茹 30g　法半夏 15g　乌梅 15g　火麻仁 30g

10 剂，水煎服。

四诊（2005 年 7 月 2 日）：呕逆已止，心悸好转，仍不欲食，大便秘结，小便少。诊其舌淡红，苔薄白，脉细。拟上方去乌梅，加砂仁、焦三仙。服 10 剂，诸症皆消。

按：本例患者行心脏手术后，身体虚弱，且年事已高，脾胃亏虚，胃不纳食，故呕吐。《古今医统大全》谓："久病吐者，胃气虚不纳谷也。"

患者左脉细，为心气虚之象；右脉滑数，为脾不健运、湿热困扰之象。故治以健脾和胃，兼清湿热，降逆止呕为法。服药后呕吐好转，心悸又作，为脾不健运，心失所养所致。故用归脾汤补益气血，心神得安，脾胃得运，诸症自消。

吐　酸　案

杨某　男，40岁，长沙市人。门诊病例。

初诊（2009年6月19日）：反酸，嗳气，口干，口苦，矢气，舌红，苔薄黄腻，脉弦滑。肝胃郁热，胃气上逆。疏肝和胃。四逆散合金铃子散、左金丸。

柴胡 10g　枳实 10g　白芍 10g　川楝子 10g　延胡索 15g　黄连 3g　吴茱萸 2g　浙贝母 10g　陈皮 10g　瓦楞子 15g

10剂，水煎服。

二诊（2009年7月10日）：药后嗳气止，仍反酸，便溏，口干，口苦，口腻乏味，舌红，苔薄黄腻，脉弦细数。改用越鞠丸合左金丸。

香附 10g　苍术 6g　栀子 6g　神曲 10g　川芎 10g　黄连 5g　吴茱萸 2g　砂仁 10g　浙贝母 30g　车前子 15g　瓦楞子 15g　乌贼骨 30g

15剂，水煎服。

三诊（2009年7月24日）：反酸、便溏、口干均减，续前方10剂，巩固疗效。

按：《医家心法》云："凡是吞酸，尽属肝木曲直作酸也。"《黄帝内经》云："诸呕吐酸，皆属于热"。患者兼有口干口苦，苔黄腻，此属肝郁化热，横逆犯胃，以四逆散疏肝理气，以左金丸合金铃子散疏肝清热。故药后症解，获取良效。

杨某 男，73岁，长沙市人。门诊病例。

初诊（2004年11月8日）：诉患呃逆，最初发病在二三十年前，当时常发呃逆，经治疗后偶有发作，冬天甚，但饮热水或进热食则稍缓解。近一个月来复出现呃逆，较前加重。诊见呃逆，约3~5分钟发作1次，发则连呃不止，持续1~2分钟不断，口不渴，舌苔白滑，脉弦滑。中焦虚寒，胃失和降。温中散寒，降逆止呃。旋覆代赭汤合丁香柿蒂散。

西洋参片6g　旋覆花10g　代赭石20g　生姜3片　甘草6g　丁香2g
柿蒂20g　陈皮10g　法半夏15g　茯苓30g　砂仁10g

7剂，水煎服。

二诊（2004年11月16日）：诉呃逆频率有所缓解，15分钟之内未见呃逆，询其口不渴，舌苔白滑，脉滑。药已取效，效不更方，嘱服原方再进15剂。

三诊（2004年12月8日）：停药一周后未见呃逆，昨因天气突变寒冷，呃逆复作，自饮热水缓解，舌苔薄白，脉细滑。拟原方再进10剂，以巩固疗效。

按：《成方便读》云："夫呃逆一证，其声短促……无不皆自胃腑而来者，以胃气下行为顺，上行为逆，或邪搏胃中，则失其下降之令；即上出于口而为呃矣。"显然，呃逆之证，为胃气上逆所致。《伤寒论》云："伤寒……噫气不除者，旋覆代赭汤主之。"本案患者发病特点为冬天甚，遇热饮则缓解，口不渴，舌苔白滑，皆为一派寒象，故辨证为胃中虚寒，而致胃失和降，胃气上逆，取旋覆代赭汤合丁香柿蒂散治之，方证相符，虽为数十年之顽疾，亦治愈矣。

郑某 女，62岁，长沙市人。门诊病例。

初诊（2004年12月19日）：呃逆，嗳气，兼脘腹胀痛，目胀，口苦，舌苔薄黄，脉弦。肝郁化火气逆。疏肝清热降逆。化肝煎加减。

丹皮 15g　栀子 15g　白芍 15g　青皮 10g　陈皮 10g　竹茹 10g　枳实 10g　草决明 20g　石决明 30g　羚角片另包，先煎，4g　甘草 6g

10 剂，水煎服。

二诊（2004 年 12 月 29 日）：呃逆、嗳气时减时作，目胀、口苦明显减轻，脘腹胀痛亦减，舌苔转薄白，脉弦。改拟旋覆代赭汤合上方加减。

旋覆花纱布包，10g　代赭石 20g　陈皮 10g　草决明 20g　炙枇杷叶 10g　青皮 10g　石决明 20g　甘草 6g　枳实 10g　羚羊角另包，先煎，4g

10 剂，水煎服。

三诊（2005 年 1 月 5 日）：呃逆、嗳气明显减轻，近日两目及前额胀痛，再加葛根 30g 于前方之中。7 剂，水煎服。

四诊（2005 年 1 月 12 日）：呃逆、嗳气、目胀均减，舌苔薄白，脉弦细。前方再进 10 剂。

丹参 15g　旋覆花 10g　代赭石 15g　砂仁 10g　陈皮 10g　法半夏 10g　菊花 10g　刺蒺藜 20g　草决明 30g　甘草 6g　白芍 10g

10 剂，水煎服。

另：羚角片 30g，磨粉装胶囊 30 个，每日吞服 3 个。

按：此证是由肝郁化火，横逆犯胃，肝胃不和所致，肝经郁热化火则目胀、口苦；肝气犯胃则胃失和降，故脘胀、嗳气。《素问·至真要大论》说："诸逆冲上，皆属于火。"火热当清，气逆当降，故初用化肝煎清肝泻火理气，后以旋覆代赭汤降逆止呃。

嗳　气　案

吴某　女，32 岁，长沙市人。门诊病例。

初诊（2006 年 2 月 17 日）：诉嗳气，一个月不愈，胸脘部痞闷，失眠，口中微苦，舌苔薄黄腻，脉细滑。痰热滞胃，胃气上逆。清热化痰，降逆和胃。黄芩温胆汤合旋覆代赭汤。

旋覆花 15g　代赭石 20g　黄芩 10g　陈皮 10g　法半夏 15g　茯苓 15g　枳实 15g　竹茹 20g　甘草 6g　丹参 15g　柿蒂 15g　砂仁 10g　炒枣仁 30g

10 剂，水煎服。

二诊（2006 年 2 月 28 日）：诉嗳气大减，胸脘部痞闷亦减，睡眠转佳，舌苔薄黄，脉细滑。拟原方再进 20 剂，以善后收功。

按：《伤寒论》云："伤寒发汗……解后心下痞鞕，噫气不除者，旋覆代赭汤主之。"本案患者痰热较显，故合黄芩温胆汤清热化痰和胃，二方合而用之，取效倍佳。

嗳气呃逆案

方某　女，56 岁，娄底市人。门诊病例。

初诊（2009 年 12 月 17 日）：诉素体虚弱，现伴嗳气，呃逆，时有心慌，口干，舌红，苔薄，脉细数。胃虚有热，浊气上逆。降逆化浊，清热和胃。旋覆代赭汤加竹茹、橘皮。

党参 10g　旋覆花包煎，10g　代赭石 15g　竹茹 10g　橘皮 10g　法半夏 10g　大枣 20g　甘草 6g

15 剂，水煎服。

二诊（2010 年 1 月 24 日）：诉前症明显好转，现伴有头痛，舌苔转薄白，脉细弦滑。前方加用川芎、白芷、柿蒂、砂仁。15 剂，水煎服。

服完遂愈。

按：《成方便读》云："夫呃逆一证，其声短促……无不皆自胃腑而来，以胃气下行为顺，上行为逆，或邪搏胃中，则失其下降之令；即上出于口而为呃矣。"故呃逆之证，为胃气上逆所致。《伤寒论》云："伤寒……心下痞硬，噫气不除者，旋覆代赭汤主之。"本案用旋覆代赭汤降逆化浊，加用竹茹、橘皮清热和胃。二诊时因有头痛，故以原方加用川芎、白芷。治取速效。可见因证选方，至关重要。

姚国美

痞满嘈杂、呕吐呃逆临证纲要

姚国美（1893~1952），名公裳，号佐卿，江西名医

心下痞塞，满闷不舒，谓之痞满，乃水火之气，互结膈间，亦有水饮独盛，火热偏亢，以及痰滞气血，脾胃虚寒而致者，其现证皆但满不痛，故与结胸有别。

心下痞硬而满，或兼干噫食臭，胁下有水气，腹中雷鸣下利，宜生姜泻心汤；或兼干呕，心烦不得安，雷鸣下利，日数十行，宜甘草泻心汤；呕而发热者，半夏泻心汤主之；恶寒汗出者，附子泻心汤主之。此皆水火交痞，故方亦寒热并施。

生姜泻心汤

生姜切　甘草炙　人参　干姜　黄芩　半夏　黄连　大枣擘

甘草泻心汤

甘草　黄芩　干姜　半夏　大枣擘　黄连

半夏泻心汤

半夏　黄芩　干姜　甘草　人参　黄连　大枣擘

附子泻心汤

大黄　黄连　黄芩　附子

心下痞硬而满，引胁下痛，干呕短气，发作有时者，此水积膜原，阻其升降之气，宜十枣汤辛开苦泄，直决其水；轻者小便不利，

253

口渴恶寒，于法但当渗利，五苓散主之。

心下痞，按之濡，面赤心烦，其脉关上浮者，此少阴热结，法宜苦泄，泻心汤主之；若溺赤便秘，下焦亦实，宜前法佐以通利，治以大黄黄连泻心汤。

泻心汤

黄连

大黄黄连泻心汤

大黄　黄连

痞满胁胀，喘急烦闷，乃痰火互结，法宜苦降兼开，瓜蒌实丸加黄连主之。

瓜蒌实丸加黄连

瓜蒌实捣烂　枳实炒　半夏　桔梗　黄连

各等份，姜汁糊丸。

痞满胀闷，嗳腐吞酸者，乃食停中脘，气机被阻，宜失笑丸以助运输。

失笑丸

枳实　黄连　姜汁炒，各五钱　麦芽炒，二钱　干姜　白术　茯苓　人参　甘草　半夏曲各三钱　厚朴四钱

蒸饼为丸。

心下痞硬，短气善噫者，乃清阳不宣，浊阴阻于胸廓，法宜升清降浊，旋覆代赭石汤主之。

旋覆代赭石汤

旋覆花　人参　生姜　大枣　代赭石　甘草　半夏

大怒之后，胸膈胀满，按之有块，或痰中见血，或口中作血腥气，脉弦细而涩者，此气郁血滞，阻塞经络，或与木香消痞丸行气活血，或与越鞠丸加桃仁、红花、穿山甲、降香、韭汁之类解郁化瘀。

木香消痞丸

木香　红花　干姜各三钱　柴胡四钱　橘红三钱　当归尾二钱　半夏　甘草炙, 各一两

为末, 蒸饼糊丸。

越鞠丸加桃仁、红花、穿山甲、降香、韭汁

川芎　苍术　香附　栀子　建神曲　桃仁　红花　穿山甲　降香　韭汁

各等份, 为丸。

痞满不思饮食, 食后则胀满益甚, 默默少神, 乃忧思劳倦, 脾胃受伤, 以致转运不调, 虚实夹杂, 法宜消补并用, 香砂枳术丸主之; 脾偏虚而兼夹滞气, 腹作胀痛, 便溏脉迟者, 治以八味理中丸助其温化; 胃偏虚而兼夹饮邪, 澹澹欲吐者, 治以异功散和中涤饮。

香砂枳术丸

白术二两　土炒枳实一两　炒广木香三钱　砂仁五钱

共为末, 荷叶包陈米饭煨干为丸。

八味理中丸

人参一两　白术二两　陈壁土炒　干姜炮　甘草炙, 各一两　茯苓八钱　麦芽炒, 五钱　神曲五钱　砂仁五钱

为末, 神曲糊丸。

嘈　杂

胸中似饥似辣, 扰扰不宁, 莫可名状, 谓之嘈杂。病属脾胃不和, 或脾阴虚而燥火现, 或胃阳虚而水饮停, 法宜标本兼治, 调其阴阳, 不可徒用寒凉, 重伤中气。

胸中嘈杂, 似痛非痛, 食已即饥, 虽食不饱, 大便难, 此脾阴不足,

胃土偏燥，宜黄精、石斛、陈仓米、麦冬、怀山、栀子之类滋阴清胃。

嘈杂，凄凄戚戚，食少无味，舌滑，关脉独弦，此痰饮内聚，胃阳为之遏抑，治以导引丸加半夏和中涤饮。

导引丸加半夏

吴茱萸三钱　茯苓一两　黄连五钱　苍术一两　独活七钱　半夏姜制，一两

为末，神曲糊丸。

嘈杂，痞满，大便稀则胸稍快，大便坚则胸中难安，不思饮食，此脾胃失调，燥湿互胜，治以交泰丸。

交泰丸

黄连姜汁浸，黄土炒，二两　枳实麸炒，一两　白术土炒，二两　吴萸泡，微炒，二两　归尾酒洗，一两三钱　大黄四两，用当归、红花、吴萸、干漆各一两煎水，浸大黄一昼夜，切碎，晒干，仍以酒九蒸九晒用

姜汁、神曲糊丸，白汤下。

病后腹中空空，若无一物，嘈杂似饥，得食暂止，别无所苦者，此津气不充，法宜甘润滋养，如天冬、麦冬、玉竹、柏子仁、石斛、莲肉、红枣、饴糖之类。

五更嘈杂，夜寐不甘，发时如饥，甚难忍者，多因思虑伤血，或与归脾汤调补心脾，或与归芍六君子加竹茹、黄连养阴清火。

归芍六君子加竹茹、黄连

全当归　白芍药炒　人参　白术　茯苓　半夏制　甘草炙　陈皮　竹茹　黄连

呕　吐

有声有物曰呕，有物无声曰吐，若仅有声则名干呕，均由胃不主

256

降、邪气上逆使然。邪偏阳者，如风热、火气扰于上脘，食入即出，出多有声；邪偏阴者，如寒滞、痰饮阻于下脘，食久乃出，出多无声。故同一气逆而为病，则有呕、吐、干呕三者之分。

呕逆，饮食格格不纳，胸膈痞满，善噫，乃邪循冲脉上逆，法宜理气降浊，旋覆代赭石汤主之。

呕逆吞酸，胸胁胀满，善太息，甚则食入即呕，脉弦者，此木郁夹热，横中扰胃，宜左金丸佐金伐木，或越鞠丸解郁和中。

左金丸

川黄连六两　吴茱萸盐水泡，一两

共为末，水泛为丸，每服三钱，热汤送下。

越鞠丸

香附醋炒　苍术米泔浸一宿，去粗皮，麻油炒　川芎童便浸，各二两
山栀子　生姜汁炒黑　神曲炒香，各一两五钱

研为细末，滴水和丸，如绿豆大，每服百丸，熟汤送下。

呕冷涎，头痛，手足厥逆，脉沉弦且迟者，乃肝寒犯胃，宜吴茱萸汤以温和之。若胆热偏胜，夹胃之水饮上逆，头眩心烦，呕苦水，甚或失眠者，宜温胆汤涤饮清热。

吐逆，不思饮食，腹中隐隐作痛，喜按，得温稍缓，脉沉迟者，此寒淫于内，宜半夏干姜汤以温和之；夹表则头痛发热，舌白脉浮，宜兼解表，藿香正气散主之。

半夏干姜汤

半夏　干姜

嗳腐吞酸，中焦痞闷，兀兀欲得吐而后快，食久吐出，臭如败卵者，此宿滞不化，随气上逆，宜香砂平胃散以消导之。

食后胀满益甚，久则吐出，四肢倦怠，大便不解，解则便溏者，乃中气虚馁，运化无力，法宜健脾温胃，香砂六君子汤主之。

胸中泛泛不宁，时时欲吐，吐则痰水杂出，舌滑脉弦，乃痰水上泛，土不能制，法宜理脾健胃，二术二陈汤主之。

干呕，头眩口苦，水谷不纳，脉弦而数，此胆火犯胃，法宜苦降，黄芩加半夏生姜汤主之。若心烦不得眠，唇红舌燥，饥则干呕益甚者，主胃液亦伤，宜栀子竹茹汤加蔗汁、梨汁、橘汁之类生津泄热。

黄芩加半夏生姜汤

黄芩　甘草炙　芍药　大枣擘　半夏　生姜切

栀子竹茹汤加蔗汁、梨汁、橘汁

栀子　竹茹　蔗汁　梨汁　橘汁

清水煎，加姜汁冲服。

干呕，唇红，面带青色，嘈杂似饥而不能食，食即呕出，其物酸涩异常，甚则吐蚘，此肝风内扰，升而不降，宜羚羊角、蛇胆、陈皮、紫苏、川黄连、乌梅之类酸收息风。

触受腐臭病疫之气，时作呕恶，别无他病者，乃秽浊撩乱胃脘，法宜芳香化浊，藿香、佩兰叶、厚朴花、佛手花、橘皮、沉香曲之类主之。

呃　逆

喉间呃呃连声，谓之呃逆。《内经》则谓之哕，治有以草刺鼻取嚏，及无息而疾迎引之诸法，以其病由气逆，清浊相干，或宣窍道以利气机，或升清阳而浊自降。病之轻浅者即可以此取效，其较深者则必更求其三焦所属，与夫寒热虚实而治之。例如冲脉不降，火热上扰者，均属上焦；水饮痰滞，脾胃阳虚者，属中焦；阳明燥结，肾之阴阳偏虚，甚则虚脱者，属下焦。大抵声愈促，则病愈在上；声愈迟，则病愈在下。偏热者，声多洪亮；偏寒者，声多重浊。虚则其声轻怯，虚脱则若断若续。闻以察之，即可辨其大概。

呃逆，胸膈满闷，噫气不舒者，此冲脉不降，清浊相干，宜旋覆代赭石汤，或丁香柿蒂散之类以宣降之。

丁香柿蒂散

丁香　柿蒂　良姜　人参　半夏　陈皮　茯苓　甘草

呃逆，发声轧轧而速，干呕，心烦失眠，乃膈热上逆，治以橘皮竹茹汤加麦冬、枇杷叶、柿蒂之类清热降逆。若呃声大响，乍发乍止，舌燥而渴，脉数者，此燥火偏亢，升多降少，法宜苦降，治以加减安胃饮加黄连、沉香之类。

橘皮竹茹汤加麦冬、枇杷叶、柿蒂

橘皮　竹茹　大枣　生姜　甘草　人参　麦冬　枇杷叶　柿蒂

加减安胃饮加黄连、沉香

黄芩　鲜石斛　泽泻　木通　石膏　生地黄　麦冬　黄连　沉香

呃逆，喘咳短气，脉弦紧者，此寒水上泛，气被水覆，宜小青龙汤加蔻仁以宣化之。若舌滑痰多，胸膈引痛，乃痰阻气道，宜丁香二陈汤顺气化痰。

丁香二陈汤

丁香　半夏　陈皮　茯苓　甘草　生姜

呃逆，嗳腐吞酸，胸脘胀痛，拒按者，乃滞停中焦，阻胃之降，治以大和中饮。

大和中饮

山楂　厚朴　枳实　法夏　陈皮　干姜　泽泻　木香　麦芽　砂仁

呃逆，腹中绵绵作痛，大便溏，或发于吐利之后，脉象沉迟，此脾胃阳虚，浊阴不化，宜丁蔻理中丸温中降浊。

呃逆，腹满，大便秘，张目不眠，脉象沉而有力，此地道不通，邪从上逆，法宜通利，治以三一承气汤。

气从小腹上冲而呃，发声迟缓，病关于肾。头眩耳鸣，骨蒸盗汗，小便短，脉细数者，此肾阴亏损，虚阳上浮，宜大补阴丸或都气丸加磁石、刀豆子之类以助收纳；若自汗恶寒，手足厥冷，大便自利，甚则脐腹疼痛，尺脉独迟，此肾阳偏虚，阴寒循冲脉上逆，宜参附汤加肉桂、小茴之类温肾阳以化阴寒。

久病呃逆，若断若续，尺脉微细，此元阳虚脱之象，急与黑锡丹以镇摄之。迟则元气耗散，喘汗不休，神色骤变，主不治。

（《姚国美医学讲义合编》）

杨志一

呃逆呕吐案析

杨志一（1905~1966），江西名医

肝胃郁热，呃逆频作

张某 男，50岁。患者平素患有胃病，时好时发，时轻时重。半年前，忽作呃逆，并伴有嗳气，人甚为难受，饮食一般，但口干而饮水多，二便正常，舌苔薄黄，唇舌较红，脉弦缓。曾服丁香柿蒂散及旋覆代赭汤等药，也曾行针灸治疗，效果不显，因而来就诊。据上脉症，诊为肝胃郁热，气机上逆。治以舒肝和胃，清热降逆。

柴胡 10g　杭白芍 10g　竹茹 15g　陈皮 8g　法半夏 10g　云茯苓 15g　枳壳 10g　生大黄 8g　生甘草 8g

服上方2剂，呃逆减轻，但嗳气未见减少，大便溏软。守上方法半夏用至15g，并加西砂仁6g。服1剂后呃逆全止，人觉舒适，惟间有嗳气，再以柴胡、六君子汤调理善后。

本病例前医沿用传统的丁香柿蒂散、旋覆代赭汤进行治疗，应属中医的大方大法，不算有错，但效果不显，就不得不让医者另寻途径。肝胃关系密切，胃气不降，当和肝气不舒有关，口渴饮水多当属胃中有热，故治用柴芍疏肝，并改用温胆汤降逆和胃。大黄配以甘草为大黄甘草汤,《金匮要略》云:"食已即吐者,大黄甘草汤主之"。本病例虽不见食即吐,而呃逆频作,但"诸逆冲上,皆属于火",其病理机制应该是一致的。故用大黄泻其热,热除则胃安,而呃逆自然痊愈。

厥阴呕吐

孙某　女,52岁。因子宫颈癌手术后发生呕吐,不能食已5天,医院诊断为不全性肠梗阻。曾服中药微予通利,虽便泄数次,呕吐仍不止,西医进行输液及胃肠减压,未见好转。会诊时患者头痛目眩,耳鸣口苦,心中疼热,呕吐涎沫,食不得入,渴不欲饮,大便泄后闭,肠鸣不矢气,小便短黄,唇黯红,舌苔薄黄,脉弦。诊为厥阴寒热夹杂,肝风扰胃,肝胃不和。法宜敛肝风,降胃气,平调寒热。选用乌梅丸化裁。

乌梅 10g　川连 6g　花椒 3g　西党 10g　当归 7g　黄柏 5g　干姜 3g　代赭石 15g　橘皮 5g　竹茹 5g

水煎服。

1剂呕吐即止,涎沫减少,能进饮食,心中疼热亦减,腑气得行,并下蛔虫1条。但仍口苦溺黄、脉细弦、舌质红苔黄,知其胃气渐降,而肝胃阴伤,余邪未清。再守原方除花椒、赭石,加玉竹 10g,丹参 7g。4剂后,精神食欲好转,头晕耳鸣减轻,口苦除,但觉晚间腹部灼热,出汗后则渐舒,大便结,小便仍黄,脉细弦,舌苔根部薄黄。此乃肝胃渐和而气阴未复,最后仿炙甘草汤意调治。

党参 10g　白芍 10g　丹参 7g　玉竹 10g　麦冬 10g　火麻仁 10g　炙甘草 5g　生姜 6g

4剂后,诸症大减,精神食欲均大有进步,呕吐从不再作。

本证见呕吐涎沫且头痛，似属厥阴吴茱萸汤证，但该证为肝经寒浊之邪循经上泛，纯寒无热，同时还有口淡苔白、小便清长诸症出现。本证乃因寒热错杂而见心中疼热、食不得入、口苦溺黄、舌黄诸症，故舍吴茱萸汤而取酸苦辛甘并用之乌梅丸加减，效如桴鼓。又后世常用温胆汤以治胆胃二经不和之呕吐，其主症为呕吐而口苦不寐，兼有心烦惊悸咳痰等症。而本例则为肝胃不和，其主症为呕吐而眩晕头痛，兼有心中疼热、食不得入等症，病在厥阴为主。且温胆汤有调和胆胃之效，而无敛肝息风之功；有清热化痰之力，而无平调寒热之能。惟以乌梅丸化裁施治，才能恰如其分。

久 病 呃 逆

王某 男，30 岁。主诉经常咳嗽，伴以呃逆，辗转治疗，已历3年之久。西医诊断为：①慢性胃炎；②歇斯底里证；③慢性支气管炎。现症见咳嗽、呃逆相间而作，反复不已，情绪极度不安，影响饮食和睡眠，甚以为苦，面色苍白少华，胸脘痞闷不舒，大便秘结，舌苔薄白，口不渴，脉细弦无力。据此脉症，证系久病正虚，痰阻气滞，肺胃失其通降之常。治宜通阳降逆，拟枳实薤白桂枝汤合旋覆代赭汤。

枳实 7.5g　薤白 7.5g　桂枝 6g　厚朴 6g　全瓜蒌 9g　旋覆花 7.5g　代赭石 12g　党参 9g　生姜 9g　法半夏 9g　炙甘草 7.5g　大枣 3 枚

服 1 剂后，当夜呃逆又一度发作，曾结合针刺足三里 1 次，呃逆得止，次晨腑气得通，大便下黑燥屎多枚。再服 3 剂，呃逆消除，咳嗽显著减轻。嗣后停药观察，患者精神、饮食逐渐好转，面色光泽，体重增加。3 年呃逆，一旦治愈，喜悦之情，不言而喻。

枳实薤白桂枝汤始记于《金匮要略》，有通阳开郁、温下降逆之功，主治"胸痹，心中痞气，气结在胸，胸满，胁下逆抢心"胸痹之虚实夹杂证。旋覆代赭汤治伤寒表解后，胃气虚弱，夹痰浊上逆之证。本案病人久病正虚，病邪留恋，诸药不效，若不用复方大力以赴，恐难取效。再者，两方一为治上焦的胸痹，一为治中焦气逆，主治各有侧重，故合两方而用之。肺胃同治，虚实兼顾，再配合针灸，虽不用通治呃逆的套方，而能使 3 年痼疾，收效于一旦。

叶熙春

呕吐与反胃治验

叶熙春（1881~1968），临床大家

胃为六腑之一，六腑以通为用，以降为顺，胃气不降而反上逆，轻者出现呕吐，重者发为反胃。叶老认为：呕吐由外感引起者以感受暑湿与吸入秽浊之气者为多，前者适用藿朴夏苓，后者可用纯阳正气或玉枢丹之类。

内伤所致者如：肝热犯胃主用左金，胃中湿热宜加减泻心，胃腑热结采三黄泻心，胃中虚寒投小半夏合理中，胃腑虚热用橘皮竹茹，肺胃失降则以旋覆代赭作为常用的方剂。至于反胃，宗王冰、洁古所论，按胃中无火，真火衰微论治。

胡某　男，34岁。9月，杭州。

食入脘闷作胀，朝食暮吐，宿谷不化，大便秘结，形寒恶冷，按脉迟细，舌苔白润。脉症相参，病属中土失运，肾阳亦衰，乃致水湿内停，上下失其通利。先拟温运通阳。

淡附子一钱半　肉桂研细，后下，一钱半　吴茱萸八分　公丁香杵，后下，三分　姜半夏三钱　炮姜一钱八分　茯苓五钱　炒广皮二钱　炒建曲三钱　制苍术二钱　炒苡米四钱　全瓜蒌杵，五钱　厚朴一钱半

二诊：阴霾满布得阳光之煦而趋消散，水湿已行，胃得通降，吐止纳增，大便亦通，脉细较前有力，苔薄白。续予附子理中加减。

淡附子一钱八分　东洋参先煎，一钱八分　炒冬术一钱八分　炮姜一钱八分　炒当归三钱　姜夏二钱半　云苓五钱　新会皮二钱半　煨肉果一钱半　吴茱萸七分　炒苡米三钱　建曲二钱半　红枣三枚

按语：患者中土虚寒，肾阳亦衰，致火不蒸土，难以腐化熟谷，水湿停聚于中，形成上下隔阂，上则作吐，下则便秘。景岳所谓"反胃系真火式微，胃寒脾弱不能消谷。"治则先用附、桂、姜、萸等以温脾暖肾，使阳气伸展，升降通调，水谷得以运化耳。

金某　男，38岁。5月，上海。

热郁中焦，胃失降和，食入即吐，口干而苦，齿龈肿痛，心烦寐劣，大便不畅，小溲短赤，脉象弦数，舌苔黄燥。治拟泄火降逆。

姜汁炒川连八分　炒黄芩二钱　制大黄一钱半　黑栀三钱　姜汁炒竹茹二钱　盐水炒橘皮一钱半　淡吴萸四分　姜半夏二钱　炒枇杷叶包，三钱　生姜二片　原干扁斛劈，先煎，四钱

二诊：前方服后，呕吐已止，大便畅通，口干咽燥，不若前甚。仍守原方出入。

姜汗炒川连八分　黄芩一钱半　姜汁炒竹茹三钱　茯苓四钱　原干扁斛劈，先煎，四钱　黑栀二钱　姜半夏二钱半　淡吴萸五分　盐水炒橘皮一钱半　生姜二片　麦冬三钱

患者口苦烦懊不寐属心火，渴饮牙龈肿痛为胃热，热结膈脘，中焦不能飞渡，因而食入即吐。寻释方意，脱胎于泻心、左金、橘皮竹茹等方，为苦辛开泄，寒热反佐之法，服后郁开热降，胃气得和。

黄星楼

呕吐临证识见

黄星楼（1901~1984），临床家

呕吐一证，病位在胃，基本病机是胃气上逆。若外感风寒，由表入里，或恣食生冷，寒积于中，致中焦阳气困遏水谷之气不能正常转输，清浊相混，胃气上逆，而成寒实呕吐。若其人胃热素盛，外邪入里则易从热化，或过食炙煿煎炒辛热之物，热积于中，胃气上冲，而成实热呕吐。若其人中阳素虚，寒气直中太阴，或久病大病之后，命门火衰，不能温煦中土，导致中寒阳微，运化无权，不能腐熟水谷，清浊不分，当升者不升，当降者不降，遂成虚寒呕吐。若其人素体阴虚，或热病后期，阴津不足，胃失濡润，气燥而逆，而成虚热呕吐。

脾主升清而恶湿，若脾胃虚弱，纳运失常，则聚湿生痰，痰饮阻滞中脘，水谷不得下行，胃气上逆，而成脾胃虚弱呕吐。肝主疏泄而喜条达，与脾胃纳运密切相关。若木失疏泄，则中焦纳运失常，胃气上逆，而为肝逆犯胃呕吐。

呕吐虽出于胃，但亦常为其他脏腑疾病的重要症状之一。如小肠为受盛之官，大肠为传导之官。若"肠结"则水谷不能下输，必格拒而上逆，这种呕吐每见于肠梗阻患者。肾者，胃之关，肾虚气不化水，水气上凌，冲心则悸，犯胃则吐。若肾虚不能分清泌浊，尿毒上攻，浊气犯胃则呕吐不止，常见于急慢性肾炎、肾功能衰竭等。肺主诸气而司肃降，肺气不利，则胃气难降，亦可引起呕吐之证。

诊察呕吐，重在审辨呕吐物的颜色、气味、性状及其伴发症状，注意辨证辨病相结合。凡吐出物酸臭难闻者，多属胃热上冲或食积中脘；吐出物清冷而无酸臭者，多属脾胃虚寒。呕吐苦水或酸水，伴嗳气频频、两胁胀痛者，多属肝胃不和；如呕吐伴有腹痛、腹胀、便秘，甚至吐出物如稀粪，多为肠梗阻；若食后不久出现呕泻并作而腹痛者，多为进食不洁食物而胃肠同病，如急性肠胃炎；如呕吐反复发作，吐出物为宿谷不化，量多，或呕吐大量痰涎清水者，为幽门阻塞的重要特征；呕吐久久不止，伴尿少、浮肿、呼吸有尿臭者，多属尿毒上攻；呕吐骤急，状如喷射，伴发热、头痛、颈强，甚至神识不清、惊厥抽搐者，多属病邪犯脑。若吐后觉松快者，为邪在胃脘；吐后仍觉不适者，为他病及胃。

舌诊方面，重点观察舌色、有苔无苔及舌面干润。一般以舌红属热，舌淡属寒，舌紫暗属瘀血或里寒。舌苔厚腻多属痰饮或食滞中脘；无苔或舌苔花剥，或虽有苔而扪之不润者为胃气损伤，津液不足；舌苔正常，舌体润湿者，为津液未虚之征。

根据呕吐及其伴发症的特点，必要时应进行有关的检查，以明确诊断。如反复呕吐，并逐渐消瘦，或反复吐血者，应于出血停止后行胃肠钡透、纤维胃镜等检查；呕吐久久不止，伴面色苍白、头昏、嗜睡、尿少者，应行尿常规、肾功能等检查；对呕吐发作较急，吐如喷射，吐后仍觉不适，伴头痛者，应行服脑脊液化验等。

辨 证 提 要

外邪犯胃证：呕吐多呈急性发作，兼见畏寒发热，或虽不发热，而感头疼鼻塞，脉浮紧，舌苔薄白；部分病人亦可于当风受凉后旋即呕吐，而无明显表证。外感暑湿者，常见身热、肢倦、多汗口渴、心烦不宁、胸闷不饥，苔黄或黄腻，脉数。

饮食伤胃证：因于暴饮暴食者，症见脘腹膨胀，嗳嗳食臭，不思饮食，呕吐，吐出物多为未消化之食物，有酸腐气味，吐后反觉松快，舌苔厚腻，脉滑；因生冷不洁食物所致者，食后不久即出现恶心、呕吐，或轻或重，常见脘腹疼痛、肠鸣、泄泻等症。若呕吐较剧者，可出现面色苍白、汗出肢冷、头昏目眩等虚脱证候。

痰饮中阻证：呕吐反复不愈，吐出物为痰涎或清水，常夹有未消化食物，呕吐多于食后数小时发生，或朝食暮吐，暮食朝吐，脘闷不适，食欲减退，口不渴，或虽有口渴而饮后呕吐更剧。部分病人可兼有心悸、头晕等症状。舌苔白腻，脉滑。

肝逆犯胃证：呕吐常发生于情志刺激之后，多伴有性躁易怒，胸闷不舒，两胁胀满，频频嗳气，或有脘痛吞酸，口干而苦。舌苔黄，脉弦。

脾胃虚弱证：中气虚弱者，症见面色萎黄，身倦乏力，食欲不振，食后脘腹作胀，多食则吐，或饮食略有不合即倾囊而出，舌苔白，脉濡细；中阳不足者，兼见脘腹隐痛，喜温喜按，吐出物多清冷而无酸臭，大便溏薄，舌苔白，质淡，脉细迟；胃阴不足者，吐出物量少，常伴有泛泛欲呕，口干咽燥，频欲饮水，腹中饥而不欲食等症。苔少或花剥，扪之少津，舌质红，脉细数。

胃热上冲证：呕吐骤急发作，食入即吐，甚则冲口而出，口干欲得冷饮，大便干结，小便短赤，口气臭秽。舌苔黄，质红，脉数。

呕吐是胃气不降的一种证候，凡能影响中焦气化功能的各种疾病，均可引起呕吐。故刘河间谓吐症分属三焦，旨在说明呕吐虽出于胃而关乎三焦，辨证求因不能片面地仅着眼于中焦。

呕吐一证，有虚有实，但在疾病演变过程中，实中每常兼虚。其因有二：一是呕吐之人，胃纳减少而谷气不充；二是频吐则耗损胃中津液，戕伤中气。因此，前人治邪实呕吐，常伍以人参以益气生津，顾护胃气。

呕吐较剧较频者，往往伴有口渴欲饮的症状，这是因为呕吐损伤胃中津液，胃中燥则欲饮水以自救，这种渴而欲饮是胃中津液不足的表现，在脾胃虚寒证中亦可见到，故不能以渴而概认为热。

食后逾时而吐，谓之"胃反"，亦名"反（翻）胃"。由于胃反的治疗较一般胃虚呕吐困难，故前人多列为专证讨论。临床所见，胃反呕吐多发于餐后数小时，量多，有时可超过饮食量，常夹有大量痰涎。"胃反"与西医学之幽门梗阻的病变相类，如内科治疗效果不好，应及时转科。

治 疗 浅 识

呕吐之病机为胃气上逆，故治疗当以"安胃降逆"为主。《圣济总录》指出："虽治法有冷热虚实之别，要当以安其胃气为本，使阴阳升降平匀，呕逆之病顺而愈矣。"在安胃降逆的基础上，结合呕吐的病因，辨证用药，如食积者消导、肝逆者平肝等。

解表和中法：外邪犯胃，表里同病者，宜解表和中，内外同治。外感风寒，症见发热恶寒，脉浮苔白而呕吐者，用柴胡半夏汤去升麻；如呕吐较剧，脘闷不适者，加砂仁、蔻仁、陈皮；寒热无汗，头疼身疼较著者，加荆芥、苏叶以加强疏散之力；兼食滞者，加山楂、麦芽以消食行滞。感受暑湿之邪，身热汗出不退，胸闷呕恶，苔黄微腻者，用藿香正气散。若身热较甚，心烦不安，口渴欲饮，苔黄舌红者，去苏叶、白芷、生姜之辛散，加黄连、荷叶以涤暑清热；若头昏肢倦，脘闷纳呆，舌苔厚腻者，加杏仁、苡仁、车前子、砂仁以清暑利湿。若触冒秽浊之气，胸闷不适，头昏呕逆者，可用玉枢丹辟秽止呕。

消积和胃法：因于暴饮暴食，食滞中脘，腹胀呕吐者，用保和丸或大和中饮去泽泻，加茯苓、莱菔子；若脾胃虚弱者，用小和中饮加茯苓、白术、焦苡仁、神曲、砂仁、蔻仁。食积中脘，消导之药，各有所宜，一般消肉积用山楂，消面积用神曲、莱菔子，消谷积用谷、麦芽，消瓜果积用八宝红灵丹，消酒积用枳椇子、葛花等。若误食有毒食物而呕吐者，应选用相应的解毒药物。如中鱼蟹毒者，用紫苏、生姜、葱白煎服；中肉毒者，用犀角磨汁服，或用黄柏10g研末调服；中白果毒者，用白果壳煎汁服；中蔬菜毒者，用葛根浓煎汁服；不明毒物性质者，通用甘草、绿豆煎汤频服。

温化痰饮法：因于痰饮中阻，影响气机升降，呕吐时发时止，或伴有心悸、头晕者，用二陈汤加杏仁、贝母、砂仁、蔻仁、桂枝、生姜或《济生》旋覆花汤去槟榔，加枳实、厚朴、茯苓。呕吐较剧者，可加苏子、枇杷叶、代赭石等镇降之品。

痰气互结，延久而成胃反者，用二陈汤加桂枝、吴茱萸。若夹瘀者，用苓桂术甘汤加桃仁、红花、归尾以散血消瘀。

理气降逆法：适用于肝木犯胃、胃失和降者，用四七汤加味。若伴有胃痛、吐酸者，加吴茱萸、川连、贝母、乌贼骨。胃火上冲、气逆而吐者，用橘皮竹茹汤加川连、山栀以清降胃火。中寒不运、浊阴不降者，用温中白术丸加吴萸、木香、砂仁以温中降浊。脾虚气滞，胃失和降者，用异功散或参苓白术散加蔻仁。寒热错杂者，用半夏泻心汤，苦寒复辛温以和胃降逆。凡气逆上冲，呕吐不止者，可用重镇降逆，如旋覆代赭汤。肝火偏盛，有升无降者，用镇逆汤。

滋养胃阴法：久吐剧吐、耗伤胃阴或热盛伤阴者，用麦门冬汤加石斛、山药以润胃燥。伴胃火内炽者，用黄连竹茹汤，清润并施；或益胃汤加黄连、山栀，滋中佐清；亦可加大黄，折其上逆之势，以导热下行。

呕吐的治疗，以和降为主要法则，而降逆之法，又有降气、降火、泄浊之不同。临床常用半夏、苏子、竹茹、枳实、蒌仁之类。而有时上逆之势较剧，则非重镇不为功。如张锡纯重用代赭石之法，疗效颇佳，且赭石无破血之弊，虽妊娠亦不必禁忌。此外，大黄力沉而不浮，气香兼入气分，能降胃热，行胃气，少用能健胃止吐，多用则通腑泄浊。据张锡纯研究，大黄香窜透窍兼利小便，于小便不通之呕吐患者，为必用之药，亦可与赭石同用相辅而相成。

对于久吐、剧吐患者，芳香行气，特别是性味辛燥之品，不宜多用、过用。虽然芳香有悦脾和胃之功，但辛燥可耗气伤津，而胃阴更乏。此类病人可于苦辛甘方中，佐以佛手、绿梅花、代代花、玫瑰花、金橘叶等药，理气而不伤阴。

肺主一身之气，"肺气受病，治节不行，一身之气，皆失其顺降之机"。王孟英治疗呕逆之证，常选用清肃肺气之药，令肺气展布，气机调畅而呕逆自平。临床师其意，对呕吐之因于气滞、气逆者，在和胃理气止吐方中，常加用枇杷叶、杏仁、紫菀、苏子、牛蒡子、桔梗等清肃肺气，肺胃同治，收效多较好。

此外，呕吐患者，胃气多虚，故用药应避免腥燥恶臭和大苦大寒之品，否则随服随吐，反损胃气。在服药方法上，亦颇有讲究，例如，呕吐较剧而辨证属热者，药汁宜温服；属寒者，药汁稍凉服，以从其性，所谓"从治"之意。药汁入口即吐者，可先用鲜生姜擦舌根，然后服药，或配合针刺内关、足三里、上脘等穴。若为精神因素所致者，在服药前应给予鼓励，有助于止吐。

刘某 男，15岁，铁工。

初诊：患呕吐病，纳谷必倾囊而出，时好时犯，弥月不愈，前医投以降逆和胃，呕吐如故。诊得两关脉涩，细询病史，前曾吐血两口，其色稍紫。此乃过劳损伤血络，瘀阻胃脘，气不下达故也。拟方理气消瘀为治。

当归尾 10g　桃仁 10g　丹参 15g　木香 5g　姜半夏 10g　赤芍 10g
花蕊石 10g　橘络 3g　贝母 10g

2 剂。

二诊：呕吐渐止，饮食渐进，原方去丹参、花蕊石，加郁金 10g、枳壳 8g，续服 2 剂而愈。

李某　男，21 岁。

初诊：病起暴食，恙近 4 天，食入即吐，懊恼不寐，坐卧不安，口中黏腻，小便赤少，脉缓，苔白松腻。此湿食互结，浊阴不降，"胃不和则卧不安"。拟方芳化理气，消食和胃。

姜半夏 8g　西砂仁后下，3g　佩兰梗 8g　石菖蒲 3g　炒枳壳 5g
橘皮 8g　焦谷芽 15g　焦六曲 10g　灯心 2g　块茯苓 15g　焦楂肉 10g

2 剂。

二诊：夜寐较安，呕吐亦止，时而泛吐清水，尿黄，原法出入。

姜半夏 8g　西砂仁后下，3g　六和曲 10g　橘皮 6g　厚朴 2g　晚蚕沙 10g　佩兰梗 5g　土藿香 5g　焦谷芽 10g　赤苓 10g　炙内金 6g

2 剂。

胃气以通为顺，以降为和，胃失和降，则生呕吐。呕吐一症，可为多种病因所引起。刘某之呕吐，经降逆和胃，病情拖延月余不愈，细询病情，患者在发病过程中，曾吐紫血两口，刻下见关脉涩滞，结合患者为铁工学徒，病起于强力劳动，思此乃为过劳损伤血络，瘀阻胃脘，致胃失和降之故，故非一般常法所能获效。方用丹参、桃仁、归尾、赤芍、花蕊石、木香活血理气化瘀，半夏、橘络和胃止呕，药证切合，故能应手而愈。此证在临床上不多见，故治亦异于一般。李某固湿食互结，浊阴不降，方用砂仁、佩兰、石菖蒲芳化理气，焦三仙、枳壳、陈皮、茯苓消食和胃，胃气得和，呕吐自止。二例均以呕吐为主证，但因病因、病机不同，故治法亦截然不同。

（《黄星楼内科临床识见》）

余国俊

胃脘痞满隐痛辨治思路

余国俊（1947~　），四川乐山市人民医院主任医师

痞证半夏泻心类方思辨

患者　男，55岁，1998年11月5日诊。

胃脘痞满隐痛半年。曾经胃镜检查诊断为：①慢性浅表性胃炎（体、窦）；②胆汁反流性胃炎；③十二指肠炎；④食道下段炎。

连续服用西药胃复安、羟氨苄青霉素、猴菇菌片、吗丁啉以及中成药胃苏颗粒、三九胃泰等2个月余，胃脘痞满隐痛稍有缓解，一停药则痞满隐痛如故。但经胃镜复查，以上炎变均已显著减轻，患者感到惶惑。

刻诊：面色略带青黄，表情忧郁，胃脘痞满隐痛，伴纳差、嗳气、嘈杂、吞酸；舌质稍黯淡，苔薄黄腻，脉弦濡。

患者胃脘部满闷堵塞感明显。

今人有将其完全归属于中医学的"胃脘痛"来治疗，不大符合临床实际。如本例胃脘痞满隐痛半年，患者自觉最难受的不是疼痛，而是满闷堵塞，符合《伤寒论》痞证的病征。

有人说《伤寒论》上本来就有"但满而不痛者，此为痞"之明训，

可见痞证是完全不痛的，痛的就不是痞证。此说值得推敲。

我认为，"但满而不痛"，是为了与"心下满而硬痛"的结胸证进行鉴别诊断，此其一；其二，痞证是否完全不痛？推敲《伤寒论》有关痞证的条文，若系大黄黄连泻心汤证之"心下痞，按之濡"，即按之柔软者，可能不痛。但若系生姜泻心汤证和甘草泻心汤证之"心下痞硬"，即按之有紧束感、抵抗感者，则未必完全无痛。而从临床上看，胃及十二指肠病变中痛而兼痞与痞而兼痛者都很常见。

半夏泻心汤证有 2 条，一条见于《伤寒论》第 149 条："伤寒五六日，呕而发热者，柴胡汤证具，而以他药下之，柴胡证仍在者，复与柴胡汤……但满而不痛者，此为痞，柴胡不中与之，宜半夏泻心汤。"这大概属于胃肠动力障碍引起的蠕动不足吧？

但是另一条则见于《金匮要略·呕吐哕下利病脉证并治第十七》："呕而肠鸣，心下痞者，半夏泻心汤主之。"既能治痞，又能治肠鸣，当作何解呢？可见用胃肠动力学来解释，难免此通彼不通。而中医学认为，痞证的基本病机是中焦寒热错杂、虚实夹杂、升降失调。运用半夏泻心汤及其类方来调和寒热虚实升降以消痞除满，则是理法方药丝丝入扣的。

《伤寒论》上共有 5 个泻心汤，即大黄黄连泻心汤、附子泻心汤、半夏泻心汤、生姜泻心汤、甘草泻心汤。通常说的"半夏泻心汤及其类方"指的是后面的 3 个吧？

这 3 首泻心汤都以方中的君药来命名，其实只有 1 味药的差别。3 方共同的药物有 7 味：半夏、干姜、黄芩、黄连、人参（党参或太子参代）、甘草、大枣。

其中半夏、干姜辛散温通以散寒，黄芩、黄连苦降寒泄以清热，人参、甘草、大枣甘温以补脾胃之气虚。如此寒热升降补泻并用以消痞除满。

因半夏泻心汤证是柴胡证误下所致，而呕逆较着，故以半夏为君药降逆止呕。清代注疏《伤寒论》的名家柯韵伯认为，半夏泻心汤"即小柴胡去柴胡加黄连干姜也……倍半夏而去生姜，稍变柴胡半表之治，推重少阳半里之意耳"。此注颇能启人心智。

生姜泻心汤，即半夏泻心汤减少干姜用量，重加生姜为君药，治脘腹水气不化之"胃中不和，心下痞硬，干噫食臭，胁下有水气，腹中雷鸣，下利者"。

甘草泻心汤即半夏泻心汤重用甘草为君药，治疗脾胃虚弱，清阳下陷之"下利日数十行，谷不化，腹中雷鸣，心下痞硬而满，干呕，心烦不得安"。

乃诊为痞证。予《伤寒论》半夏泻心汤加减，冀其辛开苦降，化瘀通络以消痞止痛。

法夏 20g　干姜 10g　黄芩 6g　黄连 6g　太子参 15g　蒲公英 30g　丹参 30g　广木香 10g　乌梅肉 15g

诸药连煎 3 次，约得药液 600ml，每餐饭前热服 100ml。服完 1 剂若无不适，可续服数剂。

二诊：服药后胃脘感觉舒适，连服 6 剂，胃脘痞满大减，嗳气、嘈杂、吞酸减轻，胃纳渐开，偶尔隐痛。

当地医者改用小陷胸汤（法夏、瓜蒌仁、黄连）加枳实、银花、郁金、香附、降香等，服后感觉胃脘不适，大便已稀；坚持服 3 剂，大便稀溏，有时竟完谷不化，胃脘痞满隐痛加重。遂停服，急来商治。

察其舌质仍黯淡，苔淡黄厚腻，脉弦濡。此因苦寒泄降太过，致脾胃气虚，升降失调。予《伤寒论》甘草泻心汤原方，冀其和胃扶脾，消痞止泻。

炙甘草 12g　黄芩 5g　黄连 3g　法夏 20g　干姜 15g　大枣 15g　党

参 15g

三诊：服上方 4 剂泻止，大便基本成形，胃脘痞满显著减轻，仍偶有隐痛。

遂改用散剂缓图之。

处方：法夏 200g 干姜 50g 黄连 50g 太子参 150g 蒲公英 200g 丹参 300g 广木香 100g 乌梅肉 150g 百合 200g 台乌 100g 白术 150g 茯苓 150g 炙甘草 50g 陈皮 100g 黄芪 300g 葛根 200g

药共 16 味（实系半夏泻心汤、六君子汤、合乌汤之合方加味），微火烘脆，粉碎为细末，每餐饭前取 6g 调开水服。

坚持不缀 2 个月余，胃脘隐痛消失。偶因情志不畅或饮食不调而致痞满隐痛，均较轻，且服半夏泻心汤合丹参饮数剂便可消失。

本例初用半夏泻心汤取效，因误服小陷胸汤致完谷不化，二诊时用甘草泻心汤原方，4 剂泻止。泻心汤之妙，于此可见一斑。但本例用药我还有两点疑问：第一，方中重加蒲公英大概是为杀灭幽门螺旋杆菌吧？不然的话，胃寒怎能用寒凉药呢？第二，患者吞酸，说明胃酸过多，方中还加用味极酸的乌梅，不好理解。

蒲公英是野菜，可食可药，甘寒不损胃气，用于胃热尤佳。本例胃虽寒而胆却热，蒲公英能清胆和胃；又能滋肾疏肝，缓解肝旺；还赖其甘寒滋润以济姜夏之辛燥和芩连之苦燥。

至于吞酸还加用味极酸之乌梅，病人亦常有疑问而诘之者。拙意乌梅味虽极酸，服之并不等于增加胃酸。此证脾虚肝旺，用乌梅之极酸敛肝（肝以敛为泻）以扶脾。若重用之，于敛摄之中又大具开通畅达之力，消痞除胀止痛，效验堪夸。过去我室曾经讨论过使用乌梅丸原方速愈脐腹顽固性膹胀之治验，可以互参。

《伤寒论》半夏泻心汤证所体现的"辛开苦降"这一治法是有其特定的内涵的，而与后世所称的辛开苦降有所不同。《中医名词术语选释》解释辛开苦降："用辛味药开通胸膈的痰湿，用苦味药治胸膈的湿热。两者合用，治疗胸脘因痰湿热阻滞而痞闷胀满、恶心呕吐等症，辛味药如厚朴、枳壳、生姜、半夏、橘皮等，苦味药如黄连、黄芩等。"

叶天士治疗中焦湿热内阻之证，用仲景泻心汤时，必去方中的甘草、大枣，有时连人参亦去之，而加用枳实、杏仁、橘皮、厚朴等苦辛芳化之药。然则叶氏这样加减，究竟疗效如何，今人何从知晓？不过我想，如果去掉泻心汤中的甘草、大枣、人参都能奏效，必为实证，而非虚证，亦非虚实夹杂之证。

痞者舌淡、脉弱、面色不华，或服辛开苦降之药而痞满益甚，必是虚证。

明代张景岳言虚痞的病机是"脾虚不运而痞塞不开"。治宜健运中气为主，稍佐辛开苦降。——不过，无论实痞虚痞，都不是严格意义上的痞证。严格意义上的痞证，应是以半夏泻心汤证为代表的虚实夹杂之证，且虚多实少；同理，严格意义上的辛开苦降法，应是扶正气、和寒热调升降于一炉。由是观之，治痞不扶正气，非其治也！

历代医家都说半夏泻心汤证的基本病机是寒热错杂、虚实夹杂、升降失调，现代中医教材亦从此说。如是之病机概括，语涉抽象，令人满头雾水。寒热错杂、虚实夹杂、升降失调这3组极其抽象的病机概括能不能落实到具体的脏腑上？六经病证既然是脏腑、经络、气化三位一体的产物，当然能够落实到具体的脏腑上。——拙意寒热错杂指的是胃寒胆热，虚实夹杂指的是脾虚肝旺，升降失调指的是脾失升清、胃失降浊。

在《伤寒论》中，痞证皆因误下，误下必伤脾胃。脾胃一伤，升降失调，必然波及肝胆。

脾胃共处中焦，为人体气机升降之枢纽。脾气升，方能运化水谷精微以灌溉四旁；胃气降，方能受纳、腐熟水谷，传送糟粕于体外。由此看来，脾升胃降这一生理现象，不仅是脾胃本身功能正常的标志，而且是肝胆功能正常的标志。清代医家黄坤载说："肝气宜升，胆火宜降。然非脾气之上行，则肝气不升；非胃气之下降，则胆火不降。"

从临床上看，痞证病因，绝非误下一端。诸多消化系统疾病，如慢性胃炎、十二指肠炎、胆汁返流性胃炎、慢性胆囊炎、慢性胰腺炎等属于痞证者，多无误下史。患者大多情志不畅、劳逸失度、饮食失节而损伤脾胃。

现在流行"大病进医院，小病进药店"，进药店一看，胃药多多，琳琅满目。于是疼痛与饱胀不分，胡乱购药。中西成药漫投，脾胃再受其戕，功能渐渐减退，迁延而成痞证。而其主要病机，并不出胃寒胆热、脾虚肝旺、脾失升清胃失降浊之范畴。

患者 女，36岁。

患轻度胃下垂（胃小弯角切迹在髂嵴连线下4.5cm）5年，长期服补中益气丸及单验方不效。刻诊：形体瘦弱，面色苍黄，腹胀下坠，餐后加重，嗳气，大便时干时稀，舌边尖红，苔黄白相间而腻，脉弦弱。

患者 女，38岁。

患轻度胃下垂（胃小弯角切迹在髂嵴连线下4cm）7年，迭服中药乏效。刻诊：形瘦体弱，面色青黄略显晦暗，腹胀，餐后加重，胸胁满闷，心烦易怒，口干，便秘，舌红，苔薄黄少津，脉弦细稍数。

胃下垂是西医病名，系指人站立时胃小弯角切迹低于髂嵴连线，属器官性病变，中、重度者较难治。大大减轻甚至基本消除临床症状有多么困难。

问曰：迄今为止，胃下垂似未找到一致公认的相对应的中医病名，大概是症状太多的缘故吧。众所周知，胃下垂的主症是腹胀，餐后加重，可伴有纳差、胃痛、便稀或便秘，短气乏力等，很难与任何一个中医病名完全对上号。

查阅现代中医文献，有将胃下垂归入"腹胀""腹痛""胃脘痛"进行辨证论治者，分型繁琐，持论空泛，令人无所适从。更有简单地将胃下垂与李东垣的中气下陷对号入座而倡用补中益气汤者。

我过去治疗胃下垂，也曾囿于脾胃之一隅，画地为牢，难免技穷之叹！乃寻求古训，借鉴而医，进行反思。

第一，从主症看，胃下垂的主症是腹胀，餐后加重，方书归咎于脾不运化。脾何以不运化？肝旺乘脾故也。《素问》云"厥阴气至为膜胀"，则厥阴肝木病变为矛盾之主要方面。

第二，从病位看，胃下垂的病位仅仅在脾胃吗？西医的胃下垂，相当于中医的"胃下""胃缓"。《灵枢》云："胃下者，下管约不利。"什么是"下管"？近代解剖学证实，古人所称的"下管"，就是胃膈韧带和胃肝韧带。胃下垂之发生，就是由于这两条韧带松弛下垂，无力撑托胃体所致。大家知道，韧带属筋，而肝主筋，筋病应治肝。

第三，从体质看，胃下垂多见于形瘦体弱、面苍带黄的木形之人。

若以上认识不谬，则胃下垂可以从肝论治，或以治肝为重心，则顺理成章矣。

"木形之人"是中医体质学概念。《灵枢》将五行学说运用到中医体质学领域，按照人的肤色、体形、体力、智力、心理等特征，将人归纳为木、火、土、金、水5种类型。

木形之人的肤色、体形特征为："似于苍帝，其为人，苍色，小头，长面，大肩，身小，手足好。"其智力、体力、心理特征为"有才，劳心，少力，多忧，劳于事"。

形体瘦弱，面苍带黄的木形之人，容易罹患肝、胆、脾、胃方面的慢性病，大概这类人肝气易偏旺，即肝的气机、气化与自我调节功能容易出现紊乱吧。

西医也说胃下垂多见于体形瘦长无力者，这与中医说的"木形之人"可谓不谋而合。胃下垂患者有的还伴有肝、肾下垂，西医无特殊疗法。中医治疗胃下垂，除内服中药之外，还可以针灸，针灸与药治并举，配合饮食疗法、体育锻炼，疗效更好。

胃下垂的主症是腹胀，餐后加重，将其归结为木土不和。这种木土不和内涵丰富，不是简单的肝脾不和。

如前例是肝旺脾虚、胆热胃寒，后例是肝脾阴亏，胆郁胃燥。总之是肝、胆、脾、胃4个脏腑的功能都有失调，必须从整体上全方位地进行调节。

而符合此等治法的方药，首推《伤寒论》的乌梅丸。乌梅丸寒热刚柔、补泻升降并用，泻厥阴、和少阳、护阳明面面俱到。特别是重用乌梅敛肝以泻肝（肝以散为补，以敛为泻），合桂枝平肝（木得桂则枯），于酸敛之中大具开通之力，故治疗木土不和的腹胀，最喜重用乌梅。

后例除了胃下垂的共有症状之外，还有胸胁满闷、心烦易怒、口干便秘等，属于木土不和中的肝脾阴亏、胆郁胃燥之证，故用一贯煎合四逆散养肝益脾，舒胆滋胃。

临床上一定还有其他不同的证型，遇之者应一隅三反，不可生搬硬套。既不能淡化辨证论治，亦不可忽视辨病用药。

前例当考虑为木土不和——肝旺脾弱，胆热胃寒之证。予乌梅丸加味。

乌梅 40g　川椒 10g　熟附片 10g　桂枝 10g　北细辛 10g　干姜 30g　炒枳壳 30g　苍术 30g

每日 1 剂，餐前半小时服药，餐后右侧卧半小时。

效果：服至 6 剂，腹胀大减，舌质倾向正常，黄白腻苔消退过半。续服 18 剂，诸症消失。经钡餐复查，胃在正常位置。

后例当考虑为木土不和——肝脾阴亏，胆郁胃燥之证。予一贯煎合四逆散加减。

北沙参 30g　麦冬 30g　黄精 30g　瓜蒌仁炒捣, 20g　生地 15g　柴胡 10g　白芍 30g　炒枳壳 30g　炒决明子 30g　肉苁蓉 30g　杏仁 15g　黄芪 30g　苍术 30g

服法、将息如案 1。

效果：服至 6 剂，腹胀大减，大便通畅。

上方去决明子、生地，加生麦芽 30g，续服 12 剂，诸症若失。经钡餐复查，胃在正常位置。

前例从厥阴病论治，用厥阴病主方乌梅丸加黄芪、枳壳、苍术；后例从肝脾阴亏、胆郁胃燥论治，用一贯煎合四逆散，也加了黄芪、枳壳、苍术，看来这 3 味药物属于辨病用药。

据现代药理研究，枳壳能兴奋胃肠平滑肌，有升提下垂内脏的作用。但枳壳重用，有开破耗气之弊，故加等量黄芪升补元气以斡旋之。胃燥者岂能使用苍术？遑论重用！但临床实践证明，苍术重用，既能和胃降浊，又能运脾敛精，并不增燥。

胃下垂不能与中气下陷对号入座。但临床上胃下垂确有属于脾胃升降失调者，可用补中益气汤，方中重用黄芪 30~60g 升补脾气，加炒枳壳、苍术各 30g 和胃降浊，疗效尚可。

胃下垂表明胃气降而太过，应当使用升提药物。老师说使用补中益气汤升补脾气时，还要加炒枳壳、苍术各 30g 和胃降浊，其中枳壳开破降气力宏，升提犹恐不及，再杂以沉降之药，不好理解。

脾胃共处中焦，为升降之枢纽。脾气升，则运化、输布精微于四旁；胃气降，则受纳、腐熟水谷，传送糟粕于体外。所以脾升胃降，本是生理之常，断无脾气升而太过，或胃气降而太过的病理。胃下垂不是胃气降而太过，恰恰相反，应是胃腑壅滞，气机紊乱，胃气当降而不降，换言之，不能保持脾升胃降，以及胃实则肠虚、肠实则胃虚的生理状态。明乎此理，思过半矣！

呕吐 2 个月

刘某　女，52 岁，1988 年 4 月 6 日初诊。

患者 5 年来胃痛伴呕吐反复发作，曾多次住院治疗。

胃镜示：慢性浅表性胃炎。

2 个月前因受凉，胃痛甚剧，且放射至背部，伴恶心呕吐，自服藿香正气水、胃复安等未能缓解，乃收住病房。

经解痉止痛、补液并配服中药后，胃痛渐止，恶心呕吐亦减轻。惟害怕进食，因不食则不吐，而进食后约半小时则呕吐频频。曾选用化肝煎、小半夏加茯苓汤、香砂六君子汤、温胆汤、旋覆代赭汤等，服后少顷，往往呕出药液，竟尔害怕服药。经胃镜复查，仍属慢性浅表性胃炎。刻诊：身形瘦削，面色无华，两颧凹陷，神疲乏力，气短声微；每次进食后约半小时，必呕出黏涎及少许食物；口干苦，大便少而不畅，小便黄，舌淡紫，苔微黄薄腻，脉弦细稍数。

呕吐的病机胃气上逆，因胃主受纳、腐熟，其气以下行为顺。今受纳食物之后，未及腐熟而吐出，是胃气失却顺降之职，转而上逆。

其治疗大法，自然是和胃降逆。临证时辨明引起胃气上逆的病因，便可确立具体治法。如因寒则温而降之，因热则清而降之，因食则消而降之，因虚则补而降之等。

但本例呕吐的病机却没有这样单纯。一是病程较长，二是体质极差，三是寒热虚实杂呈，所以换了那么多和胃降逆的方药都不见显效。

《伤寒论》厥阴篇第 359 条："伤寒本自寒下，医复吐下之，寒格，更逆吐下，若食入口即吐，干姜黄芩黄连人参汤主之。"——我认为本例呕吐的病机是：寒格热扰，土败木乘。寒格是指胃气虚寒，格拒饮食；即使勉强进食，亦因胃寒不能腐熟食物而复吐出。热扰是指胆腑郁热，而胆腑郁热之际，不仅不能助胃磨食，反而进一步扰乱胃腑受纳、腐熟之功能，促其呕吐。

而长期呕吐不止，胃腑功能日渐衰惫，胆热犯胃益急，造成恶性循环，故曰"土败木乘"。此乃寒格热扰，土败木乘，难以受药之候。

干姜黄芩黄连人参汤加生姜汁：干姜 3g　黄芩 3g　黄连 3g　党参 5g

制法：冷水浸泡 30 分钟，煮沸 30 分钟，滤取药液 200ml；另取生姜 30g，去皮捣烂，加入冷开水 30ml，浸泡 30 分钟，滤取生姜汁。服法：取温热药液 50ml，兑入生姜汁 5ml，呷服，2 小时服 1 次。

白蔻仁 5g，服汤剂前嚼服 2 粒（吐出渣滓）。

红参 10g，切成薄片，每次口含 2~3 片，待其变软后嚼服。

效果：服药 1 剂，呕吐停止。为巩固疗效，续服 1 剂。

转用柴芍六君子汤加味疏肝运脾、和胃降逆以善后：

柴胡 10g　白芍 10g　党参 10g　白术 10g　茯苓 12g　甘草 3g　法夏 5g 干姜 3g　生姜 3g　黄连 3g。

此方共服 26 剂，每日配服红参 3g（服法同前），连服 1 个月。

1 年后追访，胃痛、呕吐未复发，身体比较健康。

选用干姜黄芩黄连人参汤，是取干姜温胃祛寒，芩、连清胆撤热，党参（人参）匡扶正气。此为针对病机而出方，不是见呕止呕。

对本例呕吐病机的分析以及选方用药，借鉴了《伤寒论》厥阴篇

第 359 条："伤寒本自寒下，医复吐下之，寒格，更逆吐下，若食入口即吐，干姜黄芩黄连人参汤主之。"

教科书及大多数注家皆言本条的病机是上热与下寒互相格拒，余以为言胃寒胆热，比较确切。

第一，把本条呕吐的病机归结为"寒热相格"或"上热与下寒互相格拒"，语涉空泛和抽象，落不到实处。

第二，本条"伤寒本自寒下，医复吐下之……"是说病人本来就是虚寒下利，而医者还用吐下方药，世上哪有如此昏庸的医者？——所以《医宗金鉴》说："寒下之'下'字，当是格字，文义始属。注家皆释胃寒下利，不但文义不属，且与芩连之药不合。"

第三，古医书上"关"与"格"是对峙文字，关指二便不通，格指格拒不食或食入即呕。本条"寒格"，义亦取此，不是什么"寒热格拒"。

再看本例呕吐患者，口干苦，大便少而不畅，小便黄，舌淡紫，苔微黄薄腻，脉弦细稍数，显然是夹有胆腑郁热。我这样说，绝不是想用本例呕吐的治验来解释 359 条，只不过提供一点临证思路而已。

或问：干姜黄芩黄连人参汤主治"食入口即吐"，本例则是食后约半小时才吐出，怎能借用本方呢？

我认为，食后约半小时才呕吐，也属于"食入口即吐"的范畴。因为"食入口即吐"是与"朝食暮吐，暮食朝吐"的胃反证相对而言。后者纯属脾胃虚寒，前者则夹有郁热。

或问：借用本方，用量极轻，但又重加生姜，不虑其增热吗？

寒格热扰，土败木乘，难以受药的呕吐，最难处方。惟小剂浓煎呷服，可冀其不吐或少吐。生姜是止呕圣药，虽重用 30g，但不是同煎，而是捣烂取汁，每次只用 5ml 生汁兑入药液中，不会增热。

陈修园推许本方治疗"诸凡格拒"，可谓独具慧眼。根据他的经验，"若汤水不得入口，去干姜，加生姜汁少许，徐徐呷之，此少变古法，屡验"。——但我历来使用本方治疗顽固性呕吐，均加生姜汁而不去干姜，亦屡验。

或问：如果陈修园的说法是对的，那么本方可以作为治疗顽固性呕吐的主方了？

答曰：不能那样理解，例如呕吐之属胃阴虚而舌红少津者，就不可误用。柯韵伯说过，"凡呕家夹热者，不利于香砂橘半，服此方而晏如"。据《辞海》解释，晏就是"平静，安逸"。请大家仔细玩味柯氏这句话，确有其金针度人之处。

曾用旋覆代赭汤加生姜汁迅速治愈过几例顽固性呕吐，但本例不仅进食吐食，而且服药吐药。既然前医已经用过旋覆代赭汤而乏效，即使加入生姜汁，也难以矫正旋覆花的劣味，惟恐重蹈服药吐药的覆辙！

于己百

呃逆治疗说要

于己百（1920~　），甘肃名医

呃逆是指胃气上逆动膈，气逆冲上，喉间呃呃连声，声短而频，不能自制为主要表现的病证。俗称"打嗝忒""哕"，亦称"哕逆"。临床所见，偶然发作而轻微的大多能自愈；持续时间较长，或在较长时间内屡屡发生者常来就医；出现在某些慢性疾病如肝硬化、尿毒症、肿瘤危重阶段的则为胃气垂败之象，预后多属不良。

于氏临床上对呃逆，除进行辨证治疗外，还有小半夏汤加味熏吸内服治疗顽固呃逆、伏龙肝煎液煎煮逍遥散治疗妊娠呃逆等经验，疗效确实，极有特色。

于氏认为，呃逆总由胃气上逆所致。胃主受纳，其气以降为顺，正虚、邪实均可影响胃气下降。其发病原因，主要是饮食不节而损伤脾胃，如过食生冷或服用寒凉药物，寒气蕴蓄中焦，胃阳郁遏；过食辛辣煎炒、醇酒厚味，或服用温燥药物，燥热内生，胃腑不通，均可引起呃逆。而情志不遂，肝气犯胃；劳倦过度，耗伤中气，或年高体弱，久病不愈，致使脾胃阳虚；或热病伤津，或汗、吐、下太过，损伤胃阴，亦均能导致胃气不降，逆而上行，发生呃逆。

于氏在临床上对呃逆常分成胃寒、胃热、肝气犯胃、胃阴不足和脾肾阳虚五型辨治。

胃寒呃逆：呃声沉缓有力，胃脘胀闷疼痛，得热则舒，遇寒加重，苔白，脉迟缓。治宜温中、散寒、降逆。用丁香散加味治之：

丁香 10g　高良姜 6g　柿蒂 6g　炙草 10g　吴茱萸 6g　半夏 10g　陈皮 10g　厚朴 10g

胃热呃逆：呃声洪亮有力，口臭，烦渴，面赤，便秘，苔黄，脉滑数。治宜清胃、降气、止呃。用竹叶石膏汤加减治之：

竹叶 10g　生石膏 30g　沙参 10g　麦冬 12g　半夏 10g　甘草 10g　柿蒂 6g　竹煎 10g

肝气犯胃呃逆：呃逆频作，胁肋胀满，头晕目眩，口苦咽干，女子月经不调，乳房胀满，舌红苔白或黄，脉弦。治宜疏肝解郁、和胃降逆。用逍遥散加味治之：

柴胡 12g　芍药 10g　当归 12g　茯苓 12g　白术 10g　炙草 10g　生姜 10g　薄荷 6g　半夏 10g　代赭石 20g　竹茹 10g

有热者，可加丹皮 10g、栀子 10g。

胃阴不足呃逆：呃声急促，口舌干燥，心烦口渴，舌红少津，脉细数。治宜生津益胃、降逆止呃。用益胃汤加减治之。

沙参 10g　麦冬 12g　生地 15g　玉竹 10g　石斛 10g　柿蒂 6g　枇杷叶 10g

脾肾阳虚呃逆：呃声低微，面色苍白，畏寒肢冷，食少便溏，腰膝酸软，舌淡苔白，脉沉细。治宜温补脾肾、和胃降逆。用旋覆代赭汤加减治之：

旋覆花 10g　代赭石 20g　党参 12g　炙草 10g　生姜 10g　半夏 10g　茯苓 12g　陈皮 10g　干姜 10g　附子 10g　丁香 10g　柿蒂 6g

无肾阳虚者，去附子、干姜。

姜某　男，11 岁。1992 年 3 月 20 日就诊。患儿二日前因食后吸入冷气，遂致呃逆久久不止。其病之发，每于进食时呃声频频，饮热汤、食热粥后稍有缓解，但移时复呃如故。诊其脉沉弦，舌淡红，苔薄白。家长诉说患儿平素畏寒、肢冷、少动。辨证当属脾胃阳虚之人感寒，寒气客胃，胃气上逆。治宜温胃散寒、降逆止呃，方用旋覆代赭汤加味。处方：

旋覆花 10g　代赭石 20g　党参 12g　炙草 10g　生姜 10g　半夏 10g　柿蒂 6g　砂仁 6g　芍药 20g　枳实 10g

水煎服，一日二次。

3 月 26 日复诊：服上方 4 剂，呃逆大减，略感胃脘胀满，余无他症，前方增损，再进 3 剂，其病告愈。

小半夏汤加味熏吸内服治疗顽固呃逆

半夏 12g　生姜 12g　砂仁 10g　荔枝核 10g　白酒 250ml

前 4 药打碎，白酒浸泡 1 小时，温火煎煮数沸，待酒气上升时，患者张嘴频频吸纳。轻者熏吸后呃立止。数沸后，取下待温，分 2 次服用。多数患者 1 剂即愈。不愈者可再服 1 剂。

小半夏汤原为张仲景为治疗"呕反不渴，心下有支饮"及"诸呕吐谷不得下"的病证而设。因呕吐、呃逆皆因胃气上逆所致，故于氏取其和胃散饮、降逆止呕之功用治本病，乃异病同治是也。砂仁温胃宽中，除脾胃之滞气。荔枝核性温，主入肝经，"行散滞气"（《本草纲目》），解肝经之寒凝。此四药皆为治呃常用之品，用之无奇。该方妙在用白酒煎药，可升发阳气，通阳达表，促进肝胃寒凝之滞气迅速消散，抑郁之气机舒畅，上下畅达，清阳自升，浊阴自降，故可使呃逆覆杯立止。

葛某　女，48 岁。1998 年 5 月 13 日初诊。患者一周前与他人怄气并喝凉茶后出现呃逆，不能自制，经中西医治疗无效，故求于氏诊治。刻诊：呃逆频作，约 10 分钟呃 5 次，胁肋胀满，头晕口苦，舌红苔白，脉弦。证属情志失调，肝失疏泄，肝强犯胃并寒邪客胃，胃阳郁遏，胃气冲上所致之呃逆。治以疏肝理气、温胃止呃，用小半夏汤加味熏吸内服。

5月15日，患者来诊所诉说按要求治疗，熏吸后呃逆减半，又分二次温服，当晚呃逆全止，至今未再复发。

伏龙肝煎液煎煮逍遥散治疗妊娠呃逆

柴胡 12g　芍药 10g　当归 12g　茯苓 12g　白术 10g　炙草 10g　生姜 10g　薄荷 6g　半夏 10g　代赭石 20g　竹茹 10g　砂仁 6g　伏龙肝 30g

伏龙肝布包煎汤，以此煎液煎煮上药二次，分二次温服。

适用于各种类型的妊娠呃逆，辨证要点同肝气犯胃型呃逆，若兼胃脘胀满、手足不温、神疲食少者，加干姜 10g、吴茱萸 6g；兼胃脘嘈杂，心烦躁扰，口苦口干者，加丹皮 10g、栀子 10g、黄连 6g，兼大便干结，加枳实 10g、槟榔 10g。

妊娠呃逆的基本病理是"冲气上逆，胃失和降"，最常见的原因是胃寒和胃热。如过食生冷瓜果或过食辛辣香窜、煎炒烹炸等，都有可能引起寒邪蕴胃或热结胃腑。

妊娠期有其特殊的生理改变，一者孕期需聚血以养胎，肝藏血的功能常显不足，易于发生肝失疏泄的病变；二者女子以肝为先天，原本即易发生肝失条达、情志失调，孕期肝藏血功能不足，则更易发生肝郁气滞、肝气强盛的病理变化。而肝失条达，疏泄失职，肝气犯胃，胃气亦会逆上。所以妊娠呃逆最常见的证型即是肝气犯胃。于氏治疗肝气犯胃型呃逆，立疏肝解郁、降气止呃之法，主用逍遥散加味。但对妊娠呃逆，又专用伏龙肝煎液煎煮，可谓匠心独具，临床确有显著疗效。伏龙肝温中止血，既能止呕止呃，又能治疗各种虚寒出血，特别是《本草纲目》指出：伏龙肝能"妊娠护胎"。故本方既可治疗呃逆证候，又顾及到了妊娠的特殊情况，因人制宜，涩血安胎。全方共奏疏肝和胃、止呃安胎之功，所以妊娠呃逆用之有效。

王某某 女，28岁。1996年3月11日初诊。患者自昨天起频频出现呃逆，不能自制，因有身孕四月，恐伤胎气，故今日一早即来诊所求治。于氏诊之，两脉俱滑，稍有弦数，舌红、苔薄白。询问症状，自诉心烦躁扰，口苦口干，大便较硬。证属肝失疏泄，肝气犯胃，胃气逆上。治宜疏肝和胃、降逆止呃、理气安胎，方用逍遥散加味：

柴胡12g　芍药10g　当归12g　茯苓12g　白术10g　炙草10g　生姜10g　薄荷6g　半夏10g　代赭石20g　黄连6g　丹皮10g　栀子10g　枳实10g

伏龙肝30g布包煎汤，以此煎液煎煮上药二次，分二次温服。

3月18日复诊：上药服3剂，呃逆大减，心烦、口干也有减轻，又自服2剂，呃逆全止，至今未再复发，余证皆消，病告痊愈。

于己百

苓桂术甘汤合积术汤加味治疗胃下垂

于己百（1920~ ），甘肃名医

于氏对胃下垂的治疗也很有特色，兹介绍如下。

定病证多属"痰饮"胃胀、胃痞；辨病因总由"中虚"气滞、水停。

胃下垂的临床表现，主要是脘腹胀满、疼痛，饮食不化，腹部重坠，胃有振水声。一般认为，从胃下垂的症状表现来说，其应属"胃胀""胃痞"等病证的范畴。而于氏根据本病的主证，结合多数患者常有胃内液体潴留、排空迟缓、张力低下、胃有水击声的表现，认为胃下垂当属中虚不运、饮停中焦的"痰饮"病。

考《金匮要略·痰饮咳嗽病脉证并治》篇云："其人素盛今瘦，水走肠间，沥沥有声，谓之痰饮。""心下有痰饮，胸胁支满，目眩……。"《金匮要略·水气病脉证病治》篇又云："心下坚，大如盘，边如旋盘，水饮所作，……。"从仲景原文的描述来看，痰饮病的临床表现不仅有心下胀满、痞塞的感觉，而且还有胃有水击声、形体消瘦等症状，更符合胃下垂的临床实际。从祖国医学"痰饮"及胃胀、胃痞的概念去认识现代医学的胃下垂，较之单纯以"胃胀""胃痞"立论则更为确切。因此，于氏强调，辨识胃下垂，关键要抓住"痰饮"二字。

中医认为，脾升胃降。脾气升清，才能使包括胃腑在内的内脏不至下垂。所以脾胃虚弱，中气下陷，升举无力，即会发生胃下垂。由于饮食失节、七情内伤、劳倦过度及久病虚弱脾胃虚损，均可致使中气不足、运化无力。而中气不足，一则水谷精微化生无源，肌失所养，脏气虚衰，筋脉弛缓不收，升举无力，形成胃腑下垂；二则气机阻滞，纳运失职，谷反为滞，水反为湿，导致脘腹胀满、痞塞，水停心下。

总之，胃下垂属本虚标实之证，其本在于中气不足、升降无力，其标在于气机阻滞、湿滞痰饮。故以"补中益气助运、温阳行气化饮"为治疗原则。据此，于氏治疗胃下垂，选用苓桂术甘汤合枳术汤加味治之。

茯苓 15g　桂枝 10g　苍术 30g　炙草 10g　枳壳 15g　黄芪 30g　党参 12g　柴胡 10g　升麻 6g　半夏 10g　陈皮 10g　香附 10g　炒麦芽 15g

苓桂术甘汤是仲景按"病痰饮者，当以温药和"的原则组成的治疗脾胃气虚、饮停中焦、清气不升、痰饮阻滞之"痰饮"病证的专方。枳术汤则是仲景遵《素问·阴阳应象大论》之"中满者，泻之于内"组成的治疗"气分病"心下痞塞、胀满、胃有振水声的专方。术、苓、草相配，健脾利水，苓、桂相伍，通阳利水；枳、术相合，健脾利湿、行气散结，现代研究证实枳壳对胃肠运动有兴奋和促进作用，可使胃肠平滑肌收缩，节律而有力。由于胃下垂的病本是中气不足、气虚下陷，故又加黄芪、党参、柴胡、升麻益气升提以治本。半夏、陈皮降气和胃、化饮止呕。香附理气和胃，使气行则水行。炒麦芽消积导滞。全方共奏补中益气、温阳化饮、升清降浊之功，故服后其效甚佳。

常见加减胃下垂的主证虽与中气不足，脾失健运，气滞中焦或水停中脘有关。但由于本病病程缠绵，兼证较多，证型错综复杂，往往是本虚标实或寒热夹杂。因此，于氏临床上也注意随证灵活加减。如兼畏寒、肢冷而脾胃阳虚者，在基本处方的基础上加干姜 10g、川椒 10g，温中助阳散寒；伴形瘦、口干、便结而脾胃阴虚者，加沙参 12g、麦冬 12g、石斛 10g、枳实 10g，养阴，润燥，清热；有口苦、舌红、苔黄腻而湿郁化热者，加薏苡仁 20g、黄连 6g 化湿、清热；属病程较长、气虚血瘀者，加川芎 12g、莪术 12g 行气活血。

孟某某 男，62 岁。1999 年 6 月 14 日初诊。患者自诉三年来胃脘胀满、疼痛，食后尤甚，恶心嗳气，泛吐清涎，头晕目眩，神疲乏力，大便时结时溏。曾服多种中西药物无效。近来病情逐渐加重，一周前经上消化道钡餐透视检查，视为胃下垂。刻诊：形体消瘦，少气懒言，胃脘胀闷不适，腹部有坠胀感，有明显的压痛和振水声，恶心嗳气，头晕目眩，舌淡苔白腻、脉沉细无力。此乃胃病久延失治，中气不运，饮停中焦之证。治宜健脾益气、温阳化饮，用苓桂术甘汤合枳术汤加味治之。

茯苓 15g　桂枝 10g　苍术 30g　炙草 10g　枳壳 15g　黄芪 30g　党参 12g　柴胡 10g　升麻 6g　半夏 10g　陈皮 10g　薏苡仁 20g　川芎 10g　砂仁 6g

水煎，分二次服。

6 月 21 日复诊：诉说服药 7 剂，胃脘胀闷、腹部坠胀大减，神疲乏力、头晕目眩、恶心嗳气也有减轻，纳食增加，大便较前通顺，但仍较稀。上方加白术 10g 以健脾渗湿。

6 月 28 日三诊：诉说服药 7 剂，胃脘胀闷不适、腹部坠胀已缓解，振水声消失，余症也大有减轻，大便不稀。仍宗前法，将已经取效的处方改汤为丸，加工蜜丸，重 10g。每次 1 丸，一日 3 次。

10 月 18 日患者因腰痛来门诊诊治，问及胃下垂服药的情况，诉说服丸药 1 料，治疗月余，体质明显增强，每日进食一斤，体重也有增加，病已痊愈。

李今庸

呕恶呃逆临证指要

李今庸（1925~   ），湖北中医药大学教授、国医大师

呕　　恶

呕吐与恶心同类，均是胃气上逆的一种表现形式。很多原因都可以引起恶心或呕吐，临床上可根据呕吐的情势，呕吐物，以及呕吐的兼夹症，进行辨证施治。

宿食停积呕逆

食积上脘症见病人泛泛欲吐，而以吐出为快，如若吐之不出，则见脘腹胀满，厌食，恶闻食臭等。

食停胃脘、胃失和降，故见泛泛欲吐；气机阻滞，故见脘腹胀满，吐之不出，且以吐出为快；饮食停滞，受纳失职，故见厌食，恶闻食臭，此乃宿食停积于上脘所致；《素问·阴阳应象大论篇》说："其高者，因而越之"，法当因势利导，涌吐宿食；《金匮要略·腹满寒疝宿食病篇》说："宿食在上脘，当吐之，宜瓜蒂散"，所以治宜瓜蒂散。

瓜蒂散

瓜蒂炒黄　赤小豆等份

上 2 味，共研为极细末收贮备用，每用时取药末 5g，用香豆豉煮汁调和，温服；不吐再稍加药末，以快吐为度。本方催吐力较强，若非体壮者不可用。若药未备，缓不济急，可以手指或盐汤探吐。

方中瓜蒂味苦，赤小豆味酸，《经》云酸苦涌泄为阴，本方酸苦相合，健胃助消化，故以之煎汁，和散温服，以得快吐而止。

食积中脘，症见微有恶心，嗳腐泛酸，腹部胀满，不思饮食。饮食停积，胃失和降，故见恶心；食滞化腐，故见嗳腐泛酸；饮食停积，气机不行，故见腹部胀满，不思饮食。此为饮食内停，脾胃不和所致，法当健脾、消食、导滞，治宜平胃散加味：

苍术 10g　陈皮 10g　炒枳实 10g　厚朴 10g　神曲 10g　炒麦芽 10g
生姜 8g　焦山楂 10g　莱菔子 10g　炙甘草 6g

上 10 味，以适量水煎药，汤成去渣取汁温服，日 2 次。胀甚者，加大黄 8g。

方中取苍术、甘草、生姜健脾和胃降逆；取陈皮、厚朴、枳实行气宽中；取神曲、麦芽、山楂、莱菔子消食导滞。腹部胀甚，则积滞亦甚，故加大黄以攻下之。

脾胃虚寒呕吐

大半夏汤证：症见胃反呕吐，朝食暮吐，暮食朝吐，宿谷不化，神倦乏力，大便燥结等。

胃气不降，而反上逆，故见胃反呕吐；胃失腐熟之力，脾失消磨之用，故见朝食暮吐，暮食朝吐，而吐出物为宿谷不化；脾气虚弱，运化无力，精气不足，故见神倦乏力，大便燥结。此乃脾胃虚弱、失其受纳和运化之职，法当安中补虚、降逆润燥，治宜大半夏汤。

法半夏 10g　党参 10g　蜂蜜 30g

上 3 味，以适量水煎药，汤成去渣取汁温服，日 2 次。

方中取半夏降逆止呕；取党参、蜂蜜补虚益气，安中和胃。

吴茱萸汤证：症见食则欲呕，或呕吐而胸部痞满，或干呕头痛吐涎沫等。

脾胃虚弱，胃纳失权，故食则欲呕；升降失调，浊气上逆，塞于胸中，故呕吐而胸中痞满；胃中虚冷，湿浊随肝气上逆，故见干呕头痛，吐清稀涎沫。此乃脾胃虚寒、升降失职所致，法当温中散寒、益气降逆，治宜吴茱萸汤。

吴茱萸 10g　党参 10g　生姜 8g　大枣擘，4 枚

上 4 味，以适量水煎药，汤成去渣取汁温服，日 2 次。

方中取吴茱萸、生姜温胃散寒，降逆止呕；取党参、大枣补虚益气。

理中汤证：症见呕吐，腹痛，不渴，大便稀溏，尿清长，或肢冷等。

胃气不降，而反上逆，故见呕吐；脾虚不运，水湿内留，故不渴；水湿下趋肠道，故便溏；脾胃虚寒，阳气失司，故见腹痛、肢冷、尿清长。此乃脾胃虚寒、升降失常而然，法当温中散寒、健脾益气，治宜理中汤。

党参 10g　干姜 10g　炒白术 10g　炙甘草 8g

上 4 味，以适量水煎药，汤成去渣取汁温服，日 2 次。如大便带白色黏液时，干姜可加至 12g；如大便带黄色黏液，加黄连 8g；如筋脉拘急，加制附片 10g，是谓附子理中汤。

方中取干姜温中散寒；取党参、白术、甘草健脾益气。如大便带白色黏液，表明寒重，故加重干姜以温中散寒；大便带黄色黏液，表

明中有热邪，故加黄连以清热；如见筋脉拘急，表明寒邪尤甚，经脉不通，故加附片逐寒。

胃 热 呕 吐

胃中有热，症见食下即吐出，口渴，大便燥结等。

《素问·至真要大论篇》说"诸逆冲上，皆属于火"，胃中实火，逆而上冲，故见食下即吐；热邪内结，灼伤津液，故上见口渴，下见大便燥结。此乃胃中实热所致，法当清热泻火，治宜大黄甘草汤。

大黄 12g　甘草 5g

上 2 味，以适量水微煎，去渣取汁温服，日 2 次。

方中重用大黄苦寒泻热通便，导肠胃之热下行；少佐甘草和中。

肝木犯胃呕吐

小柴胡汤证：症见喜呕，心烦，发热，或寒热往来，口苦，咽干，目眩等。

热郁肝胆，逆而上冲，故见口苦；《灵枢·经脉》说："足厥阴之脉……，上贯膈，布胁肋，循喉咙之后，上入颃颡，连目系……"，肝胆郁热，循经上冲，故见咽干、目眩；胆气通于心，故见心烦；肝木横逆，脾土受伐，胃气上逆，故见喜呕；肝属木，故脉弦；热郁则发热，肝胆为表里，少阳属胆，位居半表半里，故或见寒热往来。此乃肝胆郁热，迫胃上逆所致，法当清利肝胆，益气和胃，治宜小柴胡汤。

柴胡 20g　黄芩 10g　党参 10g　生姜 10g　法半夏 10g　甘草 8g　大枣擘, 3 枚上7味，以适量水煎药，汤成去渣取汁温服，日2次。

方中取柴胡、黄芩清利肝胆；取半夏、生姜和胃降逆；取党参、甘草、大枣益气扶正。

左金丸证：症见恶心咆吐酸水，胁肋疼痛，胃脘痞满，嗳气泛酸，口苦舌红，脉弦数等。

《素问·至真要大论篇》说："诸逆冲上，皆属于火，诸呕吐酸，皆属于热"，火热一气，肝郁化火，故见胁肋疼痛，嗳气，口苦，舌红，脉弦数；肝在味为酸，肝木横逆犯胃，胃气上逆，则呕吐酸水；气滞中焦，故见胃脘痞满。此乃肝郁化火、火犯脾胃所致，法当清泻肝火、佐金平木，治宜左金丸加味。

黄连姜汁炒，180g 吴茱萸盐水泡，30g 煅瓦楞子50g

上3味，共研为极细末，水泛为丸，每丸约重3克，每用时取1丸，温开水送下。

肝在五行属木，为心火之子，方中重用黄连苦寒以泻心火助肺金而抑肝邪，祛酸止呕，取"实则泻其子"之意，少佐吴萸入肝，下气降逆；加瓦楞子以增强制酸之力。

阴盛阳微呕吐

阴盛阳少，症见呕吐，口不渴，恶寒倦卧，四肢厥冷，腹痛，下利清谷，尿清等。

脾肾阳虚，火不生土，阴寒上犯，致胃气上逆，故见呕吐；阴寒内盛，寒主收引，阴阳气不相顺接，故恶寒倦卧，四肢厥冷；脾阳虚弱，阳气不通，运化无力，故见腹痛，下利清谷，尿清。此乃脾肾阳虚、阴寒内盛所致，《素问·至真要大论篇》说："寒淫于内，治以甘热"，法当温阳散寒，治宜四逆汤。

生附子 10g　干姜 10g　炙甘草 8g

上 3 味，以适量水煎药，汤成去渣取汁温服，日 2 次。

方中取大辛大热之附子以逐阴寒；取干姜助附子温中散寒；取甘草益气安中，且以缓附子之毒。

寒热错杂呕吐

寒热错杂，症见干呕或呕吐，心下痞满，肠鸣等。

中焦虚寒，邪热干犯，中焦失于斡旋之机，胃气逆升于上，则发呕吐；寒湿冲激于中，则发肠鸣；脾胃升降失常，邪热乘虚客于心下，痞满不通，故见心下痞满。此乃脾胃虚弱、寒热错杂所致，法当和胃降逆、开结除痞，治宜半夏泻心汤。

黄连 10g　黄芩 10g　法半夏 10g　干姜 10g　党参 10g　炙甘草 8g　大枣擘，3 枚

上 7 味，以适量水煎药，汤成去渣取汁温服，日 2 次。

方中取黄连、黄芩清热泻痞；取党参、甘草、大枣培土补中；取干姜温中散寒，半夏降逆止呕。

肠燥津枯呕吐

肠中津液枯竭，症见呕吐、甚至吐出粪便，腹胀、甚至腹部出现包块，大便不通等。

大肠主燥化，燥化太过，肠燥津枯，传导不行，燥屎内停，气机不通，故见大便秘闭，腹胀，腹痛，甚至腹部出现包块；下窍闭塞，气不得下行，反而上逆，故见呕吐，甚至吐出粪便。此乃肠燥津枯，传导不行，法当润肠通便佐以行气，拟方：

当归 30g　郁李仁 20g　火麻仁 30g　谷茴 20g　淡大云 20g　大茴
香 20g　杏仁去皮尖炒打，20g　生地 30g　白芍 20g

上 9 味，以水、麻油各半煎药，汤成去渣取汁温服，日 2 次。

上方用当归、生地、郁李仁、火麻仁、杏仁、淡大云之体润多脂
及麻油润肠通便；取白芍通利祛塞；取大茴香、谷茴行气以助诸药通
便之力。

痰 饮 呕 吐

小半夏汤证：症见呕吐，心悸，饮食不能下等。

饮溃胃中，胃气上逆，故见呕吐清水；水气凌心，心神不宁，故
见心悸；饮邪隔拒，故食不能下。此乃饮停心下所致，法当散结蠲
饮，治宜小半夏加茯苓汤。

法半夏 10g　茯苓 10g　生姜 10g

上 3 味，以适量水煎药，汤成去渣取汁温服，日 2 次。

方中取半夏、生姜辛散蠲饮，降逆，止呕；茯苓淡渗利水，以祛
水饮之邪。

苓桂术甘汤证：症见呕吐，心悸，心下逆满，口不渴，起则头
眩等。

饮停心下，胃气上逆，故见呕吐；饮邪凌心，故见心悸；饮邪内
停，气机阻滞，故见心下逆满；水邪停蓄，故口不渴；清阳不升，浊
邪上犯清窍，故起则头眩。此为饮邪停于心下而然，法当温阳化饮，
健脾和中，治宜茯苓桂枝白术甘草汤。

茯苓 12g　桂枝 10g　炒白术 10g　炙甘草 8g

上 4 味，以适量水煎药，汤成去渣取汁温服，日 2 次。

方中取桂枝温阳化饮；取茯苓淡渗利水；取白术、甘草健脾培

土，以制水邪。

二陈汤证：症见恶心，呕吐痰涎，心悸，胸膈胀满，头目眩晕，苔腻，脉滑等。

痰浊内阻，胃失和降，故见恶心、呕吐痰涎；痰饮凌心，心神失宁，故见心悸；痰浊阻滞，气机不畅，故胸膈胀满；清阳不升，则浊阴上犯清窍，故见头目眩晕；痰浊内结，故见苔腻脉滑。此乃痰湿阻滞所致，法当燥湿化痰、和中理气，治宜二陈汤。

法半夏 10g　陈皮 10g　茯苓 10g　炙甘草 8g

上 4 味，以适量水煎药，汤成去渣取汁温服，日 2 次。

方中取半夏降逆化痰；取茯苓健脾渗湿；取陈皮理气和胃，以助化痰，祛湿之力；取甘草益气健脾。

五苓散证：症见呕吐涎沫，口渴，小便不利，头目眩晕，脐下悸动等。

《素问·灵兰秘典论篇》说："膀胱者，州都之官，津液藏焉，气化则能出矣"，气化不行，故见小便不利；水饮上逆，故见呕吐涎沫；津液不能上承于口，故见口渴；浊阴不降，清阳不能上升于头目，故见头晕目眩；饮邪动于下焦，故见脐下悸动。此乃气化不利，水饮内停所致；法当化气利水，治宜五苓散，改为汤服。

茯苓 10g　猪苓 10g　炒白术 10g　泽泻 10g　桂枝 10g

上 5 味，以适量水煎药，汤成去渣取汁温服，日 2 次。

方中取桂枝通阳化气；取猪苓、茯苓、泽泻淡渗利湿；取白术健脾祛湿。

温胆汤证：症见呕吐苦水，或呕吐涎沫，虚烦不眠，惊悸，口苦等。

痰热上扰，胃失和降，故见呕吐苦水或吐涎沫；痰浊内扰，心神不宁，故见虚烦不眠、惊悸；热邪上犯，故口苦。此乃胆热痰浊上扰所致，法当清化痰热，治宜温胆汤加味。

法半夏 10g　陈皮 10g　茯苓 10g　炒枳实 10g　竹茹 15g　黄连 10g
生甘草 8g

上 7 味，以适量水煎药，汤成去渣取汁温服，日 2 次。

方中取半夏、竹茹化痰降逆；取陈皮、枳实宽中行气，以助化痰之力；取茯苓、甘草健脾祛湿；取黄连苦寒清热。

呃　　逆

呃逆指气逆上冲，喉间呃呃连声，声音短促，频频发作，不能自制的病证。

呃逆的发生，或因饮食不节，过食寒冷或辛炙食物；或因情志不畅，气郁痰滞；或因劳累太过，久病体弱致胃失和降，气逆于上。其辨治当分寒热虚实。

实证呃逆

胃寒呃逆：胃脘不舒，得热则减，舌苔白润，脉弦。胃素有寒，偶食生冷，新故寒气相乱，胃受损伤，升降失常，故发为呃逆。胃为寒邪所困，故胃脘不舒，得热稍减。胃寒则舌苔白润，脉缓。治宜温中祛寒，用丁香柿蒂散。

丁香 10g　柿蒂 10g　高良姜 10g　炙甘草 8g

上 4 药，用水适量，煎汤，去渣，取汁，日 1 剂，分 2 次，温服。

方以丁香温脾胃，祛寒行滞；柿蒂苦温降气，涩以止呃；高良姜温中散寒；炙甘草缓中并调和诸药。合而用以散寒行气，降逆止呃。

胃腑积热呃逆：呃逆频作，腹部胀满，大便干结，舌苔黄，脉数。或因过食辛辣，或因气郁化火，或因宿食积滞，以致胃肠蕴热，大便干结，其气不能下行，郁于中则腹部胀满，上逆则发为呃逆。治宜通便泄热，用三一承气汤。

大黄 10g　芒硝 10g　枳壳 10g　厚朴 10g　甘草 10g

上 5 药，加水适量煎汤，汤成去渣，取汁，入芒硝，更上微火煮一二沸，分 2 次温服。

方中用大黄、芒硝通便泄热，枳实、厚朴下气以助通便而消胀除满，甘草扶正，以防泻下太过伤正气，并调和诸药。腑热除，腹满消，呃逆自止。

膀胱热结呃逆：呃逆频作，小腹满，口渴，小便不利，舌苔白，脉数。膀胱水热互结，气化失职，故小便不利；水不下出而滞于中，故小腹为之满；水不化气布津，则口渴；气机郁滞，气不下通则逆冲于上，故呃逆频作。病由水热互结，故舌苔白而脉数。治宜化气行水，方用五苓散改散为汤。

白术 10g　桂枝 10g　茯苓 12g　猪苓 10g　泽泻 10g

上 5 药，以水适量，煎汤，去渣，取汁，日 1 剂，分 2 次，温服。

方中白术健脾祛湿，桂枝通阳化气，茯苓、猪苓、泽泻淡渗利小便。水去则热无所恋，气化复常，小便通利，气下通，则腹满、呃逆之症自去。

虚 证 呃 逆

脾虚呃逆：呃逆频作，心下痞满，按之不痛，食少乏力。中焦脾胃虚弱，升降机能失常，气逆于中，则心下痞满，气冲于上，则见呃逆频作。脾虚则见食少乏力等症。治宜健脾益气、和胃降逆，用旋覆代赭汤。

旋覆花包煎，10g　党参 10g　生姜 10g　代赭石 10g　炙甘草 10g　制半夏 10g　大枣擘，4 枚

上 7 药，以水适量，煎汤，去渣，取汁，日 1 剂，分 2 次，温服。

方以旋覆花、代赭石降气镇逆，生姜、半夏和胃下气，党参、炙甘草、大枣健脾益气。合用共奏健脾和中，降逆止呃之效。

胃虚有热呃逆：呃逆频作，口舌干燥，脉虚数。

胃虚有热，失其和降之性，逆而上冲，故见呃逆频作；津液不足，无以上濡于口舌，故口舌干燥；虚热为病，故脉象虚数。治宜补中清热、降逆止呃，方用橘皮竹茹汤加味。

橘皮 10g　竹茹 10g　党参 10g　炙甘草 10g　生姜 10g　大枣擘，4 枚麦冬 10g　枇杷叶去毛炙，10g

上 8 药，以水适量，煎汤，去渣，取汁，日 1 剂，分 2 次，温服。

方中橘皮、竹茹、麦冬、枇杷叶理气降逆，清热；党参、甘草、大枣、生姜补虚和胃。合奏清虚热、止呃逆之效。

张子琳

呕吐治疗案举

张子琳（1894~1983），山西名医

呕吐，为常见临床症状之一，中医仍将其归纳为虚实两类：实者，多由风、寒、暑、湿外邪所袭，秽浊之气侵犯胃腑，胃失和降，水谷上逆，发生呕吐；或因饮食所伤，胃气不得下行，而上逆为吐。虚者，则因脾胃虚弱，不主健运，运化失常，发生呕逆；或热病损伤胃阴，胃失濡养，不能润降，而致呕逆。除此之外，由情志失调，肝气横逆犯胃，胃气不降，反为上逆而致呕吐者临床亦多见。但如胃中存积有害物质，如脓、血、毒物、腐败食物等引致的呕吐，则属正常的生理现象，不必遏制。如张仲景所说："夫呕家有痈脓，不可治呕，脓尽自愈""酒疸，心中热，欲吐者，吐之愈。"

气逆犯胃宜疏肝

呕吐吞酸，嗳气频繁，寒热往来，胸满胁痛，舌边赤红，苔白薄腻，脉弦。肝气不舒，横逆犯胃，胃失和降，故呕吐吞酸，嗳气频作，胸胁满痛；寒热往来，舌边赤红，脉弦亦为气滞肝旺之征。治法当疏肝和胃、降逆止呕。方用小柴胡汤合二陈汤。

柴胡 12g　　人参 9g　　黄芩 6g　　茯苓 9g　　半夏 9g　　甘草 4.5g　　橘红 6g

生姜 3 片　大枣 3 枚

如兼口苦，大便秘结者，加大黄、枳实以泄热降浊；如气滞化火者，用左金丸（黄连、吴茱萸）加柴胡、陈皮、郁金等味治之。

原某　女，26 岁，职工。门诊号：88068。

1975 年 12 月 19 日初诊：患者素有呕酸，胸腹憋闷，咳嗽，吐痰，痰中带血之病史。近来食欲不振，胃脘憋痛，饮食稍多则恶心呕吐，嗳气频频，兼咳吐黏痰，手足热，大便干，小便黄，尿道痛，脉沉。诊为阳明腑气不降、实热内结，治宜降气止呕、理气通便。

茯苓 10g　半夏曲 10g　陈皮 6g　竹茹 6g　藿香 10g　当归 10g　瓜蒌 15g　酒大黄 2.4g　厚朴 6g　苏梗 6g　香附 6g　地骨皮 12g

水煎口服。

1975 年 12 月 22 日二诊：服上方 2 剂，食纳稍好，呕吐停止，仍恶心嗳气，脘痛连胁，憋胀压痛，黏痰转清，大便稍干，手足心烧憋，心烦背困，口干唇红，脉沉。

茯苓 10g　半夏曲 6g　陈皮 6g　竹茹 10g　藿香 5g　当归 10g　瓜蒌 12g　苏梗 6g　丹皮 6g　地骨皮 15g　羌活 6g　狗脊 12g　桑寄生 15g　炒栀子 6g　甘草 5g　麦冬 10g　厚朴 6g

水煎服。

1975 年 12 月 30 日三诊：服上方时则食欲好转，停药则不欲进食，呕吐减少，仍嗳气，有痰，胃脘憋胀减轻，但拒按，左上腹疼痛明显，大便不干，夜间手足烧憋，背困，口干，唇红，脉沉。

茯苓 10g　半夏曲 6g　陈皮 6g　竹茹 6g　当归 10g　瓜蒌 12g　丹皮 6g　炒栀子 6g　厚朴 6g　地骨皮 15g　麦冬 10g　甘草 5g　香附 6g　桑寄生 15g

水煎服。

1976 年 1 月 6 日四诊：服上方 3 剂，食欲好，不呕吐。现诉左胁痛，有时右胁亦痛，嗳气，吐痰多，大便正常，脉沉。

上方去竹茹、厚朴，加柴胡5g，苏梗6g，石斛12g，水煎服。

1976年1月10日五诊：服上方2剂后，食欲好，呕吐已愈，胁痛、手烧减轻，大便正常，口黏，鼻出血，口唾血（此系患者素有倒经病史，月经将至之兆），脉沉，左手稍兼弦。此为肝胆郁热，治以疏肝理气、清肝泻热，辅以引血下行。

柴胡10g　香附10g　郁金6g　白芍10g　当归10g　丹皮6g　炒栀子6g　甘草5g　白茅根15g　生地12g　牛膝10g　麦冬10g　地骨皮16g　藕节10g　青皮6g　石斛10g　枳壳6g

水煎服。

1976年1月19日六诊：服上方后，诸症均减，月经已过，惟两胁仍有隐痛，其脉左弦右平。仍遵上法，原方去生地、牛膝、藕节、白茅根、石斛，水煎服。

1976年3月2日七诊：上方服4剂后即诸症向愈。食欲好，不恶心呕吐，近来胁痛偶有发作，口干，口苦，有臭味，手烧，背困，白带稍多。仍以上方加减化裁，服3剂而安。嘱其情志调畅，少食肥腻，多进素淡方宜。

本案患者，素有呕酸、胸胁憋胀、咳吐痰血病史，知其肝阴久虚，少阳之气原本不疏，或因情志内伤，或因恣食肥甘，油腻，必致肝郁化火，肝气横逆，克犯胃土，胃气上逆，而致呕吐恶心，嗳气频频。少阳气逆，则口苦、咽干、太息。疏泄失职，则便干溲黄，胁肋胀痛。初诊时，治以降气止呕，理气通便，虽见效而不得根治，药止则病发。所以见效者，以其有疏肝、理气、降逆之药也；不得根治者，以其病本未除也。四、五诊时病之本象渐显，胁痛、嗳气、脉弦，故以滋肝阴、疏肝气、清肝火之药为主，诸症迎刃而解。"审证求因""治病必求其本"，谈来容易，正确地应用于临床却非一日之功。

脾胃虚寒须温中

饮食稍过，遇冷则吐，时吐时止，身倦乏力，四肢不温，大便溏薄，口干不欲饮，面色㿠白，舌质淡，脉沉弱。脾胃虚寒，中阳不振，腐熟与运化无能，故饮食稍有不慎即易作呕，遇冷则吐；脾胃阳虚，气不外达，则面色㿠白，身倦乏力，四肢不温；脾虚失运则大便溏薄；中焦虚寒则口干不欲饮，舌淡，脉沉弱。治法当健脾益气、温中降逆。方用理中汤加味：人参9g，白术9g，干姜6g，炙甘草6g，半夏9g，陈皮6g，砂仁4.5g。方以参、术健脾和胃，干姜、炙草甘温和中，加入陈皮、砂仁等理气降逆。如呕吐清水不止，加吴茱萸、生姜，温中降逆止呕吐；如干呕或吐涎沫，用二陈汤合吴茱萸汤。

高某 男，49岁，五台县人，农民。门诊号：80690。

1971年9月17日初诊：患者面色白，食欲不振，恶心，呕吐，脘腹疼痛，泛酸，日久不愈，素体虚弱，小腹抽痛，憋胀，肠鸣，自觉有气自脐下向上顶冲，出虚汗，倦怠乏力，大便偏溏，小便色黄，并偶有白浊。舌淡苔白，脉象沉弱。此为脾虚胃寒兼冲气上逆之证。治宜温中健脾，平冲止呕。方用理中汤合良附丸加味。

党参10g　白术10g　炙甘草6g　茯苓10g　陈皮6g　半夏10g　吴茱萸6g　川楝子10g　荔枝核10g　元胡6g　香附6g　高良姜6g　乌药10g　生姜3片　大枣3枚

水煎服。

1971年9月28日二诊：上方服5剂，食欲好转，呕吐、泛酸、积气顶冲、出虚汗等症均显著好转，小腹仍憋胀跳动，舌淡，苔白，脉沉弱。仍遵原方，加茯苓为12g，广木香5g，怀牛膝10g，大腹皮6g，水煎空心服。

1971年10月14日三诊：上方连服9剂，食欲倍增，已经恢复至病前水平。呕吐、积气顶冲、小腹憋痛等症状已愈。近 1 个月来，只觉阴囊发冷，出汗，苔白，脉沉。

党参 10g　白术 10g　炙甘草 6g　茯苓 12g　半夏 10g　陈皮 6g　吴茱萸 6g　香附 6g　良姜 6g　炒小茴 10g　乌药 6g　肉桂 6g　草蔻 6g

水煎口服。

水煎服 4 剂后，诸症遂安。

胃主纳谷，其气宜降，脾主健运，其气宜升。本案，脾虚胃寒，脾失健运，不能化精微为气血营养全身，故面色㿠白，倦怠无力，虚汗不止；水走肠间，则辘辘有声，肠鸣腹胀，大便溏薄；胃失和降，则呕吐清水，食欲不振；呕吐日久，下伤肝肾，则出现冲气上逆，小腹不适。病至此，中阳不振，脾胃虚寒，急当温中健脾，和胃降逆。方中党参、白术、茯苓补气健脾；良姜、甘草温胃和中；半夏、生姜、吴茱萸温中散寒，降逆止呕；川楝子、香附、荔枝核、乌药、牛膝等疏肝暖肾以平冲。全方共奏健脾和胃，温中降逆之功，故使呕吐、冲气相继而愈。

（《中国百年百名中医临床家丛书·张子琳》）

跋

　　余有幸受教于经方家洪哲明先生，耳提面命，启迪良多。并常向陈玉峰、马志诸先生请益，始悟及古今临床家经验乃中医学术之精粹，舍此实难登堂入室。

　　自 1979 年滥竽编辑之职，一直致力于老中医经验之研究整理。以编纂出版《吉林省名老中医经验选编》为开端，继之编纂出版《当代名医临证精华》丛书，并对整理方法进行总结，撰写出版了《老中医经验整理方法的探讨》一书。1999 年编纂出版《古今名医临证金鉴》，寝馈于斯，孜孜以求，已 30 余年矣……登门请益，开我茅塞；鱼素往复，亦如亲炙，展阅名师佳构：一花一世界，千叶千如来；真知灼见，振聋发聩；灵机妙绪，启人心扉……确不乏枕中之秘，囊底之珍，快何如之！

　　《古今名医临证金鉴》出版后为诸多中医前辈所嘉许垂青，得到了临床界朋友们的肯定和关爱，一些朋友说：真的是与丛书相伴，步入临床的，对于提高临床功力，功莫大焉！其中的不少人已成为医坛翘楚，中流砥柱，得到他们的高度评价，于心甚慰！

　　《古今名医临证金鉴》出版已 16 年了，一直无暇修订。且古代医家经验之选辑，乃仓促之举，疏欠砥砺，故作重订以臻于完善，方不负同道之厚望。这次修订，由原来 22 卷重订至 36 卷，妇、儿、外、五官科等卷，重订均以病名为卷，新增之内容，以古代、近代医家经验为主。囿于篇幅之限，现代医家经验增补尚少。

蒙国内名宿鼎力支持，惠赐大作，直令丛书琳琅满目，美不胜收。重订之际，一些老先生已仙逝，音容宛在，手泽犹存，不尽萦思，心香一瓣，遥祭诸老。

感谢老先生的高足们，探蠹得珠，筚路蓝缕，传承衣钵，弘扬法乳，诸君奠基，于丛书篇成厥功伟矣！

著名中医学家国医大师朱良春先生为丛书作序，奖掖有加，惓惓于中医事业之振兴，意切情殷，余五内俱感！

《古今名医临证金鉴》丛书是1998年应余之挚友吴少祯先生之嘱编纂完成的，八年前少祯社长即要求我尽快修订，出版家之高屋建瓴，选题谋划，构架设计，功不可没。中国医药科技出版社范志霞主任，主持丛书之编辑加工，核正疏漏，指摘瑕疵，并鼓励我把自己对中医学术发展的一些思考，写成长序，于兹谨致谢忱！

我的夫人徐杰编审，抄校核勘，工作繁巨，感谢她帮助我完成重订工作！

尝见一联"徐灵胎目尽五千年，叶天士学经十七师"，与杜甫诗句"别裁伪体亲风雅，转益多师是汝师"异曲同工，指导中医治学切中肯綮。

文章千古事，得失寸心知。相信《重订古今名医临证金鉴》不会辜负朋友们的厚望。

单书健
二〇一六年孟夏于不悔书屋